ALIMENTS
MAGIQUES

pour votre sucre sanguin

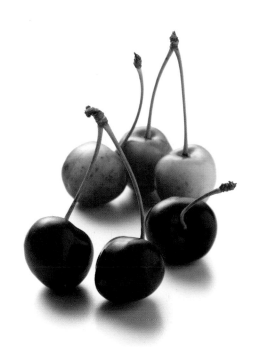

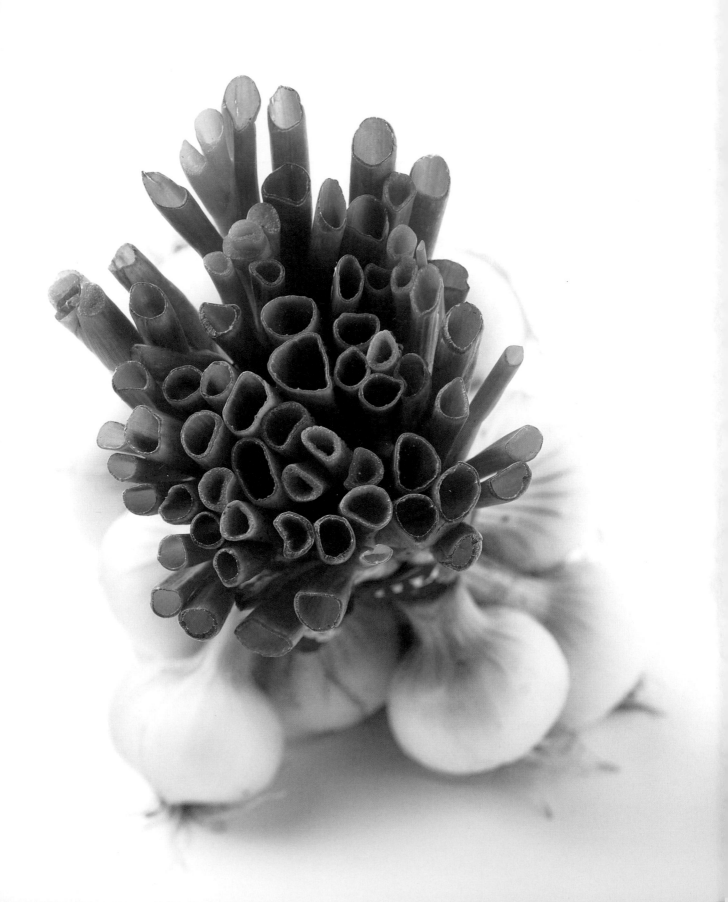

ALIMENTS MAGIQUES

pour votre sucre sanguin

Adieu surpoids, fringales.
Bonjour longue vie, énergie.

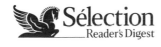

Sélection
Reader's Digest

Montréal

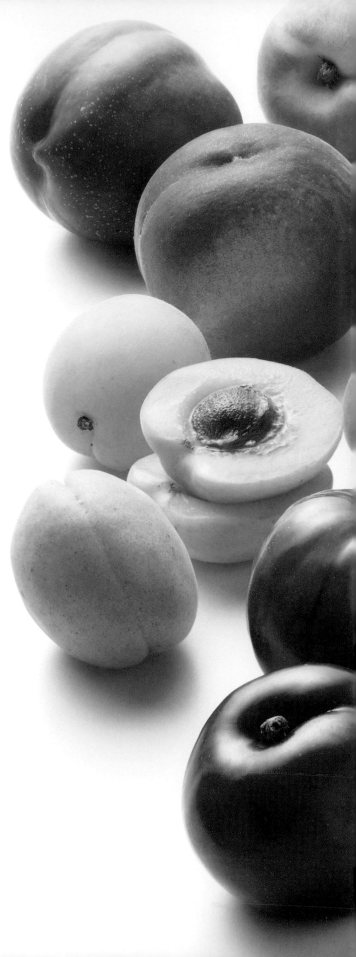

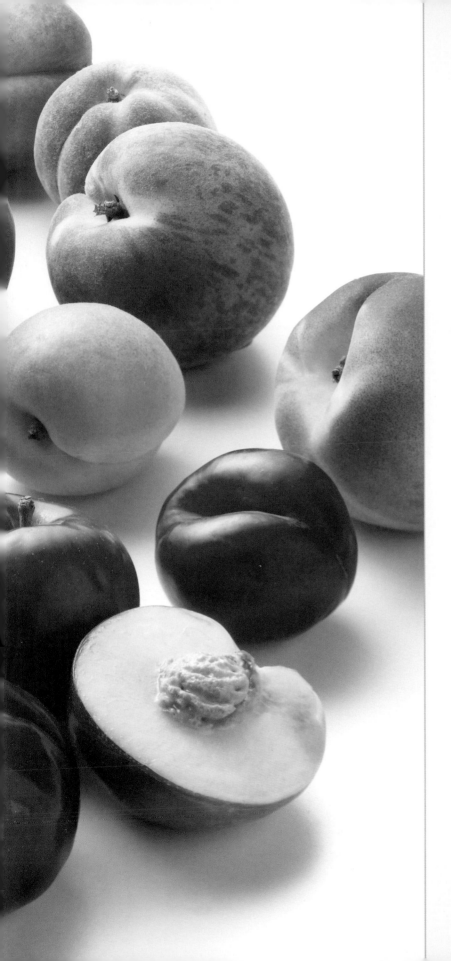

Sélection du Reader's Digest (Canada) SRI

Vice-président, Livres
Robert Goyette

Rédaction
Agnès Saint-Laurent

Direction artistique
Andrée Payette

Graphisme
Cécile Germain

Lecture-correction
Madeleine Arsenault

Production
Gordon Howlett

Traduction
Suzette Thiboutot-Belleau
Paulette Vanier

Index
Pierre Lefrançois

Consultants

Conseillère principale en nutrition
Christine L. Pelkman, Ph.D.
Professeure assistante de nutrition
Université de l'État de New York à Buffalo

Consultante en nutrition
Brandia Joy Freiman, M.S., R.D.
Enseignante clinique en nutrition
Université de l'État de New York à Buffalo

Création des recettes
Patsy Jamieson

Photographie
Elizabeth Watt
(Styliste pour les recettes : Anne Disrude
D.A. Croll ; Food Collection ; Getty Images : Digital Vision,
PhotoAlto, Photodisc, Stockbyte

Reader's Digest Association, Inc.
Présidente et chef de la direction
Mary Berner

Présidente, Marketing et consommateurs
Dawn Zier
Reader's Digest Association (Canada) SRI
Président
Tony Cioffi

table des matières

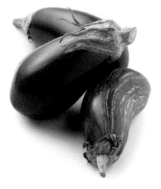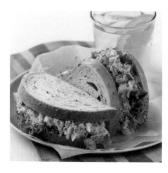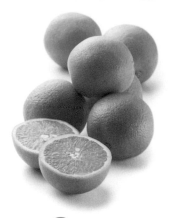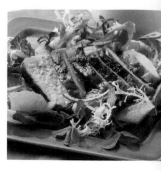

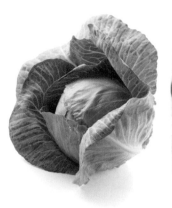
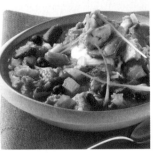
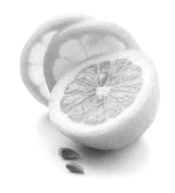
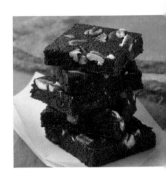

section ③
Repas revisités

section ④
Recettes magiques et menus

Les médecins commencent à peine à le reconnaître : nous sommes devant une crise majeure de la santé. Vous n'en avez peut-être jamais entendu parler et, pourtant, vous pourriez en être victime à votre insu. Ce n'est ni la cardiopathie, ni le diabète, ni l'obésité, bien que ces trois affections y soient associées. Ce que c'est ? La glycémie qui perd le nord.

Mettez cela sur le compte de l'alimentation moderne, excessivement riche en aliments qui font grimper le taux de glucose sanguin (ou glycémie) pour le faire chuter aussitôt, causant apathie, irritation, migraines, ainsi qu'une envie irrépressible de manger un aliment sucré à l'instant même. C'est comme jouer au yoyo avec votre glycémie et il y a des conséquences : stimulation exagérée de l'appétit, baisse de l'énergie, élargissement du tour de taille !

introduction ALIMENTS MAGIQUES

Notre goût effréné pour les aliments qui font grimper la glycémie (pain et riz blancs, frites, pâtisseries) a entraîné une véritable épidémie d'insulinorésistance, que l'on peut définir par une incapacité de l'organisme à gérer les pics glycémiques lorsque la demande est trop forte. L'insulinorésistance est associée à divers problèmes graves allant de la cardiopathie aux pertes de mémoire en passant par le diabète. Environ 25 % des adultes en sont atteints. Si vous êtes en surpoids et avez plus de 45 ans, vous avez une chance sur deux d'en souffrir déjà.

Heureusement, on peut renverser le cours de l'insulinorésistance, car si le fait de mal manger la provoque, celui de bien manger peut la guérir. En plus, c'est assez facile. Ce livre vous aidera à le faire sans que vous n'ayez à chambouler votre alimentation.

Dans ALIMENTS MAGIQUES POUR VOTRE SUCRE SANGUIN, vous ne trouverez ni régimes stricts ni règles draconiennes vous interdisant de consommer des aliments glucidiques. Par contre, vous trouverez de l'information sur 57 aliments qui vous aideront à pénétrer en toute sécurité sur le territoire des bons glucides. Il vous suffit d'en ajouter un seul à votre alimentation (par exemple l'orge, en remplacement du riz blanc) pour constater immédiatement les résultats. Ajoutez-en quelques autres (par exemple, l'avocat, qui renferme des gras améliorant l'insulinosensibilité), et vous êtes dès lors sur la voie du mieux-être en plus de repousser les risques de maladies mortelles.

Même si vous souffrez de diabète, les stratégies proposées dans ce livre permettront de limiter les pics glycémiques.

Vous pourrez continuer de manger du bifteck, à la condition qu'il soit maigre, de même que des pâtes et d'autres aliments riches en glucides, dans la mesure où vous faites les bons choix (par exemple, des grains entiers, qui diminuent les risques de diabète). Vous découvrirez également les vertus de quelques « ingrédients magiques » comme la cannelle et le vinaigre qui, ajoutés à vos plats, donneront des résultats étonnants.

Bien qu'il se fonde sur les plus récentes découvertes de la science de la nutrition, ce livre s'adresse à tous. Nos recettes, repas revisités, menus et trucs culinaires vous aideront à intégrer petit à petit les 57 aliments magiques dans votre alimentation. Tout en étant délicieux, vos repas combleront votre appétit, vous préservant des fringales qui vous amènent inévitablement à ingurgiter tout et n'importe quoi (surtout n'importe quoi !).

Tournez la page, littéralement, et vous pourrez mettre un frein à l'insulinorésistance, faire fondre cette dangereuse graisse qui épaissit votre tour de taille, vous protéger contre le diabète (ou en atténuer les effets) et, en bout de ligne, savourer tous les bienfaits de l'existence.

La rédaction

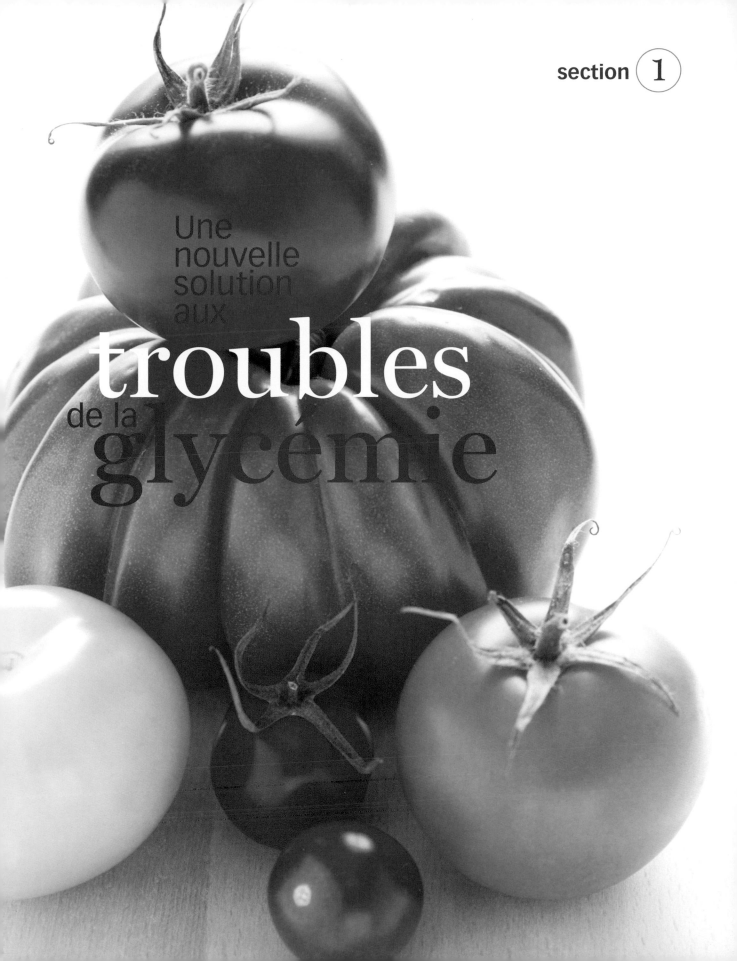

Une nouvelle solution aux

troubles

de la glycémie

chapitre 1

UNE CRISE SANITAIRE D'UNE AMPLEUR INSOUPÇONNÉE

Aujourd'hui, **tout le monde** devrait se préoccuper de sa **glycémie.** Pas seulement quelques rares personnes.

Comme la plupart des gens, vous ne vous êtes peut-être jamais soucié de votre glycémie (taux de sucre sanguin), à moins que vous ne souffriez du diabète. Mais des médecins et des chercheurs ont récemment découvert une réalité troublante : si votre glycémie monte régulièrement en flèche pour chuter ensuite brutalement, votre organisme pourrait subir des dommages. Les conséquences, par exemple le gain de poids ou la baisse d'énergie, peuvent être simplement ennuyeuses, mais parfois les conséquences sont chargées d'un potentiel létal.

Que vous ayez ou non le diabète, une alimentation qui fait fluctuer votre glycémie peut augmenter votre risque de cardiopathie en causant des dommages à vos vaisseaux sanguins et en élevant votre taux de cholestérol. Votre mémoire pourrait même en être affectée, et le risque de souffrir de certains cancers augmenté. Vous pourriez ne pas vous rendre compte que vous avez un problème et qu'il est en train de vous gruger des années de vie.

Cette découverte constitue une véritable révolution dans la manière dont nous comprenons l'alimentation et la santé. Heureusement, les dommages ne se produisent pas instantanément; des changements même modestes dans votre alimentation peuvent vous remettre sur la voie de la santé et vous permettre de vous sentir plus alerte, plus vivant et plus énergique.

Le piège des aliments « rapides »

Lorsque vous avez besoin d'un petit remontant, que prenez-vous? Une barre sucrée, des craquelins, des bretzels, une boîte de raisins secs? Ces aliments « rapides » se dissolvent rapidement dans votre estomac; en un rien de temps, ils se retrouvent dans votre circulation sanguine, inondant votre organisme de glucose, et vous voilà prêt à démarrer au quart de tour. Le problème, c'est que cet afflux d'énergie ne dure pas. Il disparaît aussi vite qu'il est apparu, vous laissant sans énergie et avec une sensation de faim bien avant l'heure de votre prochain repas.

Rappelez-vous la dernière fois où vous avez mangé au déjeuner un bagel, un bol de flocons de maïs, des gaufres congelées avec du sirop, ou du pain blanc avec de la confiture. D'abord, vous avez probablement ressenti un certain bien-être, mais plus tard vous avez constaté que votre énergie baissait. Puis, vous êtes devenu irritable. Lorsque vous êtes arrivé au bout de votre énergie, vous avez eu faim de nouveau; en fait, vous étiez littéralement affamé! Naturellement, vous avez réagi en prenant un gros dîner, composé d'aliments « rapides » : un sandwich fait avec un pain mollet de la grosseur d'une balle de base-ball, quelques poignées de bretzels, une boisson gazeuse ou fruitée grand format pour faire descendre tout ça, puis un biscuit ou deux comme dessert. Et le cycle recommence...

Malheureusement, notre alimentation comprend trop d'aliments qui causent d'importantes fluctuations de la glycémie. Pas étonnant que nous manquions si souvent d'énergie et nous sentions si apathiques! Et aussi que nous fassions de l'embonpoint. Bien sûr, les excès de nourriture et le manque d'exercice sont les principaux coupables, mais les fluctuations de la glycémie contribuent au problème en déclenchant une suite d'événements qui nous amènent invariablement à acheter des vêtements de plus en plus grands.

La baisse d'énergie et le gain de poids ne constituent que les symptômes visibles des problèmes que vous risquez de rencontrer lorsque votre glycémie fluctue trop.

> Une glycémie élevée après les repas peut causer des **dommages**, même si elle ne provoque **JAMAIS** le **diabète**.

Importance de la glycémie

Dans la plupart des cas, l'organisme peut ramener à la normale une glycémie qui s'est élevée excessivement après un gros repas. Elle ne reste élevée en permanence que chez les diabétiques qui ne sont pas traités. Voilà pourquoi les médecins ont longtemps pensé que seuls les diabétiques avaient à se soucier des effets de leur alimentation sur leur glycémie.

Aujourd'hui, nous savons qu'une élévation de la glycémie à la suite d'un repas peut à la longue endommager l'organisme des personnes en santé, *même si elle ne provoque jamais le diabète.*

Bref, la glycémie n'est plus le sujet de préoccupation de quelques rares personnes; nous avons tous des raisons de nous en soucier, même si nous sommes minces et en santé, mais tout particulièrement si nous faisons peu d'exercice et si notre taille est arrondie par l'excès de poids.

Mais alors, demandez-vous, comment arrêter cette machine infernale? Rassurez-vous, ce n'est

Effets des glucides « rapides » sur la santé

Une diète riche en glucides rapides provoque des fluctuations aberrantes de la glycémie, causant des dommages graves à l'organisme.

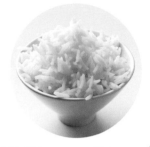 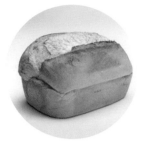 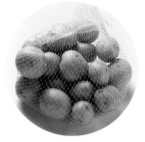

diabète pertes de mémoire

manque d'énergie

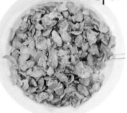 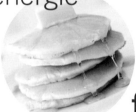 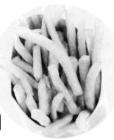

faim

gain de poids

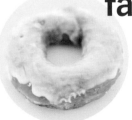 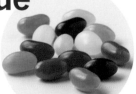 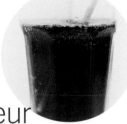

fatigue

sautes d'humeur

crise cardiaque cancer

pas si difficile. Dans les chapitres qui suivent, nous verrons en détail comment ce que vous mangez peut affecter votre glycémie en bien ou en mal. Mais, pour l'instant, examinons les raisons pour lesquelles vous devriez vous en soucier et ce que vous pouvez tirer de ce livre.

Énergie et gain de poids

En principe, manger devrait calmer la faim, n'est-ce pas ? Eh bien, ça dépend.

Lorsque vous mangez, surtout des féculents (aliments qui contiennent de l'amidon) et des sucres, les aliments sont convertis en glucose, le principal carburant de vos muscles ou de votre cerveau. Voilà de l'énergie instantanée !

Mais un repas très riche en féculents peut apporter à l'organisme plus de glucose qu'il n'en a besoin. En fait, il peut faire monter la glycémie deux fois plus que ne le ferait un repas plus sain.

La plupart du temps, la glycémie retourne à la normale une ou deux heures après le repas grâce à l'insuline, une hormone sécrétée par les cellules bêta du pancréas. L'insuline envoie à l'organisme le signal qu'il doit laisser entrer le glucose dans les cellules afin qu'elles puissent s'en servir comme carburant, et qu'il doit entreposer le reste dans les muscles.

Mais si vous mangez une grosse portion de frites avec une grosse tranche de pain, votre organisme fait soudainement face à un apport important de glucose ; il réagit alors en sécrétant d'énormes quantités d'insuline. Si vous êtes en surpoids, il pourrait en secréter encore plus. Toute cette insuline en trop fait baisser considérablement votre glycémie et la maintient à la baisse tant qu'elle continue d'agir, parfois pendant de longues heures. Résultat : vous tombez d'inanition ; il se peut même que votre glycémie soit plus basse qu'avant le repas. Vos batteries sont à plat et il ne serait pas étonnant que vous ayez mal à la tête.

Votre organisme réagit à cette baisse de la glycémie en sécrétant des hormones qui élèvent les taux sanguins de sucres et de graisses (celles-là même qui pourraient provoquer une crise cardiaque). Votre cerveau vous envoie le signal que vous avez faim, même si vous avez absorbé plus de calories que nécessaire : les beignes dans la salle de conférence sont bien tentants.

DES REPAS QUI VOUS LAISSENT SUR VOTRE FAIM

Le signal de la faim est provoqué non seulement par une glycémie basse, mais aussi par une glycémie qui descend rapidement. Dans 15 études, on a observé que les repas qui provoquaient la plus forte réponse glycémique étaient aussi ceux qui laissaient une plus grande sensation de faim, bien avant le repas suivant. Ainsi, dans une étude menée auprès de 65 femmes, on a observé que celles qui avaient pris un repas stabilisant la glycémie éprouvaient moins le désir de manger que les autres, particulièrement l'après-midi.

Un repas équilibré fait augmenter le taux de leptine, une hormone qui calme la sensation de faim, et abaisse le taux de ghréline, une hormone qui stimule la faim. Les femmes qui avaient pris un repas provoquant une forte réponse glycémique ont rapporté qu'elles éprouvaient plus rapidement une sensation de faim.

Les chercheurs ont également observé que les personnes qui prenaient des repas provoquant une forte réponse glycémique mangeaient plus au repas suivant. Dans une étude menée auprès d'adolescents en surpoids, les garçons ayant pris un déjeuner ou un dîner riche en glucides rapides absorbaient 500 calories de plus dans les 5 heures suivantes que ceux dont l'alimentation était plus équilibrée. Dans d'autres études, les différences étaient moins marquées, mais on parle tout de même de 150 calories en plus. Même 100 calories de plus par jour font toute la différence entre prendre du poids et en perdre.

Bien sûr, vous pouvez perdre du poids en suivant un régime hypocalorique. Mais c'est habituellement la partie la plus facile, le plus difficile étant de maintenir votre poids. En mangeant autant d'aliments magiques que possible, vous y arriverez plus facilement.

UN TOUR DE TAILLE QUI S'ARRONDIT

En plus de produire un surcroît d'insuline après un repas qui fait grimper la glycémie, l'organisme cesse de brûler les graisses, car il lui faut d'abord utiliser tout ce glucose en trop. Résultat : votre tour de taille augmente. Or, cette graisse sur votre abdomen nuit à votre santé.

> **Une diète qui fait grimper la glycémie a aussi un effet désastreux sur le TOUR DE TAILLE.**

En évitant les fluctuations marquées de la glycémie, vous aurez moins de mal à perdre ce surplus de graisse. Dans des études menées auprès d'un vaste échantillon (hommes obèses, femmes enceintes, enfants), on a observé que ceux qui suivaient un régime stabilisant la glycémie perdaient plus de tissu adipeux que les autres ou, dans le cas des femmes enceintes, en prenaient moins durant la grossesse.

Ironiquement, une alimentation provoquant une forte réponse glycémique pourrait également ralentir votre métabolisme, c'est-à-dire que vous brûlez moins de calories lorsque vous ne bougez pas. Dans une étude menée auprès de 39 hommes et femmes en surpoids, cette différence se chiffrait à près de 80 calories, ce qui correspond à 0,5 kg (1 lb) au bout de six semaines, et à 3,5 kg (8 lb) au bout d'un an. Plus on est en surpoids, plus cette différence est marquée.

Une menace pour votre cœur

En plus de contribuer au gain de poids, une alimentation qui met à mal la glycémie augmente le risque d'une crise cardiaque : obstruction des artères, hypertension et inflammation (les médecins savent aujourd'hui que l'inflammation est intimement liée au risque d'infarctus).

L'hyperglycémie produit des formes instables d'oxygène appelées radicaux libres ; ces molécules endommagent les artères, affectant la pression artérielle et favorisant la formation de dépôts de cholestérol sur les parois des artères.

LES HAUTS ET LES BAS DE LA GLYCÉMIE

Tous les aliments glucidiques font monter la glycémie, mais certains, tels la pomme de terre et le riz blanc, la font monter plus rapidement que ne le font, par exemple, la patate douce et l'orge. Des pics plus importants entraînent des baisses tout aussi marquées : votre glycémie pourrait se retrouver à un niveau plus bas qu'avant le repas. Vous manquez alors d'énergie et avez à nouveau faim.

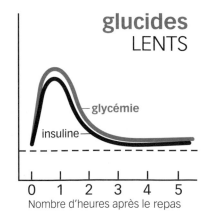

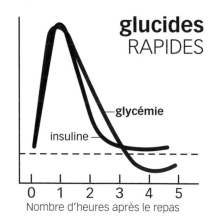

Le surcroît d'insuline que l'organisme doit produire pour maîtriser la glycémie a également des conséquences : élévation de la pression artérielle, formation de caillots sanguins dangereux et inflammation. Tout cela contribue à augmenter votre risque de cardiopathie.

À la longue, la consommation d'aliments qui suscitent une forte réponse glycémique provoque également une baisse du taux de cholestérol HDL (le « bon ») et une élévation du taux de triglycérides (des gras qui sont toxiques pour les cellules), ce qui accroît davantage encore le risque de cardiopathie et d'arrêt cardiaque.

De grandes études épidémiologiques ont permis de montrer combien ces effets pouvaient être dommageables pour le cœur. Dans l'une d'entre elles (menée auprès de 43 000 hommes âgés de 40 ans ou plus), on a observé que le risque de cardiopathie au cours des 6 années suivant l'étude était supérieur de 37 % chez les hommes dont l'alimentation suscitait une forte réponse glycémique. Dans une étude menée auprès de 75 000 femmes dans la cinquantaine, on a observé que le risque de cardiopathie liée à l'alimentation était deux fois plus élevé au cours des 10 années suivant l'étude. Chez les femmes en surpoids, il était encore plus élevé : leur taux de triglycérides était supérieur de 144 % à celui des femmes qui avaient une meilleure alimentation, alors que chez les femmes ayant un poids normal, ce taux n'était supérieur que de 40 %.

Heureusement, l'inverse est vrai : plus votre alimentation ménage votre glycémie, plus elle ménagera également votre cœur. Diverses études ont permis d'observer que, chez les personnes dont la diète faisait le moins fluctuer la glycémie, le taux de cholestérol HDL (le bon) était élevé, celui des triglycérides était faible, et les crises cardiaques étaient moins fréquentes.

Lien avec le cancer

Il semble qu'un taux élevé d'insuline favorise le développement de tumeurs. Des études sont en cours ; contrairement au diabète et à la maladie cardiaque, on n'est pas encore en mesure d'établir avec certitude un lien entre la glycémie et le cancer. Mais il y a tout lieu de s'en inquiéter, particulièrement pour les cancers suivants :

Cancer colorectal. Dans le suivi de l'étude sur les professionnels de la santé menée par l'école de santé publique de Harvard auprès de plus de 50 000 hommes dans la cinquantaine, le risque de souffrir d'un cancer colorectal dans les 20 années suivant l'étude était supérieur de 32 % chez ceux dont l'alimentation provoquait la plus forte réponse glycémique. Plus les hommes étaient en surpoids, plus le risque était élevé. Chez les femmes de la Women's Health Study, le risque après huit ans augmentait de 185 %.

Cancer du sein. Dans la Women's Health Study, chez les femmes sédentaires ayant une diète riche en aliments hyperglycémiants, le risque de souffrir d'un cancer du sein au cours des 7 années suivantes était supérieur de 135 % à celui des femmes qui mangeaient mieux. Ces femmes n'étaient pas encore ménopausées. Une étude canadienne menée auprès de 50 000 femmes n'a pas permis d'établir de relation avec le cancer du sein avant la ménopause ; par contre, parmi les femmes ménopausées, le risque de souffrir de ce cancer était supérieur de 87 %, et plus élevé encore chez les femmes qui faisaient peu ou pas d'exercice. Dans une étude mexicaine, on a comparé des femmes souffrant de cancer avec d'autres qui n'en souffraient pas et on a observé que le risque était supérieur de 62 % chez celles dont l'alimentation provoquait une forte réponse glycémique. Dans une étude italienne, le risque augmentait de 18 %.

Cancer de l'endomètre. Dans la Women's Health Study de l'Iowa, menée auprès de 23 000 femmes ménopausées, celles qui ne souffraient pas de diabète mais dont l'alimentation provoquait une forte réponse glycémique, le risque de souffrir d'un cancer de l'endomètre au cours des 15 années suivantes était supérieur de 46 %. Dans une étude italienne, le risque de développer ce cancer était supérieur de 110 % chez les femmes qui avaient ce type d'alimentation.

Cancer de la prostate. Dans une étude italienne menée auprès d'hommes de 46 à 74 ans, le risque de souffrir de ce cancer était supérieur de 57 % chez ceux dont l'alimentation provoquait une forte réponse glycémique. Une étude canadienne semblable a donné le même pourcentage de risque, soit une augmentation de 57 %.

Cancer du pancréas. Une analyse des données de la Nurses' Health Study portant sur 18 ans a permis de conclure que chez les femmes dont l'alimentation provoquait la plus forte réponse glycémique, le risque de souffrir du cancer du pancréas était supérieur de 53 % à celui des femmes dont l'alimentation était plus équilibrée. Le pourcentage de ce risque grimpait à 157 % chez les femmes en surpoids et inactives.

Lien avec l'humeur et la mémoire

Nous avons commencé ce chapitre en expliquant comment un repas pouvait faire monter brusquement votre glycémie et vous vider de toute votre énergie. Il n'est pas surprenant, dans ces conditions, que cela affecte aussi votre humeur.

Ce sont en grande partie les hormones, y compris l'insuline, qui influencent l'humeur. Elles affectent nos neurotransmetteurs, les messagers chimiques du cerveau. De leur côté, les différents nutriments que nous consommons, y compris les glucides et les protéines, agissent sur ces neurotransmetteurs en provoquant la somnolence ou la vigilance. Mais le glucose pourrait bien être le nutriment auquel le cerveau est le plus sensible.

Contrairement aux muscles, le cerveau ne peut stocker le glucose. Pour fonctionner au mieux, il en a besoin d'une certaine quantité en tout temps ; pas surprenant, alors, qu'il soit si sensible à de très faibles variations du taux de glucose disponible. Dans ce livre, nous vous montrerons comment donner à votre cerveau un apport régulier de glucose.

Qu'elle soit élevée ou basse, la glycémie peut agir sur l'humeur et la mémoire. Par exemple, la dépression est plus fréquente chez ceux dont la glycémie est basse. La mémoire aussi est touchée. Dans une étude menée auprès de diabétiques, on a observé que ceux dont la glycémie était basse avaient plus de mal à traiter l'information et plus de problèmes de mémoire et d'attention que les autres, en plus d'être de mauvaise humeur. Chez les personnes atteintes du diabète de type 2, les fluctuations de la glycémie sont non seulement liées à des troubles de la mémoire, mais aussi, à long terme, à un déclin des facultés cognitives et à la démence.

Une glycémie élevée entraîne aussi des problèmes : bien avant de causer le diabète, elle porte atteinte au cerveau, réduisant la zone où sont préservés les souvenirs et augmentant le risque de souffrir de la maladie d'Alzheimer. Dans une étude menée à l'Université de New York, les chercheurs ont découvert que chez les personnes dont la réponse glycémique après un repas était élevée, l'hippocampe, partie du cerveau qui est associée à la mémoire à long terme, était plus petit que celui des personnes dont la glycémie s'élevait moins après les repas.

À l'inverse, si votre glycémie est stable, vous avez plus de chances d'être de bonne humeur et de rester mentalement alerte. Les diabétiques qui maîtrisent leur glycémie sont généralement de meilleure humeur et moins sujets à la dépression et à la fatigue que ceux qui ne le font pas. Ils ont également une meilleure mémoire, comme l'ont montré certaines études.

En général, prendre un bon déjeuner est la meilleure façon de préserver l'acuité de ses facultés mentales tout au long de la journée. Selon de nombreuses études, bien manger le matin améliore l'humeur, la vigilance, la concentration et la mémoire. Prendre un déjeuner à base d'aliments magiques qui donneront une glycémie équilibrée devrait être encore plus efficace.

Direction : diabète !

Le pire effet à long terme des aliments rapides, c'est qu'ils augmentent beaucoup le risque de souffrir du diabète de type 2, maladie qui est en relation directe avec notre mode de vie. Dans le diabète de type 2, que nous appellerons souvent simplement « diabète », l'organisme n'arrive pas à sécréter assez d'insuline pour maintenir la glycémie à un taux acceptable.

Dans de grandes études épidémiologiques, on a observé que les aliments rapides augmentaient de 40 % le risque de diabète chez les hommes d'âge moyen, et de 50 % chez les femmes du même âge. Heureusement, cela ne se produit pas instantanément. Manger un beigne un soir ne vous rendra pas diabétique le lendemain. Il faut des années pour que l'organisme perde sa capacité à maîtriser la glycémie. N'empêche que, pour la plupart, nous en prenons le chemin.

Mais il y a de l'espoir, la lente évolution vers le diabète pouvant être freinée *à tout moment*. Plus tôt vous entreprendrez les changements nécessaires, plus facile ce sera. Une des clés consiste à prendre des repas qui ménagent votre glycémie.

Insulinorésistance : une épidémie en croissance

Si vous avez déjà abîmé le filetage d'une vis en plein milieu d'une séance de bricolage, vous savez combien d'énergie il faut déployer pour la faire tourner juste un petit peu. Et plus elle est abîmée, plus c'est difficile.

En gros, la même chose se produit dans l'organisme. Plus vous consommez d'aliments faisant grimper votre glycémie, plus votre organisme doit produire d'insuline pour répondre à la demande. À la longue, cet afflux d'insuline abîme le « filetage » des récepteurs d'insuline de vos cellules : ils travaillent moins bien et l'insuline n'est pas utilisée aussi efficacement. Lorsque cela se produit, votre organisme doit sécréter un

(suite, p. 19)

combattre L'INSULINORÉSISTANCE

La meilleure façon de prévenir ou d'inverser le cours de l'insulinorésistance consiste à prendre des aliments qui stabilisent la glycémie. Les conseils suivants vous seront également utiles :

faites de l'exercice
Même si vous ne perdez pas de poids, l'exercice diminue l'insulinorésistance. Dans une étude, on a montré que 3 ou 4 séances par semaine de vélo d'exercice de 30 minutes chacune, abaissaient le taux d'insuline de 20 % et les taux de glucose sanguin de 13 %, soit suffisamment pour passer de l'état de prédiabétique à celui de normal.

coupez dans les calories
Selon des études, rien qu'en mangeant moins, vous améliorez votre insulino-sensibilité et abaissez votre taux d'insuline en circulation. Chez des hommes et des femmes sédentaires, on a observé qu'une diminution de l'apport calorique de 25 % sur 6 mois entraînait une baisse significative du taux d'insuline à jeun. Et la diminution des calories améliore l'insulinosensibilité.

dormez suffisamment
Une seule nuit d'un sommeil insuffisant, et votre insulinorésistance augmente. Au fil des ans, le manque de sommeil peut mener au diabète. Dans une étude, les hommes qui dormaient moins de 6 heures par nuit couraient 2 fois plus de risque de souffrir de la maladie au cours des 15 années suivantes que ceux qui en dormaient 7. (Par contre, ceux qui dormaient plus de 8 heures couraient plus de risque.)

souffrez-vous du syndrome métabolique ?

Le syndrome métabolique est un groupe de facteurs de risque présents simultanément et qui augmentent votre risque de diabète et de maladie cardiaque. Le National Cholesterol Education Program de l'Institut national de la santé (INS) des É.-U. l'établit au moyen de cinq données, dont quatre relèvent du médecin. Pour la cinquième, il suffit de mesurer votre tour de taille.

Une fois en possession des données, faites le test suivant.

○ **Tour de taille.** Cochez cette case s'il est de plus de 102 cm (40 po) pour un homme ou de plus de 88 cm (35 po) pour une femme.

○ **Triglycérides.** Le taux doit être de moins de 1,70 mmol/L. Cochez cette case si le vôtre est de 1,70 mmol/L ou plus.

○ **Cholestérol HDL.** Cochez cette case si votre taux est inférieur à 1,00 mmol/L pour un homme ou à 1,30 mmol/L pour une femme.

○ **Pression artérielle.** Elle doit se situer sous 120/80 mm/Hg. Cochez cette case si la vôtre est de 130/85 mm/Hg ou plus.

○ **Glycémie à jeun.** Il s'agit du taux de glucose sanguin après 6 heures à jeun. Elle devrait se situer entre 4,0 et 5,5 mmol/L. Cochez cette case si la vôtre est de 6,0 mmol/L ou plus.

vos résultats
Additionnez **le nombre de cases** que vous avez cochées et voyez vos résultats.

0 Félicitations ! Vous n'avez aucun signe de syndrome métabolique. Poursuivez dans cette voie.

1 Vous ne souffrez pas du syndrome métabolique mais chaque facteur de risque représente un risque de maladie cardiaque ; il vous faudra donc apporter quelques changements à votre alimentation.

2 Vous ne souffrez pas du syndrome métabolique, mais les effets de deux facteurs de risque s'additionnent ; voyez avec votre médecin ce que vous pourriez faire pour y remédier.

3 Vous souffrez du syndrome métabolique. Votre risque de souffrir du diabète et de cardiopathie dans les années à venir est élevé, mais vous pouvez renverser le courant en perdant du poids, en faisant plus d'exercice et en mangeant mieux. Parlez-en avec votre médecin. La stratégie diététique de ce livre vous sera très utile.

4 Vous avez le syndrome métabolique ; plus vous avez de facteurs de risques, plus votre risque global est élevé. Consultez votre médecin et suivez les recommandations présentées dans cet ouvrage.

5 Vous avez le syndrome métabolique et votre risque de souffrir du diabète et de cardiopathie est extrêmement élevé. Parlez-en à votre médecin et suivez les recommandations présentées dans cet ouvrage.

surplus d'insuline pour faire le même travail. C'est ce que l'on appelle l'insulinorésistance.

En Amérique du Nord, où les gros repas et le fauteuil inclinable électrique sont omniprésents, l'insulinorésistance est de plus en plus fréquente. Environ 25 % des adultes en souffrent. Si vous êtes en surpoids et avez plus de 45 ans, le risque est presque de 50 %, et il est encore plus élevé si vous êtes sédentaire.

Si vous êtes insulinorésistant, votre glycémie pourrait tout de même être normale (quoique plus élevée après les repas). Vous ne souffrez pas encore du diabète, mais vous en prenez le chemin : vous demandez beaucoup à votre système de régulation de la glycémie et, ce faisant, vous causez certains dommages.

Le surcroît d'insuline élève votre pression artérielle, cause des problèmes de cholestérol et accélère l'évolution de certains cancers. Il favorise aussi le gain de poids. Pire : selon des études, le cerveau peut devenir insulinorésistant, provoquant une détérioration de la fonction nerveuse et une accumulation de dépôts toxiques, ce qui augmente le risque de démence, dont la maladie d'Alzheimer.

Bien sûr, l'insulinorésistance augmente le risque de diabète. Une glycémie élevée et un excès d'insuline peuvent endommager les cellules bêta du pancréas (qui produisent l'insuline) au point de les épuiser et de les détruire. Lorsque cela se produit, vous avez le diabète.

L'insulinorésistance commence furtivement. Il n'y a pas de symptômes. Mais une fois que vous l'avez, le problème s'aggrave rapidement. C'est un cycle vicieux : plus votre organisme doit produire d'insuline pour maintenir votre glycémie à de faibles taux, plus vous devenez insulinorésistant. L'un des meilleurs moyens pour inverser ce processus est d'augmenter votre consommation des aliments « lents » dont il est question dans ce livre (voyez aussi « Combattre l'insulinorésistance », p. 17.)

Le syndrome métabolique : un nid de problèmes

Bien que nuisible en soi, l'insulinorésistance est également associée à une foule d'autres problèmes. Pris isolément, chacun d'eux peut augmenter votre risque de cardiopathie, mais si vous en avez trois ou plus, le risque est deux fois plus élevé que si vous n'en avez qu'un : la crise cardiaque vous attend au tournant, *même si votre taux de mauvais cholestérol (LDL) est normal.*

Ce groupe de problèmes porte le nom de syndrome métabolique. Si vous en souffrez, vous allez droit vers le diabète, même si votre glycémie n'est pas encore trop élevée. En fait, 85 % des personnes qui souffrent du diabète de type 2 ont le syndrome métabolique.

Ce syndrome touche près d'une personne sur quatre, et le risque augmente avec l'âge, comme l'a montré une étude de grande envergure menée auprès d'hommes et de femmes de plus de 50 ans : 44 % l'avaient. Si vous traînez des kilos supplémentaires, le risque est encore plus élevé.

L'âge, le surpoids et la sédentarité sont tous en cause, mais votre alimentation est le facteur le plus important, surtout si elle est pauvre en fibres et riche en calories, en gras saturés et en aliments qui font grimper votre glycémie. Dans la Framingham Heart Study, une étude de longue durée comprenant un très grand nombre de sujets, les personnes qui consommaient beaucoup d'aliments provoquant une forte réponse glycémique couraient 40 % plus de risque de souffrir du syndrome métabolique que celles dont l'alimentation ressemblait à ce que nous proposons dans ce livre.

Si vous souffrez du **syndrome métabolique,** vous êtes candidat au **DIABÈTE**, même si votre glycémie n'est pas trop élevée.

Selon le National Cholesterol Education Program des É.-U., vous souffrez du syndrome si vous avez trois de ces problèmes ou plus :

Graisse abdominale. Le tissu adipeux qui s'accumule autour de la taille diffère de celui qui s'accumule ailleurs, sur les cuisses, par exemple. Ce type de graisse se retrouve plus facilement dans la circulation sanguine et peut y causer des dégâts tout en augmentant votre risque cardiaque. De fait, les chercheurs pensent qu'un tour de taille élevé pourrait être un meilleur indicateur du risque cardiaque que le surpoids ou l'obésité en général.

Taux élevé de triglycérides. Ces gras sont stockés dans le sang, prêts à être dégradés pour produire de l'énergie. Une élévation, même faible, augmente votre risque cardiaque.

Pression élevée. La pression artérielle est souvent élevée, mais pas nécessairement assez pour que le médecin établisse un diagnostic d'hypertension. Mais ajouté aux autres, ce facteur met votre cœur en péril.

—êtes-vous prédiabétique ?

quiz

Seul un test de glycémie peut le confirmer. Si votre glycémie à jeun est entre 5,5 et 7,0 mmol/, vous l'êtes. (Certains médecins préfèrent faire passer un autre type d'analyse, qui se fait après l'ingestion d'une boisson très sucrée.)

Devriez-vous demander à passer le test ?

Ce qui suit pourrait vous aider à prendre votre décision.

- ◯ Si vous êtes âgé de **45 ans ou plus,** il serait avisé de passer le test.

- ◯ Si vous êtes âgé de **45 ans ou plus et êtes en surpoids,** il est fortement recommandé de passer le test.

- ◯ Si vous avez **moins de 45 et êtes en surpoids,** vous devriez le passer si vous avez un ou plusieurs des facteurs de risque suivants :

  - Un de vos parents, de vos frères ou sœurs souffre du diabète.

  - Vous êtes d'ascendance africaine, asiatique, amérindienne, espagnole ou votre famille est originaire des Iles du Pacifique.

  - Vous avez accouché d'au moins un bébé pesant 4 kg (9 lb) ou plus à la naissance, ou vous avez souffert du diabète gestationnel durant votre grossesse.

  - Votre pression artérielle est de 140/90 mm/Hg ou plus, ou l'on vous a dit que vous souffriez d'hypertension.

  - Votre taux de cholestérol HDL est de 0,90 mmol/L ou moins, ou votre taux de triglycérides est de 2,80 mmol/L ou plus.

  - Vous n'êtes pas très actif ou vous faites de l'exercice moins de trois fois par semaine.

Certains des chiffres présentés ici (par exemple pour la pression artérielle et le HDL) sont différents de ceux du questionnaire sur le syndrome métabolique. C'est que les facteurs de risque limites sont plus significatifs lorsqu'ils sont regroupés, comme c'est le cas pour le syndrome métabolique.

Taux faible de cholestérol HDL. Ce bon cholestérol est utilisé par l'organisme pour évacuer le mauvais cholestérol (LDL) du flot sanguin et le retourner au foie où il sera dégradé. Le taux de HDL est souvent faible chez les personnes souffrant du syndrome métabolique.

Glycémie à jeun élevée. Votre glycémie à jeun n'est peut-être pas assez élevée pour faire de vous un diabétique, mais elle augmente votre risque de souffrir un jour du diabète et de cardiopathie. L'insulinorésistance en est la cause.

Prédiabète

Le test de glycémie pourrait s'avérer normal même si vous êtes insulinorésistant et avez le syndrome métabolique. En effet, pendant des années, votre organisme pourrait compenser l'hyperglycémie en sécrétant plus d'insuline.

Chez d'autres, par contre, les cellules bêta du pancréas s'épuisent et sont parfois détruites. L'organisme n'arrive plus alors à secréter assez d'insuline pour maîtriser la glycémie.

êtes-vous diabétique ?

Si votre glycémie à jeun (prise au moins six heures après votre dernier repas) est de 7,0 mmol/L ou plus, vous avez le diabète. Idéalement, vous auriez dû subir un test lorsque vous avez montré l'un des facteurs de risque du prédiabète (voir « Êtes-vous prédiabétique ? », page ci-contre), mais de nombreuses personnes ne découvrent qu'elles ont le diabète que lorsqu'elles en éprouvent les premiers symptômes. C'est dommage puisque même si les symptômes du diabète ne se manifestent parfois qu'au bout de quelques années, vous êtes à risque de cardiopathie, de cécité et de problèmes neurologiques. Le plus tôt vous maîtriserez votre glycémie, plus vos chances d'éviter ces complications sont élevées.

Consultez votre médecin dans les plus brefs délais si vous avez les symptômes suivants :

- ○ vous avez plus souvent soif
- ○ vous avez plus souvent faim
- ○ vous éprouvez de la fatigue
- ○ vous avez besoin d'uriner plus souvent, surtout la nuit
- ○ vous perdez du poids sans suivre un régime
- ○ votre vision est trouble
- ○ vous avez des plaies qui ne guérissent pas

Au lever, la glycémie peut être légèrement élevée. Au bout de 6 heures d'un jeûne complet, le taux normal de glucose par litre de sang est de 4,0 à 5,5 mmol/L. Si le vôtre se situe entre 5,5 et 7,0 mmol/L, vous êtes prédiabétique. Vous n'avez pas encore le diabète, mais vous en prenez le chemin.

Bien que votre risque de souffrir du diabète un jour soit très élevé, vous pouvez encore changer le cours des choses, comme l'a démontré le Programme de prévention du diabète, une étude menée auprès de plus de 3 000 hommes et femmes dans 27 centres médicaux des É.-U. Âgés de 25 à 85 ans (moyenne de 51 ans), tous étaient prédiabétiques et obèses. Pour chacune des trois années qui ont suivi l'étude, environ 11 % de ceux qui n'ont rien fait pour changer leur mode de vie ont eu le diabète, soit, au total, environ le tiers d'entre eux.

Par contre, chez ceux qui se sont mis à mieux manger et à faire 30 minutes de marche par jour, et qui ont perdu du poids (en moyenne 7 kg ou 15 lb), on a observé une diminution de 58 % de l'incidence de la maladie.

Diabète

Si vous êtes prédiabétique et ne faites rien pour changer votre mode de vie, vous aurez le diabète, c'est presque certain. Vos cellules bêta sont épuisées et ne peuvent plus produire assez d'insuline, et votre glycémie dépasse 7,0 mmol/L même au lever.

Mais tout n'est pas encore perdu. Le médecin vous prescrira les médicaments qui amélioreront votre insulinosensibilité et votre production d'insuline. De votre côté, vous essaierez de perdre du poids, de faire de l'exercice et d'adopter une alimentation qui ménage votre glycémie ; votre médication n'en sera que plus efficace. Discutez avec votre médecin ou votre nutritionniste de la meilleure manière d'appliquer les recommandations de ce livre. En faisant équipe avec votre médecin, vous arriverez peut-être à diminuer votre médication et, dans certains cas, à l'interrompre entièrement (sous surveillance médicale).

La solution des aliments magiques

L'insulinorésistance, et sa panoplie de problèmes associés (diabète, maladie cardiaque, etc.), n'est plus un secret pour personne. La façon dont on mange affecte l'humeur, l'appétit, le poids et, au bout du compte, la longévité. Mais une fois que vous savez quoi faire, vous pouvez effectuer les changements requis sans trop d'efforts, et vous sentir mieux et en meilleure santé pour au moins les 20 prochaines minutes et, surtout, pour les 20 prochaines années.

Aliments Magiques ne propose pas un régime draconien ; il ne cherche pas plus à changer les règles nutritionnelles établies. Vous y trouverez les mêmes aliments sains dont vous entendez parler depuis toujours : grains entiers, fruits et légumes, fruits à écale, graines oléagineuses, légumineuses, œufs, viandes et volaille maigres, poisson, fruits de mer et produits laitiers maigres. Nous avons simplement raffiné la méthode pour vous aider à stabiliser votre glycémie avant, pendant et après les repas. La description des aliments magiques à la partie 2, les repas « revisités » de la partie 3, et les recettes et menus de la partie 4 vous y aideront.

Les différences entre la méthode proposée dans *Aliments Magiques* et une simple diète saine sont subtiles mais bien réelles. Que vous soyez jeune ou moins jeune, mince ou enveloppé, hyperglycémique ou pas, insulino-résistant ou pas, diabétique ou pas, cette manière de manger peut contribuer à vous garder en santé. Continuer la lecture en vaut vraiment la peine.

chapitre 2

LES effets CACHÉS DES aliments

La **charge glycémique** est un meilleur facteur de **santé** que la quantité de glucides ou de lipides que vous consommez.

Nous abîmons notre santé en mangeant trop d'aliments qui font grimper la glycémie. En plus de favoriser le diabète et d'autres maladies graves, ces aliments fatiguent, rendent irritables et, en peu de temps, donnent envie de manger à nouveau. À l'inverse, il y en a d'autres qui modifient peu la glycémie ou le font graduellement, nous apportant un sentiment de satiété et nous énergisant.

Malheureusement, cette information n'apparaît pas sur les étiquettes, mais après avoir lu ce chapitre, vous saurez faire la différence. C'est d'ailleurs assez simple puisque cela consiste à choisir des pâtes plutôt que du riz, des légumineuses plutôt que des pommes de terre pilées, une vinaigrette à l'huile et au vinaigre plutôt que la sauce Mille-Îles, etc. En poursuivant votre lecture, vous découvrirez pourquoi ces aliments sont magiques.

Nous allons voir maintenant comment les trois principaux nutriments (ou macronutriments) contenus dans les aliments, soit les glucides, les lipides et les protéines, desquels nous tirons la plupart de nos calories, affectent la glycémie. Puis, nous vous présenterons deux substances magiques qui ont un effet fabuleux sur la maîtrise de la glycémie : les fibres solubles et l'acide acétique.

Glucides

Les glucides, ou hydrates de carbone, se retrouvent dans la plupart des aliments à l'exception des graisses, des huiles, des viandes, de la volaille et du poisson. Bien entendu, certains aliments en contiennent plus que d'autres. Ainsi, les haricots secs sont composés d'environ un quart de protéines et trois quarts de glucides, comparativement au riz, qui est composé à 90 % de glucides. Le lait entier comprend les trois macronutriments : lipides (gras), protéines, glucides (hydrates de carbone).

Plus un aliment est riche en glucides, (et plus on mange de cet aliment) plus il fait monter la glycémie. Mais il y a glucides et glucides : certains agissent plus que d'autres sur la glycémie.

Index et charge glycémiques

Pour déterminer l'effet positif ou négatif des glucides sur la glycémie, les scientifiques ont conçu un outil de mesure spécifique.

En 1981, le chercheur en nutrition David Jenkins, M.D., Ph.D., a mis au point un indice qu'il a appelé index glycémique, ou IG. Il a demandé à des volontaires de prendre divers aliments qui contenaient tous 50 g de glucides. Puis il a mesuré leur glycémie au cours des 2 heures qui ont suivi pour voir comment elle fluctuait. Comme substance de référence, il a utilisé du glucose pur, forme de sucre qui est identique à celle du sucre sanguin (l'organisme transforme rapidement le glucose en sucre sanguin), auquel il a assigné le nombre 100.

Cet index a été révélateur. Jusque là, presque tout le monde croyait que le sucre de table était le glucide le plus mauvais pour la santé, bien pire que les glucides complexes que l'on trouvait dans les aliments féculents tels que le riz et le pain. Mais on a découvert que ce n'était pas toujours vrai.

Plus la **charge glycémique** de la diète est élevée, plus le risque d'obésité, de diabète, de maladie cardiaque et de cancer est grand.

Certains aliments, notamment la pomme de terre et les flocons de maïs, affichaient une note assez élevée, faisant grimper la glycémie presque autant que le glucose pur. Voilà d'ailleurs pourquoi vous ne trouverez pas ces aliments dans notre liste magique.

LIMITES DE L'INDEX GLYCÉMIQUE

Cependant, on a découvert que cet index avait ses limites : en effet, il incriminait des aliments réputés sains, par exemple la carotte et la fraise. Sans compter le melon d'eau qui se retrouvait au sommet de la grille. Pourtant, les carottes n'ont jamais rendu personne obèse ; de fait, ce légume ne fait pas grimper la glycémie. Alors, qu'est-ce qui pouvait bien clocher avec l'IG ?

L'IG mesure les effets d'une quantité standard de glucides, soit 50 g (1½ oz). Mais il faudrait que vous soyez drôlement mal pris pour manger assez de carottes (7 ou 8 grosses) pour obtenir vos 50 g de glucides. C'est vrai pour la plupart des fruits et légumes. Ils sont surtout composés d'eau, les glucides n'en constituant qu'une toute petite partie. Par contre, le pain en est plein : une seule tranche vous fournira vos 50 g.

Les scientifiques ont donc mis au point un autre outil de mesure, la charge glycémique (CG). Elle tient compte non seulement du *type* de glucides que contiennent les aliments mais de la *quantité* que vous ingérez. (D'un point de vue mathématique, la CG d'un aliment est son IG multiplié par la quantité de glucides dans une portion, divisé par 100.)

Selon ce nouveau critère, il ne fait plus aucun doute que la carotte, la fraise de même que d'autres aliments peu caloriques sont bons pour la santé : comme ils contiennent peu de glucides, leur CG est faible.

La CG est un outil puissant qui permet d'évaluer les aliments pris individuellement mais aussi tout un repas, voire même une diète. Lorsque les chercheurs ont évalué la CG de diètes traditionnelles dans différentes populations, ils ont observé que plus elle était élevée, plus l'incidence de l'obésité, du diabète, de la cardiopathie et du cancer était prévalente.

Il a été question dans le chapitre 1 de quelques études au cours desquelles on a établi un lien entre la consommation d'aliments suscitant une forte réponse glycémique et le diabète.

C'est de cela qu'il s'agit lorsqu'on parle de CG. L'inverse est vrai : plus la CG de votre diète est basse, plus vos chances d'avoir un poids normal et de vous prémunir contre les maladies chroniques sont élevées. Lorsqu'il s'agit de bien manger, de maîtriser son poids et de prévenir

la maladie, la CG est fondamentale. C'est un facteur de santé plus puissant que la quantité de glucides, ou de lipides, que vous ingérez.

Des glucides meilleurs que d'autres

Comment se fait-il que deux aliments riches en glucides n'aient pas la même CG ? Pourquoi la CG du riz blanc est-elle plus élevée que celle du miel ? Simple : leur composition diffère.

Les glucides sont composés d'amidon et de sucres. L'amidon, celui que l'on retrouve par exemple dans les haricots secs et la pomme de terre, est fait de molécules de sucre regroupées en chaînes. Lorsque vous consommez des aliments riches en glucides, votre organisme transforme cet amidon et ces sucres en glucose (le sucre sanguin).

Certains types d'amidon, par exemple ceux du riz blanc, sont très facilement transformés par l'organisme et, par conséquent, font rapidement monter la glycémie. D'autres, comme celui des haricots secs, exigent plus de travail de la part de l'organisme pour leur dégradation, si bien que la glycémie reste stable au lieu de monter en flèche.

LE POURCENTAGE DE GLUCIDES COMPTE

La charge glycémique tient compte de la quantité de glucides que contient une portion normale d'un aliment donné. Ainsi, dans un bagel, il y en a autant que dans 5 portions de melon d'eau.

55 grammes de glucides

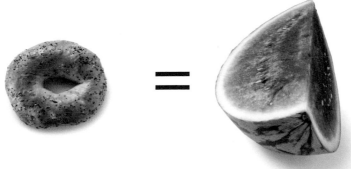

1 bagel **5 tasses de melon d'eau**

Quatre facteurs déterminent la vitesse à laquelle l'organisme dégrade les glucides :

LE TYPE D'AMIDON – OU POURQUOI ÉVITER LES RIZ COLLANTS

On se rappellera que l'amidon est fait de molécules de sucre réunies en chaînes. Il y a deux types de chaîne : à structure linéaire (ou amylose) et à structure ramifiée (ou amylopectine). L'organisme dégrade l'amylose moins facilement que l'amylopectine, dont la dégradation est facilitée par le fait qu'il y a beaucoup plus d'endroits sur la chaîne où les enzymes peuvent opérer la transformation. Pour prendre une analogie, pensez à un arbre aux nombreuses branches : il offre beaucoup plus de possibilités aux oiseaux qui veulent s'y poser qu'un simple poteau.

Riche en amylopectine, la pomme de terre provoque une élévation rapide de la glycémie. À l'inverse, les petits pois et les lentilles, qui sont riches en amylose, sont transformés beaucoup plus lentement en glucose.

Plus un aliment est riche en amylose, moins sa transformation en glucose est rapide. Prenons le riz, par exemple : certaines variétés renferment plus d'amylose que d'autres. De façon générale, plus le riz est tendre et collant une fois cuit, moins il est riche en amylose ; voilà pourquoi le riz glutineux est si mauvais pour votre glycémie.

En revanche, plus le riz est ferme, plus il est riche en amylose et plus il faudra de temps à l'organisme pour le transformer en glucose. Voilà pourquoi le riz brun est meilleur pour vous. On a sélectionné des variétés, notamment en Australie, qui sont particulièrement riches en amylose (25 %), mais ce n'est pas le cas du riz que nous consommons habituellement.

LE TYPE DE SUCRE – OU POURQUOI LES FRUITS SONT BONS

La molécule de sucre est la structure de base des glucides, mais il y a plusieurs types de sucre : le sucre de table (sucrose), le sucre présent dans les fruits et les grains (fructose), celui du lait (lactose) et celui de l'orge malté (maltose). Le sucre du lait et des fruits est absorbé plus lentement que les autres du fait qu'il doit d'abord être transformé en glucose par le foie. Ces aliments ont donc moins d'effet sur votre glycémie.

Ironiquement, le sucre de table, composé à moitié de fructose et à moitié de glucose, est transformé en glucose plus lentement que certains aliments féculents tels que le pain ou la pomme de terre. Ce qui ne signifie pas que le sucre soit bon pour vous ! En effet, d'une part, le fructose, surtout aux doses que l'on trouve dans les aliments transformés édulcorés au sirop de maïs, fait monter le taux de triglycérides, des

IL Y A AMIDON ET AMIDON

La pomme de terre fait rapidement monter la glycémie parce que l'amidon qu'elle contient se dégrade facilement. À l'inverse, l'amidon des petits pois se dégrade beaucoup plus lentement.

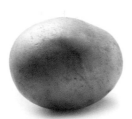

**pomme de terre
(amylopectine)**

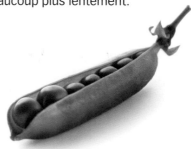

pois (amylose)

gras qui augmentent le risque de crise cardiaque. (En comparaison, les fruits contiennent juste un peu de fructose, et beaucoup d'eau, de fibres et de nutriments.) D'autre part, le sucre est très riche en calories d'origine glucidique ; ainsi, 1 litre (32 oz) de cola fournit 400 calories, de quoi faire monter en flèche votre glycémie.

LA CHALEUR – OU POURQUOI NE PAS TROP CUIRE LE RIZ ET LES PÂTES

Que sa structure soit linéaire ou ramifiée, l'amidon est composé de cristaux qui ne se dissolvent pas dans l'eau froide. Mettez un grain de riz ou un morceau de pomme de terre crue dans l'eau, il ne se modifiera pas. Mais faites-les cuire et les cristaux d'amidon se dissolveront dans l'eau. En cuisant, un aliment riche en amidon absorbe l'eau et devient plus digestible.

Plus la cuisson du riz ou des pâtes est longue, plus ces aliments font monter la glycémie. Par contre, lorsqu'un aliment riche en amidon est cuit puis refroidi, ses cristaux se reforment. C'est pourquoi la CG d'une pomme de terre chaude est légèrement plus élevée que celle d'une salade de pommes de terre. Remplacez la mayonnaise par de l'huile d'olive et vous aurez un plat encore plus sain.

LA TRANSFORMATION – OU POURQUOI ÉVITER LA FARINE BLANCHE

Certains pains de blé entier sont aussi moelleux que du pain blanc, alors que d'autres sont plus fermes et même croquants, grâce aux grains qu'ils contiennent. L'organisme met plus de temps à dégrader ces grains.

Par contre, la farine du commerce, particulièrement la farine raffinée, est très rapidement transformée en glucose par l'organisme. Voilà pourquoi nous vous suggérons, tout au long de ce livre, de vous en tenir aux grains entiers et aux aliments tels que les haricots et les lentilles, et d'éviter autant que possible ceux qui sont faits avec de la farine blanche. (Étant donné la prévalence de la farine blanche dans nos aliments,

LES pâtes
PASSENT LE TEST

Le pain, même complet, peut faire monter votre glycémie très rapidement. Par contre, la CG des pâtes, qui sont pourtant faites de farine blanche, est beaucoup plus faible. Pourquoi ?

Qu'arrive-t-il quand vous mettez des pâtes cuites et du pain dans un bol d'eau ? Le pain se désintégrera rapidement mais pas les pâtes. C'est que les granules d'amidon des pâtes se trouvent emprisonnées dans un réseau de molécules de protéines ; il faut donc plus de travail et plus de temps pour qu'elles se défassent. Voilà pourquoi les **pâtes libèrent leurs glucides beaucoup plus lentement que la pomme de terre** ou que la plupart des pains, surtout si on les sert *al dente* (pas tout à fait cuites à point). De même, la CG des gnocchis, une préparation semblable aux pâtes, faite de blé durum et de fécule de pomme de terre, est plus basse que celle de la pomme de terre. Les pâtes, particulièrement les pâtes de blé entier ou celles qui sont enrichies en protéines, figurent dans notre liste d'aliments magiques, à la section 2.

Les pâtes sont particulièrement bonnes pour vous si vous les apprêtez comme on le fait dans le sud de l'Italie, soit **cuites *al dente*,** agrémentées d'huile d'olive, de haricots secs ou de légumes et servies en modestes portions, que l'on fait suivre ensuite de poisson ou de viande maigre, de verdures relevées à l'ail et d'un fruit en guise de dessert. À l'inverse, une grosse assiette de pâtes trop cuites, servies avec du beurre ou une sauce crémeuse, va à l'encontre des règles de bonne diététique.

il vous faudra faire des efforts conscients pour trouver autre chose.

Jusqu'au XIXᵉ siècle, la seule façon de faire de la farine était de moudre le grain entre des pierres, parfois mues par un moulin à eau. Pour obtenir une farine très fine, il fallait travailler dur, si bien qu'on n'en produisait que de petites quantités, qui étaient destinées aux riches. Puis, les moulins à cylindres en acier tournant à haute vitesse et à des températures élevées sont apparus, permettant de faire de la farine fine en peu de temps et à bas prix, ce qui a transformé quasi instantanément notre alimentation en un véritable cauchemar glycémique.

Les procédés industriels modernes permettent aussi de faire subir aux grains des transformations (les flocons de maïs ou le maïs soufflé) qui élèvent considérablement leur CG si on les compare, par exemple, aux grains de maïs éclaté ou à la farine plus grossière préparée à l'ancienne, c'est-à-dire moulue sur pierre.

Protéines

Contrairement aux glucides, les protéines ne font pas monter la glycémie. L'organisme les dégrade en acides aminés, qu'il utilise ensuite pour l'élaboration du tissu musculaire et de nombreux autres éléments, notamment les neurotransmetteurs, ces messagers chimiques du cerveau. À moins que vous ne preniez pas du tout de glucides, votre organisme ne tentera jamais de transformer les protéines en glucose.

Voilà pourquoi vous trouverez dans notre liste d'aliments magiques des aliments protéinés tels que poisson, poulet, bœuf, porc, soya, lait, œufs

Dans une étude, les sujets d'une diète très protéinée absorbaient 25 % MOINS de calories que les sujets d'une diète riche en glucides.

et fromage. Si vous remplacez une partie de vos calories d'origine glucidique par des calories d'origine protéique, par exemple, une partie de votre riz par des crevettes, votre glycémie s'en portera mieux.

Même si nous avons un parti pris pour les protéines, nous ne recommandons pas pour autant une alimentation à base de bacon, de burgers gras ou d'autres aliments riches en gras saturés car, comme vous le verrez plus loin, les gras saturés favorisent l'insulinorésistance, ce qui est mauvais pour votre glycémie. Optez plutôt pour des aliments protéinés maigres et moins caloriques, tels le lait écrémé ou de la poitrine de poulet sans peau. Mettez aussi au menu le poisson et les fruits de mer : en plus d'être pauvres en gras saturés, ils contiennent des acides gras oméga-3, qui favorisent la santé cardiaque. Enfin, prenez des légumineuses ; elles sont à la fois riches en protéines et en fibres.

Nous ne conseillons pas non plus une diète très riche en protéines et pauvres en glucides. Vous verrez pourquoi dans le chapitre suivant.

A⁺ pour les protéines

Les protéines offrent d'autres avantages ; certains des composés que l'organisme élabore à partir de leurs acides aminés contribuent à réguler la glycémie, Ainsi, il utilisera plus efficacement les glucides d'un repas si ce dernier contient des protéines. Voilà pourquoi nous vous suggérons de consommer des protéines à chacun de vos repas. Autre raison : l'organisme met un certain temps à dégrader les protéines, ce qui ralentit le processus de digestion de tout le repas, y compris des glucides ; votre glycémie s'élèvera donc plus lentement.

Dans une étude menée récemment, des volontaires prenaient un déjeuner à base de féculents (pain blanc) suivi d'un dîner de nature semblable (pommes de terre pilées et boulettes de viande). Toutefois, certains jours, ils recevaient une source supplémentaire de protéines (petit-lait). Ces jours-là, leur glycémie était de 50 % moins élevée au cours des deux heures suivant le repas que les autres jours. Dans une autre étude menée auprès de diabétiques, on a découvert que l'ajout de pctit-lait au repas permettait de diminuer de 21 % la réponse glycémique au cours des 2 heures suivantes.

Les protéines, particulièrement celles que l'on trouve dans le lait, stimulent la production d'insuline par le pancréas. À prime abord, cela ne semble pas être souhaitable puisqu'il n'est pas sain de maintenir des taux élevés d'insuline sur de longues périodes. Mais plus vite l'organisme sécrète de l'insuline en réponse à une élévation de la glycémie, moins il aura besoin d'en sécréter une grande quantité, et plus faible sera votre risque de dcvenir insulinorésistant.

Protéines et perte de poids

Les protéines facilitent la perte de poids car elles calment la faim et prolongent le sentiment de satiété. Dans une étude de 6 jours, un groupe de volontaires a suivi une diète pauvre en glucides et riche en protéines, alors que l'autre groupe suivait une diète pauvre en protéines et riche en glucides. Les deux groupes pouvaient manger à volonté. Ceux qui suivaient la diète riche en protéines ont absorbé 25 % moins de calories que ceux qui avaient la diète riche en glucides. Dans une autre étude, d'une durée de 6 mois, ceux qui suivaient une diète riche en protéines ont perdu plus de poids que les autres. Ils mangeaient moins parce qu'ils avaient moins faim.

L'ingestion d'une quantité suffisante de protéines contribue également à faire fonctionner le métabolisme à pleine vitesse. Normalement, lorsqu'on diminue son apport calorique, particulièrement si l'on suit une diète pauvre en glucides, l'organisme se tourne vers la dégradation du tissu musculaire pour obtenir son énergie. Toutefois, le tissu musculaire brûle beaucoup d'énergie, même lorsqu'on est inactif; sa dégradation ne peut donc que ralentir le métabolisme. En consommant de bonnes quantités de protéines, vous contribuez à préserver votre tissu musculaire.

On a observé dans des études que les personnes qui suivaient une diète modérément riche en protéines perdaient plus de tissu adipeux et moins de tissu musculaire que celles qui suivaient d'autres types de diètes. Ce type de diète fournit près de 30 % de calories sous la forme de protéines plutôt que les 15 à 20 % que l'on prend habituellement. Nous recommandons un apport de 20 à 30 % de protéines.

LE POUVOIR DES PROTÉINES

À la condition de prendre la même quantité des deux, l'ajout de protéines à un plat riche en glucides a pour effet d'abaisser sa charge glycémique, du fait qu'on mange moins de glucides. Les protéines elles-mêmes ont un effet positif sur la glycémie.

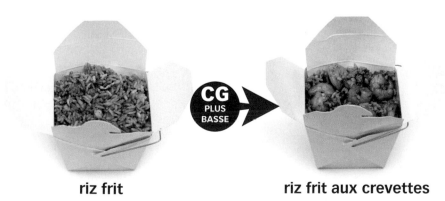

riz frit → CG PLUS BASSE → **riz frit aux crevettes**

Lipides

Les corps gras, ou lipides, se sont acquis une telle mauvaise réputation que la plupart des gens pensent qu'il vaut mieux en manger le moins possible. Pourtant, les études contredisent cette croyance. Au plus fort de l'engouement pour les mets allégés, on se gavait de glucides rapides (croustilles, biscuits sans gras), convaincus que c'était bon pour la santé. Quelle erreur ! En réalité, ces aliments mettent à mal la glycémie et, au bout du compte, on finit par ingérer autant de calories qu'avant de suivre un régime.

Non seulement les gras ne sont pas mauvais pour nous, mais certains sont même très bons pour notre glycémie. Aucune diète qui se respecte ne devrait les interdire.

À l'instar des protéines, les gras ne font pas monter la glycémie. N'hésitez donc pas à remplacer des aliments riches en glucides, comme les bretzels, par d'autres qui sont riches en gras, comme les fruits à écale (noix, amandes, etc.).

De plus, les gras sont digérés lentement par l'organisme. En ralentissant le transit dans l'estomac, ils atténuent les effets d'un repas riche en glucides sur la glycémie. Arroser la salade ou les pâtes d'un filet d'huile d'olive, ajouter des noix dans le riz ou quelques tranches d'un avocat mûr dans un sandwich, ou faire griller un poisson gras pour le souper ne fera pas baisser magiquement votre glycémie, mais cela y contribuera.

> Une **diète** modérément riche en gras peut vous permettre de **PERDRE** du poids tout autant qu'une diète qui en est pauvre.

Bons gras, mauvais gras

Les gras d'origine animale, notamment le beurre, sont essentiellement saturés. En plus de boucher les artères, ils sont mauvais pour la glycémie. Dans des études menées à la fois sur des animaux et des humains, on a montré qu'une alimentation riche en gras saturés induisait l'insulinorésistance de plusieurs façons. En effet, ces gras exercent une action inflammatoire, ce qui est toxique pour les cellules, y compris celles qui gèrent le glucose. De plus, ils durcissent les membranes des cellules, dont celles des récepteurs de l'insuline : l'hormone a alors plus de mal à y adhérer.

Plus l'alimentation est riche en gras saturés, plus le risque d'insulinorésistance et de syndrome métabolique et, par conséquent, de maladie cardiaque et de diabète, est élevé.

Autant que possible, remplacez les aliments riches en gras saturés (bifteck persillé de gras, charcuteries et fromages gras, crème glacée) par leurs versions plus maigres (coupes maigres de viande ou de volaille, lait écrémé ou à 1 %, fromage maigre, rôti de bœuf extra-maigre).

Mieux encore, passez aux gras insaturés, qui sont essentiellement d'origine végétale : avocat, noix, graines oléagineuses, olives, huile d'olive et de canola, auxquels s'ajoutent le poisson et les fruits de mer. Avec ses 30 à 35 % de calories sous forme de gras, surtout insaturés, le régime méditerranéen, considéré comme l'un des meilleurs au monde, fait la belle part à ces bons gras. C'est également le pourcentage que nous recommandons.

Des gras qui protègent le cœur

Les bons gras favorisent la santé cardiaque. En remplaçant le hamburger au fromage par des fruits de mer ou le beurre par du beurre d'arachide, vous faites baisser votre taux de mauvais cholestérol (LDL) sans modifier votre taux de bon cholestérol (HDL). Quelques poignées de noix chaque semaine suffisent pour diminuer de 25 % le risque de maladie cardiaque.

Le poisson et les fruits de mer sont tout aussi utiles. En abaissant le taux de triglycérides, les acides gras oméga-3 des fruits de mer contribuent à prévenir la formation de caillots sanguins, à diminuer l'inflammation et à favoriser la régularité du rythme cardiaque. Il suffit de deux portions de poisson par semaine, notamment des poissons gras comme le saumon ou le maquereau, pour réduire votre risque de crise cardiaque de plus du tiers.

Perte de poids

On pense souvent que, pour perdre du poids, il faut « couper dans le gras », très calorique, mais ce n'est pas nécessairement vrai. Une diète comportant des quantités modérées de gras pourrait favoriser la perte de poids autant qu'une qui en est pauvre. Il suffit de choisir les bons gras.

De plus, le gras donne de la saveur; ajouté en petite quantité aux plats, il peut vous aider à respecter votre régime à long terme alors que si vous l'éliminez, vous risquez d'abandonner en cours de route. Dans une étude menée auprès d'hommes et de femmes en surpoids, ceux qui consommaient des quantités modérées de gras avaient perdu 4 kg (9 lb) au bout de 18 mois tandis que ceux qui en mangeaient peu avaient *pris* plus de 3 kg (6 lb). On explique cela par la fatigue qu'éprouvent les personnes au régime : seulement 20 % de ceux qui suivaient le régime pauvre en gras participaient encore activement à l'étude à la fin, comparativement à 54 % de ceux qui consommaient des gras de façon modérée.

Fibres solubles et glycémie

À l'inverse des glucides, des protéines et des lipides, qui fournissent l'essentiel de nos calories, les fibres ne sont pas digérées et ne fournissent pas de calories. Elles jouent pourtant un rôle très important dans la diète magique.

ALIMENTS LES PLUS RICHES EN

fibres solubles

Quantités de fibres solubles par portion pour divers aliments. Petit rappel : il vous en faut environ 10 g par jour.

grains (½ tasse, cuits)

Avoine	1 g
Orge	1 g

légumineuses (½ tasse, cuites)

Dolique à œil noir	1 g
Gros haricot blanc	1,5 g
Haricot de Lima	3,5 g
Haricot noir	2 g
Haricot Pinto	2 g
Haricot rognon	3 g
Petit haricot blanc	2 g
Pois chiche	1 g

légumes (½ tasse, cuits)

Brocoli	1 g
Carotte	1 g
Choux de Bruxelles	3 g

fruits (1 fruit moyen, sauf indication)

Mûre (½ tasse)	1 g
Orange	2 g
Pamplemousse	2 g
Poire	2 g
Pomme	1 g
Pruneau (¼ tasse)	1,5 g

Il y a deux types de fibres : les solubles et les insolubles. Les premières, qui sont solubles dans l'eau, se trouvent dans l'avoine, l'orge, les légumineuses et certains fruits et légumes. Les secondes se trouvent dans le blé entier et dans certains fruits et légumes.

Elles sont toutes deux bonnes pour vous, mais seules les fibres solubles peuvent abaisser votre glycémie de façon marquée.

Des chercheurs du laboratoire américain Diet and Human Performance ont expérimenté l'avoine et l'orge auprès de femmes en surpoids dans la cinquantaine. Les jours où elles prenaient de l'avoine au déjeuner, leur glycémie au bout de 3 heures était 30 % plus basse que lorsqu'elles avaient mangé une crème-dessert. Les jours où elles prenaient de l'orge, elle était 60 % plus basse.

Les fibres solubles forment une gomme lorsqu'elles sont mélangées à de l'eau (nous avons tous pu observer ce qui se passe lorsqu'on cuit des flocons d'avoine avec de l'eau). Cette gomme gluante agit comme barrière entre les enzymes digestives de l'estomac et les molécules d'amidon des aliments (y compris celles de la rôtie que vous avez mangée avec votre gruau). En conséquence, votre organisme met plus de temps à transformer en glucose les aliments que vous avez consommés.

Manger plus d'aliments riches en fibres solubles constitue une stratégie clé pour empêcher votre glycémie de s'élever à la suite d'un repas. Mais l'action des fibres ne s'arrête pas là. Ainsi, l'avoine est réputée abaisser le taux de cholestérol, et peut-être bien le taux de triglycérides ainsi que la pression artérielle. D'où l'autorisation donnée par les autorités sanitaires d'inscrire sur les emballages : « la consommation de 3 g de

> **Il n'y a rien comme les fibres solubles pour faire baisser la glycémie après un repas.**

fibres solubles fournies par l'avoine, conjointement à une diète pauvre en gras saturés et en cholestérol pourrait contribuer à diminuer votre risque de cardiopathie » (Environ 1½ tasse d'avoine fournit 3 g de fibres.) Reportez-vous à l'encadré « Aliments les plus riches en fibres solubles », p. 31, pour connaître les autres aliments qui en sont riches.

Les nutritionnistes estiment qu'il faudrait ingérer au moins 20 g de fibres par jour, dont 10 g de fibres solubles. Cela semble beaucoup, mais en prenant les aliments suivants, vous y parviendrez sans difficulté :

Déjeuner : 1 tasse d'avoine cuite avec une pomme moyenne (3 g).

Dîner : ½ tasse de haricots noirs (2 g).

Souper : 1 tasse de choux de Bruxelles (6 g).

Résultat : 11 grammes. À noter que la charge glycémique (CG) de la plupart de ces aliments riches en fibres est basse ; par conséquent, ils peuvent contribuer à abaisser celle d'un repas lorsqu'on les substitue à d'autres glucides. Ainsi, si vous mangez ½ t. de riz et ½ t. de haricots au lieu de 1 t. de riz, la CG du repas baissera de près de la moitié.

La magie du vinaigre

Ne serait-ce pas merveilleux s'il existait un ingrédient simple que l'on puisse ajouter à ses plats et qui empêcherait une élévation trop rapide de la glycémie ? Cet ingrédient existe : c'est l'acide acétique, substance qui donne sa saveur aigre au vinaigre, aux marinades et au pain au levain.

Son action peut être spectaculaire. Chez des sujets ayant pris un bagel avec du beurre et un verre de jus d'orange (déjeuner à CG élevée), la glycémie s'élevait considérablement dans l'heure suivante. Mais on a observé que s'ils prenaient 1 c. à soupe de vinaigre de cidre au repas, leur glycémie montait de moins de la moitié. On a observé le même effet lorsqu'ils prenaient du vinaigre avec un plat de poulet et de riz.

On s'explique mal encore cet effet, mais on pense que l'acide acétique pourrait, par divers mécanismes, ralentir la dégradation des aliments en glucose, ou encore, accélérer le passage du glucose du flot sanguin vers les muscles.

Quoiqu'il en soit, cela fonctionne, et vous pouvez facilement en tirer parti : ajoutez du vinaigre dans vos salades ou d'autres plats, ou mangez un cornichon mariné avec votre sandwich. Le jus de citron semble exercer un effet similaire sur la glycémie. Nous reviendrons sur le vinaigre, le jus de citron et le pain au levain à la section 2.

Les secrets de la diète magique

Dans les premiers chapitres, nous avons vu les fondements de l'alimentation magique. Au chapitre 4, nous vous en révélerons les sept secrets, qui constituent autant de règles pour bien manger et ménager votre glycémie.

Bien que nous donnions la charge glycémique (CG) spécifique de certains des aliments les plus communs (p. 55-58), il est inutile de vous embarrasser d'une telle précision. Il suffit de savoir à quelle catégorie appartient la CG d'un aliment donné (très basse, basse, moyenne, élevée, très élevée). Les aliments magiques présentés à la section 2 ont une CG très basse, basse ou moyenne.

Vous n'avez pas à vous en tenir strictement aux aliments à CG basse. Il suffit de remplacer un aliment à CG élevée par un autre à CG basse pour éviter que votre glycémie ne monte en flèche après un repas. Et de surveiller vos portions, puisque la CG en dépend. Dans la section 2, nous indiquons, pour chaque aliment magique, ce qu'est une portion adéquate.

Mais avant toute chose, au cas où vous auriez envie de céder à la tentation d'entreprendre une diète très pauvre en glucides, nous allons vous expliquer pourquoi ce n'est vraiment pas une bonne idée.

QUE PENSER DU vin ?

L'alcool peut être utile pour la glycémie à la condition d'en prendre modérément (pas plus d'un verre par jour pour les femmes et de deux pour les hommes). On l'associe à un taux plus faible de glycémie à jeun et de triglycérides, un taux plus élevé de bon cholestérol et un plus petit tour de taille, bref, à un risque moindre de souffrir du syndrome métabolique (voir page 19).

De plus, le vin **diminue le risque de développer le diabète** d'environ 33 à 56 % selon une revue de plus de 30 études. Et si vous avez déjà le diabète, il réduit de 34 à 55 % le risque de maladie cardiaque.

Le vin, particulièrement le vin rouge, pourrait apporter d'autres bienfaits. Ses antioxydants pourraient, selon des études animales, prévenir l'insulinorésistance. De plus, il est acide, ce qui, en théorie, devrait atténuer les effets sur votre glycémie des aliments que vous ingérez. La bière aussi est bonne pour vous ; contrairement à ce que l'on croit, elle n'est pas très riche en glucides..

Bref, l'alcool peut être un allié, mais **n'en buvez pas trop.** Le risque de diabète et de cardiopathie est beaucoup plus élevé chez les personnes qui en prennent 3 verres ou plus par jour. Un verre équivaut à 340 ml (12 oz) de bière, 150 ml (5 oz) de vin ou 45 ml (1,5 oz) d'alcool distillé, par exemple la vodka.

Si vous avez le diabète, consultez votre médecin. Comme l'alcool abaisse la glycémie, il peut provoquer de l'hypoglycémie.

chapitre 3

Les diètes pauvres en Glucides NE SONT PAS LA SOLUTION

Bien des diètes **pauvres en glucides** se sont avérées *moins* efficaces, et moins *saines* que ce qu'on en disait.

Comme ce sont les glucides qui élèvent la glycémie, ne devrions-nous pas éliminer tout simplement de notre alimentation le pain, les pâtes, le riz et les céréales ? Eh non, ce n'est pas si simple. Si les diètes pauvres en glucides ont perdu la cote, c'est que, à long terme, elles ne sont pas bonnes pour la santé, comme nous le verrons dans ce chapitre. Cela ne veut pas dire qu'il ne faut pas couper dans les glucides, simplement qu'il ne faut pas tomber dans l'excès contraire.

Quand les diètes pauvres en glucides sont devenues populaires, elles semblaient apporter un vent d'air frais après la mode des régimes pauvres en gras (et riches en glucides) où le mot « allégé » figurait sur à peu près tous les emballages des aliments. Avec l'arrivée des régimes pauvres en glucides, on pouvait soudainement manger tout le bacon qu'on voulait, à la condition de manger son burger sans pain et de renoncer aux sandwichs et au spaghetti. Les résultats étaient impressionnants : certains sujets pouvaient perdre des kilos en quelques jours.

De plus, ces diètes semblaient apporter d'autres bienfaits, notamment une baisse du taux de cholestérol, de la pression artérielle et du taux de triglycérides (ces gras qui sont liés au risque de crise cardiaque).

La plus extrême des diètes pauvres en glucides a été mise au point par le docteur Robert Atkins, dont le premier ouvrage, *La révolution diététique*, est paru en 1972. Il promettait une perte de poids rapide et durable, de même qu'un effet préventif contre les maladies chroniques, tout en permettant la consommation de viandes grasses et de crème glacée. Par la suite, d'autres diètes plus modérées ont autorisé de petites quantités d'aliments riches en glucides, mais elles bannissaient tout de même la plupart des grains, les féculents et même les fruits.

Les mauvais côtés de ces diètes

La diète Atkins, de même que celles qui l'ont suivie, s'est finalement avérée moins efficace et moins bonne pour la santé que ce qui en avait été dit. Bien souvent, les personnes reprenaient du poids et les problèmes d'hypertension et d'hypercholestérolémie revenaient. Sans compter que beaucoup de ceux qui les suivaient avaient découvert entre-temps qu'ils ne voulaient pas vivre sans pâtes jusqu'à la fin de leurs jours.

Voyons maintenant ce qui risque de vous arriver si vous suivez l'une de ces diètes.

Vous vous sentirez mal

Dans la première phase de ce type de diète, presque tous les glucides sont bannis. Vous n'en consommerez que l'équivalent de 20 g par jour, soit moins de 100 calories. Dans une diète de 1200 calories, cela ne représente que 12 %, alors que les experts recommandent que les glucides comptent pour 45 à 65 % de l'apport calorique. Lorsque la consommation de glucides tombe

sous les 100 g, l'organisme réagit en brûlant le tissu musculaire pour en tirer le glycogène (glucose stocké) qu'il contient. Quand les réserves de glycogène sont épuisées, il s'attaque alors au tissu adipeux, méthode particulièrement inefficace pour produire du glucose sanguin. Le corps humain n'y a d'ailleurs recours qu'en cas d'absolue nécessité (lorsqu'il est affamé, par exemple), et ce, pour une très bonne raison : la transformation du tissu adipeux en glucose entraîne la production de cétones, sous-produits qui causent fatigue, étourdissements, maux de tête et nausées. C'est vrai qu'on a moins d'appétit quand on se sent misérable, mais ce n'est sûrement pas la meilleure manière de perdre du poids.

> La transformation du tissu adipeux en glucose génère des **cétones,** qui causent fatigue, étourdissements, maux de tête et nausées.

De plus, sans glucides, on a du mal à se concentrer. Selon l'Institut de Médecine de la National Academy of Sciences, le cerveau humain a besoin d'au moins 130 g de glucides par jour pour fonctionner à son meilleur.

Votre santé peut en souffrir

Si vous êtes en surpoids ou obèse et souffrez d'insulinorésistance (surtout si vous êtes prédiabétique ou diabétique), une diminution importante de votre consommation de glucides peut vous apporter des bienfaits immédiats : votre glycémie et votre insulinémie baisseront, votre taux de triglycérides et votre pression artérielle pourraient baisser tandis que votre taux de bon cholestérol (HDL) pourrait monter.

Mais il y a aussi un prix à payer : lorsque l'organisme utilise le tissu musculaire pour produire de l'énergie, il doit brûler beaucoup de calories ; en conséquence, le métabolisme ralentit. C'est pour cela que l'on reprend du poids après avoir banni les glucides pendant un certain temps.

Votre cœur pourrait aussi en souffrir, particulièrement si vous suivez un régime riche en gras saturés, comme le prônent souvent ces diètes. À hautes doses, le bifteck et le bacon font monter le taux de mauvais cholestérol (LDL) ainsi que, si la diète est pauvre en légumes, le taux d'homocystéine, un acide aminé qui augmente le risque de maladie cardiaque. Sans compter que, pour se débarrasser des cétones, les reins doivent travailler plus, ce qui augmente le risque de calculs rénaux.

Ironiquement, les diètes pauvres en glucides pourraient diminuer l'insulinosensibilité : il se peut que la production d'insuline par le pancréas nécessite une certaine quantité de glucides.

Vous serez en « manque »

Non seulement vivrez-vous mal l'absence de pain, de fruits et de plein d'autres bonnes choses, mais votre organisme sera privé d'aliments et de nutriments essentiels à la santé, notamment :

Grains entiers. Ils protègent contre le syndrome métabolique, le diabète, la cardiopathie, l'accident vasculaire cérébral (AVC) et le cancer.

Fruits et légumes. Ils protègent contre la cardiopathie, l'AVC et certains cancers. Ils donnent un sentiment de satiété tout en étant peu caloriques, ce qui, comme l'ont montré les études, permet de perdre du poids ou de rester mince.

Légumineuses. Riches en protéines, en glucides complexes, en vitamines du complexe B et en fibres solubles, elles sont par ailleurs dénuées de gras saturées. En prime, elles contiennent des substances chimiques qui protègent contre la maladie cardiaque et le cancer.

Produits laitiers maigres. Ces diètes permettent le beurre et la crème, mais vous n'en tirerez pas beaucoup de calcium ou de protéines, alors que, de leur côté, le lait et le yogourt maigres en sont d'excellentes sources.

Fibres. En dehors des produits laitiers, tous ces aliments fournissent des fibres, qui protè-gent contre la maladie cardiaque et le diabète. Les légumineuses, les fruits et les légumes sont très riches en fibres solubles, qui contribuent à faire baisser la glycémie et le taux de cholestérol LDL, ainsi qu'à calmer la faim.

Vitamines, minéraux et phytonutriments protecteurs. Les grains entiers sont riches en composés tels que les lignanes qui, indépendamment de leurs effets sur la glycémie, pourraient vous protéger contre le diabète. En outre, en l'absence de fruits et de légumes, on peut difficilement espérer tirer de son alimentation assez de vitamine C ou d'autres antioxydants utiles.

Trop de mauvais gras

Si la diète Atkins a été si populaire, c'est en partie parce qu'elle permettait de consommer des aliments que d'autres régimes interdisaient, par exemple le hamburger au fromage (sans le pain). Dans sa version plus récente, elle fait, comme d'autres diètes semblables, une meilleure place aux gras plus sains, par exemple le poisson et l'huile d'olive, mais dans les faits, si vous bannissez le pain, les fruits et les légumineuses, vous serez porté à consommer plus que votre part de produits gras d'origine animale. Il faut bien manger quelque chose, non ?

Les diètes riches en gras saturés (jusqu'à 26 % des calories dans la diète Atkins contre les 10 % ou moins que recommandent les experts) ne sont pas bonnes pour la santé car elles font monter le taux de mauvais cholestérol (LDL). Il est vrai que dans sa version la plus récente, la diète Atkins met l'accent sur la volaille maigre et les fruits de mer, mais il reste que de nombreuses personnes l'entreprennent dans le but de manger du beurre et du bacon à volonté.

En agissant négativement sur la réaction de l'organisme à l'insuline, les gras saturés pourraient favoriser l'insulinorésistance et, par conséquent, mener au syndrome métabolique, au diabète et à la maladie cardiaque. Il faut donc y penser à deux fois avant d'entreprendre une diète pauvre en glucides et riche en gras saturés.

Vous reprendrez du poids

Lors de deux études publiées dans le *New England Journal of Medicine*, on a observé des hommes et des femmes obèses qui suivaient soit une diète pauvre en glucides et riche en gras, soit une diète pauvre en gras et riche en glucides. Les deux étaient hypocaloriques.

Dans la première étude, qui a duré six mois, la diète pauvre en glucides semblait donner de meilleurs résultats que l'autre. Ceux qui la suivaient avaient perdu 6 kg (13 lb) tandis que ceux qui suivaient la diète pauvre en gras n'avaient perdu que 2 kg (4 lb). Mais dans la seconde étude, qui a duré six mois de plus, on a observé que les personnes qui suivaient une diète pauvre en glucides avaient effectivement perdu plus de poids que les autres au bout des premiers six mois, mais qu'elles avaient repris du poids au cours des six derniers mois. À la fin de l'année, il n'y avait pas de différence entre les deux groupes. Bref, les diètes très pauvres en glucides ne sont pas efficaces à long terme, ce qui pourrait expliquer pourquoi elles n'ont plus la cote.

Prenez le bon, laissez le mauvais

Les diètes pauvres en glucides permettent tout de même de perdre du poids, mais cela n'a peut-être rien à voir avec les glucides comme tels. Il se peut que ce soit plutôt parce qu'elles encouragent la consommation de protéines. Comme nous l'avons vu au chapitre 2, les protéines favorisent la perte de poids, possiblement parce qu'elles poussent l'organisme à brûler plus de calories que ne le font les glucides ou les gras.

Mais surtout, elles procurent un sentiment de satiété ; les personnes au régime consomment donc moins de calories et perdent du poids.

Dans une étude menée récemment à la faculté de médecine de l'université de Washington de Seattle, on a fait suivre à des volontaires une diète dans laquelle les glucides comptaient pour 50 % des calories, un pourcentage ni trop élevé ni trop bas, et qui correspond à ce que nous suggérons dans ce livre.

Au départ, les protéines comptaient pour 15 % des calories et les gras pour 35 % (ce qui reflète notre alimentation en général). Puis, on a fait passer le pourcentage de protéines dans la diète à 30 % et celle des gras à 20 % (celui des glucides restant le même). Bien qu'ils avaient le loisir de manger autant qu'ils le voulaient, les participants ont en fait mangé moins. Grâce à l'apport supplémentaire en protéines, en 14 semaines, ils ont perdu en moyenne 5 kg (11 lb), dont 3,5 kg (8 lb) sous forme de graisse.

Les **BIENFAITS** des diètes pauvres en glucides pourraient être dûs aux **protéines** supplémentaires.

Plus de protéines et des glucides avec modération

C'est un fait, nous absorbons plus de calories que par le passé, principalement sous la forme d'aliments glucidiques (pensez aux croustilles et aux biscuits). Il est donc souhaitable d'en diminuer la consommation, particulièrement celle des glucides à charge glycémique (CG) élevée, qui font monter la glycémie en flèche.

La méthode que nous proposons dans ce livre procure les bienfaits d'une diète très pauvre en glucides sans en présenter les risques. Votre glycémie et votre insulinémie ne s'en porteront que mieux ; grâce aux protéines, votre appétit sera comblé et, en choisissant les bons gras de préférence aux mauvais, votre taux de mauvais cholestérol (LDL) restera bas, un avantage certain pour votre cœur. Qui plus est, vous pourrez continuer de manger avec plaisir plutôt qu'avec le sentiment de vous priver. Et ce, jusqu'à la fin de vos jours. C'est cela, l'alimentation magique !

chapitre 4

LA NOUVELLE FAÇON D'ABORDER l'alimentation

Maintenant que vous connaissez l'importance d'une alimentation qui stabilise la glycémie, vous vous demandez sûrement : « Qu'est-ce qu'on mange ? »

Il ne s'agit pas ici d'une diète au sens strict du mot, mais plutôt d'une **méthode pratique** et **délicieuse** pour bien manger à **long terme**.

Nous vous avons déjà donné quelques indices ; dans les prochaines pages, nous vous expliquerons comment aborder l'alimentation magique, et comment commencer dès aujourd'hui. Vous éprouverez un tel bien-être que vous ne voudrez jamais retourner à vos vieilles habitudes.

Vous allez découvrir les sept secrets de l'alimentation magique et comment les mettre en pratique. Vous verrez, c'est assez facile. En ne remplaçant que quelques-uns des aliments que vous consommez chaque jour, vous aurez plus d'énergie et pourrez prévenir les maladies chroniques qui risquent de vous ralentir avec l'âge.

Il ne s'agit pas d'une diète au sens strict du mot, mais d'une stratégie à long terme pour bien manger tout en se régalant. Vous pouvez commencer en douceur, en ne changeant qu'un ou deux éléments de votre alimentation, par exemple en remplaçant le riz par l'orge et les bretzels de la collation par des œufs durs, jusqu'à ce que vous soyez prêt à aborder l'étape suivante. Ou vous pouvez en faire plus dès le départ. Notre but est de vous donner les outils dont vous avez besoin, afin que vous puissiez les utiliser à votre guise.

Vous n'aurez pas à renoncer au pain, quoiqu'il vous faudra faire preuve de beaucoup de vigilance dans le choix de celui que vous achèterez. Aussi, il faudra en manger moins ; même chose pour les pommes de terre et le riz blanc. Vous pourrez manger des pâtes de façon modérée ; nous vous indiquerons celles qui sont les meilleures pour votre glycémie. Enfin, nous vous encouragerons à prendre un bol de céréales le matin, à la condition que ce soit l'une de celles que nous présentons dans ce chapitre.

Vous mangerez plus d'aliments protéinés parce qu'ils stabilisent la glycémie et procurent un sentiment de satiété. Vous direz adieu aux mauvais gras, mais pourrez consommer les bons ; en plus de donner plus de saveur aux plats, ils annulent les effets hyperglycémiants des glucides que vous consommez.

En cours de route, vous découvrirez toutes sortes de trucs du « métier » : faire une vinaigrette ou utiliser une épice populaire du Moyen-Orient pour diminuer l'effet hyperglycémiant d'un repas ; quel fruit aigre a un effet sucré ; quelles graines oléagineuses vous donneront le petit coup de pouce énergétique dont vous avez besoin.

Vous n'aurez pas à changer votre alimentation de A à Z, simplement y apporter quelques petits changements ayant un gros impact : par exemple, ajouter une pomme tranchée à votre bol de gruau, prendre du pain au levain plutôt que du pain blanc ordinaire, ou, pour vos frites, utiliser la patate douce plutôt que la pomme de terre. Que vous apportiez un changement par repas, un changement par jour ou un changement en tout

et pour tout, votre glycémie y gagnera. Ces changements sont faciles et pourtant, les résultats sont bien réels : regain d'énergie, perte de poids, cœur plus fort, moindre risque de diabète, protection contre certains cancers et bien meilleure qualité de vie.

Les 7 secrets de l'alimentation magique

Si vous ne deviez retenir qu'une chose de ce livre, ce sont les sept secrets de l'alimentation magique. Certains vous paraîtront inhabituels, d'autres pas du tout puisqu'il s'agit des bonnes vieilles règles diététiques que l'on vous a toujours enseignées. On les a choisies pour une raison bien spécifique : maintenir votre glycémie stable tout au long de la journée. Lisez tout d'abord ce résumé, puis notez les sept secrets sur un bout de papier que vous afficherez comme aide-mémoire et « soutien moral » sur la porte de votre frigo.

1. Prenez des glucides à CG basse en petites portions. Ce sont surtout les aliments glucidiques, particulièrement les grains et les légumes féculents, qui font monter la glycémie. En optant pour les glucides lents (à CG basse) plutôt que les rapides (à CG plus élevée), vous contribuerez à la stabilité de votre glycémie. En outre, quel que soit le type de glucides que vous prenez, vous devez réduire vos portions.

2. Trois de vos portions de glucides devraient être des grains entiers. Les grains entiers contribuent à prévenir la maladie cardiaque et le diabète, indépendamment de leur effet sur la glycémie.

3. Mangez plus de fruits et de légumes, soit au moins sept à neuf petites portions par jour. Leur faible teneur en glucides, leur faible apport calorique et leur richesse en vitamines, fibres et autres composés protecteurs en font d'excellents aliments pour vous. Assurez-vous d'en manger à l'occasion de repas riches en glucides ; ils contribueront à stabiliser votre glycémie.

4. Prenez des protéines à chaque repas. Elles abaissent la CG des repas et coupent la faim, ce qui facilite la perte de poids.

5. Privilégiez les bons gras. Évitez les gras saturés qui peuvent nuire à votre glycémie. Prenez plutôt des gras insaturés ; ils abaissent la CG d'un repas.

6. Ajoutez des aliments acides à vos plats. C'est d'une simplicité enfantine mais ça fonctionne ! Ils annulent les effets hyperglycémiants du repas.

7. Prenez de plus petites portions. Pas seulement celles des aliments glucidiques, mais de tous vos aliments. Les calories comptent, même si votre diète est pauvre en glucides ; en ingérant moins de calories, vous combattrez mieux l'insulinorésistance et puis, avec l'exercice, cela reste encore la meilleure manière de perdre du poids.

1er SECRET | Glucides à faible CG en petites portions

La plupart des glucides que nous consommons font grimper la glycémie en flèche : pomme de terre (notamment frites et croustilles), pain et pâtisseries faits de farine blanche raffinée, tristement pauvres en fibres, riz blanc, muffins, gâteaux, bretzels (ils sont pauvres en gras, mais ils sont tout de même composés de glucides rapides). Et, pour faire descendre le tout, boissons gazeuses ou boissons fruitées excessivement sucrées. C'est probablement dans ce type d'alimentation que réside votre point faible. Heureusement, il est relativement facile d'apporter quelques changements : nous consommons tellement de ces aliments qu'on aura aucun mal à en remplacer quelques uns par d'autres plus sains.

Des portions plus petites

Au cours des deux dernières décennies, nous avons augmenté notre apport calorique, particulièrement sous la forme de glucides à CG élevée. Il est temps de renverser la tendance en prenant moins de croustilles, frites, pain, pâtisseries, boissons gazeuses et autres boissons sucrées. Il est temps de vous poser quelques bonnes questions : « Ai-je vraiment besoin de cette céréale sucrée ? Faut-il absolument finir tout le contenant de riz frit ou toute l'assiette de frites ? Suis-je vraiment obligé de manger la dernière portion du gâteau d'anniversaire de la petite ? »

On ne vous demande pas de vous priver entièrement de ces aliments, simplement d'en manger moins.

Commençons par les céréales du matin : au lieu de vous servir un gros bol de flocons de maïs, de Rice Krispies ou de Corn Chex, lequel bol est probablement l'équivalent de deux fois la portion suggérée sur la boîte, prenez-en moins et complétez avec des baies ; leur CG étant basse, elles réduiront celle du déjeuner. De plus, elles sont riches en fibres, ce qui devrait contribuer à combler votre appétit.

Charge glycémique (CG) basse

Encore mieux, choisissez une céréale à CG basse. Si vous mettez dans votre bol une « vraie » portion d'une céréale à CG moyenne, par exemple des Grape-Nuts, des Cheerios, des Special K, ou des Life, plutôt que d'une céréale à CG élevée, votre glycémie sera moins élevée après le déjeuner. Elle sera encore plus basse, si vous prenez une céréale à CG basse (All-Bran, Bran Buds, Alpen Muesli), ou une céréale chaude, le gruau d'avoine par exemple. Surveillez les portions et ajoutez quelques baies ou tranches de pommes et vous abaisserez vraiment la réponse de votre glycémie au repas, en plus de démarrer la journée du côté sain des choses.

Un exemple : la CG d'un bol de 60 g (2 oz) de Cornflakes Kellogs est de 48 ; celle d'un bol de

30 g (1 oz) d'All-Bran à laquelle on ajoute une pomme moyenne est de 15, soit les deux tiers en moins. Ce qui signifie que votre glycémie s'élèvera également de 66 % de moins.

Autre exemple : la CG d'une pomme de terre de 140 g (5 oz) est de 26, tandis que celle d'une portion équivalente de pâtes est de 17. D'élevée qu'elle était, la CG de votre plat est passée à moyenne. Servez les pâtes avec de l'huile d'olive, du poivre noir fraîchement moulu et une cuiller à soupe de fromage parmesan, et vous ne regretterez nullement la pomme de terre.

Pour abaisser davantage la CG de votre plat de pâtes, remplacez-en une partie par des languettes de poivron rouge que vous aurez passées une minute au micro-ondes. La même portion de 140 g (5 oz) n'aura plus qu'une CG de 8,5, soit le tiers de ce qu'elle aurait été si vous aviez mangé la pomme de terre à la place. L'élévation de votre glycémie sera de 66 % moindre.

Jetez un coup d'œil au tableau de la CG de divers aliments communs (p. 55) et à la Pyramide des glucides magiques (p. 43). Choisissez un aliment à CG élevée que vous consommez souvent et imaginez des solutions pour en manger moins, par exemple en lui substituant un aliment à CG basse ou moyenne, ou en réduisant les portions. Les solutions sont vraiment simples !

Un dernier mot : même si vous choisissez des aliments à CG plus basse, il vous faut tout de même surveiller vos portions. Si vous prenez une portion double, il va de soi que la CG doublera aussi.

QU'EST-CE QUI FAIT GRIMPER VOTRE GLYCÉMIE ?

La meilleure façon d'abaisser la CG de votre diète est de repérer les aliments à CG élevée que vous consommez le plus souvent et d'en manger moins, soit en réduisant vos portions ou en les remplaçant par des aliments à CG plus basse.

Dans une étude de grande envergure, on a observé que les 5 aliments ci-dessous étaient ceux qui contribuaient le plus à la CG dans la diète (au total, 30 %). Remplacez-les par ceux que nous proposons dans le tableau ; leur CG est d'environ la moitié des premiers. Vous trouverez d'autres exemples ailleurs dans le livre.

Aliment	% de CG dans la diète	Choisissez plutôt
Pomme de terre cuite	7,7	Pâtes
Céréale froide déjeuner	6,5	Céréale riche en fibre
Pain blanc	5,2	Pain au levain
Muffin	5,0	Pomme
Riz blanc	4,6	Orge perlé

Chez les enfants, les aliments qui contribuent le plus à la CG sont les bonbons, les boissons gazeuses, les gâteaux, les biscuits et les gâteries salées. Une autre stratégie s'impose donc : encouragez-les à manger un fruit à la collation et à remplacer les boissons gazeuses par du lait. Ce n'est pas parfait, mais c'est un début.

2ᵉ SECRET | Des grains entiers pour trois portions de glucides

Si vous vous gavez de glucides raffinés, vous le faites aux dépens des grains entiers. Or, il n'y a rien comme les grains entiers pour prévenir les maladies chroniques. Nous disposons de preuves à l'effet qu'en prenant au moins trois portions de grains entiers par jour, on diminue substantiellement le risque de syndrome métabolique, de diabète, de maladie cardiaque et de cancer. Pourtant, de façon générale, nous en prenons moins d'une portion par jour (une portion correspond environ à 30 g/1 oz, soit l'équivalent d'une tranche de pain complet ou de ½ tasse de grain cuit).

On a montré qu'une alimentation riche en grains diminuait le risque de cardiopathie de 25 % chez les femmes et de 18 % chez les hommes, et le risque de diabète de 35 % chez les deux sexes. Il se peut que l'effet protecteur des grains entiers contre ces maladies ait à voir avec le syndrome métabolique (voir description, p. 19). Dans une étude menée auprès de 750 hommes et femmes âgés de 60 ans et plus, on a observé que, chez ceux qui consommaient environ 3 portions de grains entiers par jour, le risque de syndrome métabolique était 54 % moindre que chez ceux qui en prenaient moins d'une portion. Leur glycémie à jeun était plus basse et ils avaient en général moins de tissu adipeux. Leur taux de crises cardiaques fatales était également plus faible de 52 %. En fait, selon une étude menée auprès d'hommes et de femmes en surpoids, il suffit de suivre pendant six semaines une diète riche en grains entiers pour voir une amélioration marquée de l'insulinosensibilité.

Si les grains entiers sont si bons pour nous, c'est qu'ils contiennent toutes les parties du grain et pas seulement la partie centrale, riche en amidon et pauvre en fibres (l'endosperme), mais également le germe, riche en nutriments, et le son, riche en fibres. Les grains sont riches en fibres, en antioxydants, en vitamines, en minéraux et en une flopée de phytonutriments qui exercent une action protectrice contre les maladies chroniques.

La CG de la plupart des grains entiers est plus basse que celle des grains raffinés, mais il y a des exceptions. Celle de la farine de blé entier finement moulue, par exemple, est plus élevée que celle des pâtes faites de semoule blanche. Mais, en général, vous avez intérêt à vous en tenir aux grains entiers, qui ont aussi des effets positifs sur la glycémie non liés à leur CG.

Rien, toutefois, ne vous interdit de consommer des grains raffinés (surtout si leur CG est basse), à la condition de prendre vos trois portions quotidiennes de grains entiers. Mais, dans tous les cas, surveillez tout de même vos portions.

Selon la stratégie que nous vous proposons dans *Aliments magiques*, votre consommation de glucides devrait correspondre à 45 à 55 % de votre ingestion totale de calories. À la section 4, vous trouverez des menus adaptés à cette stratégie.

QU'ENTEND-ON PAR GRAIN ENTIER ?

Pain : à la condition que le mot *entier* figure dans le nom du premier ingrédient (*blé entier*)

Riz brun

Orge mondé (l'orge perlé n'est pas un grain entier, même s'il est bon pour vous)

Avoine

Pâtes de blé entier

Maïs éclaté

Grains de blé

Grains plus rares : amarante, sarrasin, quinoa.

Pyramide des **glucides** magiques

le moins souvent possible

pomme de terre
frites
pain blanc
pâtes très cuites
nouilles udon
riz blanc
riz glutineux
céréale à base de riz

flocons de maïs
millet
crème de blé instantanée
pâtisseries
boisson gazeuse non diététique
boissons fruitées sucrées
dattes séchées
raisins secs

assez souvent

riz blanc étuvé
riz sauvage
riz entier
grains de blé
pâtes cuites al dente
pâtes de blé entier
biscotte de seigle

lait au chocolat
jus de pomme
jus d'ananas
figues séchées
banane

patate douce
dolique à oeil noir
céréales de grains entiers
céréales pauvres en sucre
crème de blé ordinaire
pain de grain entier
  et pain au levain

le plus souvent possible

pain d'orge avec grains
pumpernickel/grains entiers
orge perlé
avoine
céréale au son
muesli
haricot de Lima
pois cassés

lait
lait de soya
jus de tomate
pruneaux
abricots séchés

maïs éclaté
yogourt
la plupart des légumes
  (sauf la pomme de terre)
lentilles
haricots secs (sauf dolique à œil noir)
la plupart des fruits frais (et les jus
  de fruits à 100 %, maximum de
  200 ml/6 oz)

3e SECRET | Mangez plus de fruits et de légumes

Ce n'est un secret pour personne, les fruits et les légumes sont bons pour la santé. Vous savez probablement déjà qu'ils abaissent la tension artérielle et diminuent le risque de cardiopathie, de diabète, d'AVC et de certains cancers. Peut-être savez-vous aussi qu'ils peuvent réduire le risque que vous perdiez la vue en vieillissant. Bref, ils sont riches en vitamines, en fibres et en autres composés protecteurs.

Mais saviez-vous qu'en en mangeant plus vous pouviez perdre des kilos et maintenir votre poids-santé ? À l'exception de quelques légumes très riches en amidon (la pomme de terre, par exemple), ils sont peu caloriques, car ils sont surtout composés d'eau et de fibres (ces dernières ne fournissent pas de calories). Des études ont montré que plus on mange de fruits et de légumes, plus on est mince.

Une solution simple consiste à manger une salade au début du repas, comme l'a montré une étude menée à l'Université de la Pensylvanie : les femmes qui mangeaient une salade peu calorique avant de s'attaquer à un plat de pâtes ingéraient 12 % de calories en moins que celles qui ne mangeaient que des pâtes. Dans une autre étude, on a observé qu'en consommant environ 170 g (6 oz) de légumes (carottes et épinards, dans ce cas) au souper, les sujets se sentaient plus rassasiés tout en ayant pris moins de calories.

> **Des études montrent que plus on mange de FRUITS et de LÉGUMES, plus on est mince.**

À quelques exceptions près, vous pouvez oublier tout les interdits portant sur tel fruit ou tel légume, sous prétexte qu'il contient du sucre ou fait monter votre glycémie. La plupart des fruits et légumes sont peu glucidiques ; de plus, ils contiennent des fibres, particulièrement des fibres solubles, qui empêchent la glycémie de monter trop rapidement, si bien que leur CG est plutôt faible.

Déjouez les glucides à CG élevée

Vous pouvez abaisser la CG d'une portion d'un aliment glucidique en lui ajoutant n'importe quel légume ou fruit (à l'exception de la pomme de terre, bien sûr). Ajoutez des tomates, des carottes et des épinards à une salade de pâtes, et vous mangerez moins de pâtes. Ajoutez des bouquets de brocoli à un plat de riz et vous mangerez moins de riz. Même chose si vous ajoutez des fraises à une céréale froide ou chaude. Du coup, votre glycémie montera moins.

La CG d'une tasse de riz blanc à long grain est de 23, donc élevée. Par contre, celle d'une tasse de pois verts n'est que de 6. La CG d'un plat composé de $\frac{1}{2}$ tasse de riz et $\frac{1}{2}$ tasse de pois sera donc de 15, donc moyenne. En fait, chaque fois que vous remplacez une partie du riz par des légumes (asperges, carottes ou oignons tranchés et cuits) vous abaissez la CG du plat.

De bonnes collations

Les fruits font toujours une bonne collation. Ainsi, la CG de 60 g (2 oz) de croustilles de maïs est de 17, donc moyenne, tandis que celle d'une pêche ou d'une prune n'est que de 5, et celle d'une pomme de 6. De plus, vous mangez une quantité double, ce qui devrait mieux satisfaire votre appétit. Même si vous mangiez une prune, une pêche *et* une pomme, la CG totale ne serait que de 16. Par contre, si vous mangez 125 g (4 oz) de croustilles de maïs plutôt que 60 g (2 oz), la CG de votre collation sera très élevée (34).

Les légumes crus conviennent aussi en collation, avec une trempette composée de crème sure ou de vinaigrette pauvre en gras, ou de l'une des purées de haricots présentées ici (p. 204-206). Emportez des bâtonnets de carotte ou des tomates cerises au travail, et vous n'aurez plus aucune raison de dépenser votre argent dans les distributrices qui, de toutes façons, n'ont pratiquement aucun aliment magique à vous offrir. Variez vos légumes en fonction de leur couleur, étant donné que les diverses couleurs correspondent à des composés protecteurs spécifiques.

Dans la section 2, où nous présentons la liste des aliments magiques, vous trouverez toutes sortes d'astuces pour manger plus de fruits et de légumes. Vous ne vous en porterez que mieux !

Quelques exceptions

La plupart des fruits et légumes sont bons pour la santé, mais certains le sont moins pour la glycémie. Lorsque nous vous conseillons de manger plus de fruits et de légumes, nous parlons essentiellement des légumes colorés (et non des légumes féculents comme la pomme de terre) ainsi que des fruits frais.

Pomme de terre. C'est l'exception à la règle. Riche en glucides rapides, sa CG est plutôt élevée. En fait, plus on en mange, plus on est à risque de souffrir de diabète. Elle se retrouve au sommet de la pyramide des glucides.

Autres légumes féculents. La CG de la patate douce et de la courge d'hiver atteint le chiffre imposant de 25 ! Ces deux légumes sont riches en caroténoïdes, en fibres et en d'autres nutriments utiles, mais aussi en glucides, quoique leurs glucides soient moins rapides que ceux de la pomme de terre. Ce qui en fait un meilleur choix que cette dernière : vous trouverez à la section 4 quelques recettes délicieuses pour les apprêter. Mais comme avec tous les aliments glucidiques, attention aux portions !

Fruits séchés. Le séchage des fruits concentre leurs sucres, ce qui en fait des aliments très caloriques. Voici quelques chiffres : au séchage, la CG du raisin passe de 8 à 28, et celle de la prune

QU'EN EST-IL DES fruits tropicaux ?

Certains nutritionnistes mettent en garde contre les fruits tropicaux, sous le prétexte qu'ils sont riches en amidon, mais dans la plupart des cas, ils sont bons pour vous. Il est vrai que la banane est un féculent et que sa CG est moyenne, mais la CG de presque tous les autres est basse. N'en abusez pas, mais ne les bannissez pas non plus. La mangue, la papaye, l'ananas et le melon d'eau ne posent aucun problème. Quant à la noix de coco, ce n'est pas le meilleur choix, non pas à cause de sa CG mais parce qu'elle contient des gras saturés, qui sont mauvais pour le cœur et l'insulinosensibilité.

de 5 à 10 ; la CG de 60 g (2 oz) de dattes est de 25. Bref, mangez des raisins secs, des pruneaux, des dattes, des figues et des abricots séchés, mais n'en abusez pas.

Jus de fruits. En buvant le jus d'un fruit plutôt qu'en mangeant le fruit lui-même, vous vous privez de ses fibres et d'une partie de ses vitamines, et vous absorbez beaucoup plus de calories, sans compter que sa CG est plus élevée. Ainsi, la CG de 125 g (4 oz) d'ananas est de 6, mais celle d'un petit verre de son jus (177 ml ou 6 oz) est de 12. Quant à l'orange, sa CG est de 5 mais celle d'un petit verre de jus est de 10 ; pour le pamplemousse, la CG passe de 3 à 7. C'est encore pire dans le cas des boissons fruitées : la CG d'un verre de 375 ml (12 oz) de cocktail de canneberge est de 36. Tenez-vous en à de petites portions de jus et assurez-vous qu'il n'y ait pas de sucres ajoutés (lisez bien les étiquettes).

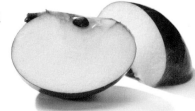

Pyramide des **protéines** magiques

le moins souvent possible

bœuf persillé de gras
bœuf haché ordinaire
côtelette de porc
saucisse de porc
bacon
saucisson de Bologne
salami

hot dog
poulet avec la peau
lait entier
beurre
crème
fromage gras

assez souvent

bœuf maigre
bœuf extra-maigre
porc maigre

jambon maigre
agneau maigre

le plus souvent possible

aliments à base de soya
poisson et fruits de mer
volaille sans la peau
noix
graines oléagineuses
fromage allégé
lait écrémé ou à 1 %

yogourt écrémé ou à faible
  teneur en gras
œufs
pois cassés
lentilles
pois verts
tous les haricots secs
  (sauf le dolique à œil noir)

Remarque : les légumineuses sont composées d'environ 1/3 de protéines et 2/3 de glucides ; elles figurent donc dans les pyramides des protéines et des glucides. De même, le lait et les autres produits laitiers contiennent aussi des glucides ; c'est pourquoi ils figurent aussi dans les deux pyramides.

4e SECRET | Prenez des protéines à chaque repas

Pour maîtriser votre glycémie et surveiller votre poids, il vous faut manger assez de protéines.

Dans notre alimentation, les protéines comptent en moyenne pour 15 à 20 % de l'apport calorique, ce qui n'est pas suffisant. Dans la méthode des *Aliments magiques*, nous recommandons que ce pourcentage soit de 20 à 30 %.

Les protéines ayant peu d'effet sur la glycémie, elles abaissent la CG des repas riches en glucides. De plus, comme nous l'avons vu aux chapitres 2 et 3, elles procurent un sentiment de satiété qui vous permet de tenir le coup entre les repas, et elles facilitent la perte de poids.

Toutefois, n'en abusez pas. Une portion d'un aliment riche en protéines, par exemple de la poitrine de poulet ou un bifteck de surlonge, devrait être de 60 à 85 g (2 à 3 oz) et non pas de 170 g (6 oz). Votre objectif est de prendre au moins une petite portion d'un aliment riche en protéines à repas (et à la collation chaque fois que vous le pouvez). Ce peut être un plat de légumineuses, un verre de lait écrémé, une ou deux tranches de dinde maigre, quelques languettes de bifteck de surlonge dans un plat sauté, ou, pour la collation, du yogourt non sucré ou une poignée de noix. Vous trouverez ces aliments protéinés ainsi que d'autres dans la liste des *Aliments magiques* à la section 2.

Légumineuses. Ce sont d'excellentes sources de protéines végétales : exemptes de gras saturés, leur CG est faible, en grande partie grâce à leur richesse en fibres. Et, toutes proportions gardées, elles sont très riches en minéraux. Idéalement, vous devriez prendre un ou deux repas de légumineuses par semaine.

Produits à base de soya. Comme les légumineuses, le soya est pauvre en gras saturés et riche en protéines, et sa CG est basse. Faites sauter des légumes avec du tofu ; remplacez le lait dans vos céréales par du lait de soya (essayez-le, il a meilleur goût que par le passé !) ; faites griller du tempeh, un produit à base de soya texturé à saveur de noisette. Ou, faites le plein de burgers surgelés à base de soya.

Oléagineux. Il n'y a guère mieux comme collation protéinée ; de plus, leurs gras sont bons pour vous. Limitez-vous à une poignée de noix ou de graines car elles sont très caloriques.

Poisson et fruits de mer. Tous les poissons et les fruits de mer sont pauvres en gras saturés ; ce sont donc d'excellentes sources de protéines. De plus, les poissons gras sont riches en acides gras oméga-3, réputés prévenir la cardiopathie et améliorer l'insulinosensibilité. Vous gagnez sur tous les fronts : les poissons maigres comme la morue et le flet sont de bonnes sources de protéines maigres tandis que les plus gras, comme le saumon sauvage et la truite arc-en-ciel fournissent à la fois protéines et acides gras oméga-3. Pour un cœur en santé, consommez 2 ou 3 portions de poisson ou de fruits de mer par semaine.

AJOUTEZ DES PROTÉINES

Il est facile d'enrichir vos repas ou collations en protéines.

Remplacez le beurre sur votre **rôtie de blé entier** par 1 c. à soupe de beurre d'arachide.

Préparez-vous une boisson frappée avec des **baies** fraîches ou congelées et du yogourt écrémé, une bonne source de protéines.

Ajoutez des **pois chiches** ou un reste de **poulet** à votre salade.

Le midi, prenez une **soupe-repas à base de haricots** ; si désiré, ajoutez-y un peu de **porc**.

Apportez au travail des portions individuelles de **noix** pour grignoter à la pause.

Gardez des **œufs** durs au réfrigérateur, pour les collations, les salades et les sandwichs.

Gardez des **végé-burgers à base de soya** au congélateur pour un souper rapide ou pour enrichir une sauce à pâtes.

Choisissez des céréales toutes prêtes ou des gaufres congelées qui contiennent du **soya**.

Poulet et dinde. Leur chair est pauvre en gras saturés et relativement peu calorique, si vous ne mangez que la viande blanche sans la peau.

Œufs. Les œufs sont nutritifs et polyvalents. Un gros œuf ne contient que 1,5 g de gras saturés et, même s'il est riche en cholestérol, l'œuf n'élèvera pas les taux de cholestérol chez la plupart des adultes. Prenez-en au déjeuner ou le midi en salade sur du pain de grain entier, en choisissant une mayonnaise faible en gras. Ou prenez un œuf dur comme collation protéinée.

Viande rouge. Bœuf, porc, agneau et autres viandes rouges sont les principaux aliments à fournir des gras saturés dans notre alimentation. Rien ne vous empêche d'en manger, à la condition toutefois de choisir les coupes les plus maigres, qui sont plus riches en protéines et contiennent moins de gras saturés. Mais n'en mangez pas tous les jours : réservez des journées pour le poisson, les légumineuses ou d'autres sources non carnées de protéines.

Produits laitiers. Lait, yogourt et fromage écrémés constituent de bonnes sources de protéines, sans gras saturés. Ils apportent aussi beaucoup de calcium. Par contre, fromages gras, beurre et crème glacée sont très riches en gras saturés, Prenez du lait ou des produits laitiers tous les jours, mais maigres.

VIANDES MAIGRES

Choisissez les coupes maigres. Elles sont riches en protéines, mais pauvres en gras saturés.

Bœuf : biftecks et rôtis dans la ronde, côtelette, surlonge, palette.

Bœuf haché : prenez de la viande extra-maigre à 90 %, si possible à 95 %.

Porc : filet ou côtelette de filet.

Jambon : extra-maigre.

Agneau : gigot ou longe.

Charcuterie : lisez l'étiquette : le produit doit avoir moins de 1 g de gras saturés par portion.

5e SECRET | Privilégiez les bon gras

Ces dernières années, beaucoup d'accent a été mis sur les aliments allégés. On pourrait donc penser que nous encourageons les diètes pauvres en gras, mais ce n'est pas le cas. D'autant plus que ces diètes sont habituellement riches en glucides. Dans *Aliments magiques*, nous disons qu'il est possible de bien manger en tirant jusqu'à 35 % de ses calories des gras, à la condition que ce soient de bons gras. Étudiez les menus de la section 4 à ce sujet.

Les gras ne sont pas tous mauvais (chapitre 2), particulièrement en ce qui concerne la glycémie. Ils ne l'élèvent pas, ni non plus le taux d'insuline. Comme ils ralentissent le transit des aliments dans l'estomac, ils peuvent annuler les effets hyperglycémiants de tout un repas, même si celui-ci est riche en glucides.

Les gras peuvent également faciliter le métabolisme des glucides, à la condition que ce soit des gras mono-insaturés – huile d'olive, noix, avocat – et des oméga-3 – poissons gras – plutôt que des gras saturés – viande rouge, produits laitiers (voir tableau, ci-contre). Les bons gras exercent une action remarquable puisqu'ils peuvent contribuer à renverser l'insulinorésistance (voir p. 30). Par contre, les gras saturés, non seulement élèvent les taux de mauvais cholestérol (LDL) et augmentent le risque de maladie cardiaque, mais ils augmentent également l'insulinorésistance.

Privilégier les bons gras, cela signifie manger du poisson au moins une fois par semaine, remplacer le fromage gras de vos salades ou sandwichs par de l'avocat, agrémenter vos pâtes d'huile d'olive et, par exemple, de noix de Grenoble grillées plutôt que d'une sauce à la crème, et remplacer le beurre sur vos rôties du matin par du beurre d'arachide (ou tremper votre pain dans de l'huile d'olive). En ajoutant des bons gras à vos repas, vous abaissez leur CG.

Pyramide des **gras** magiques

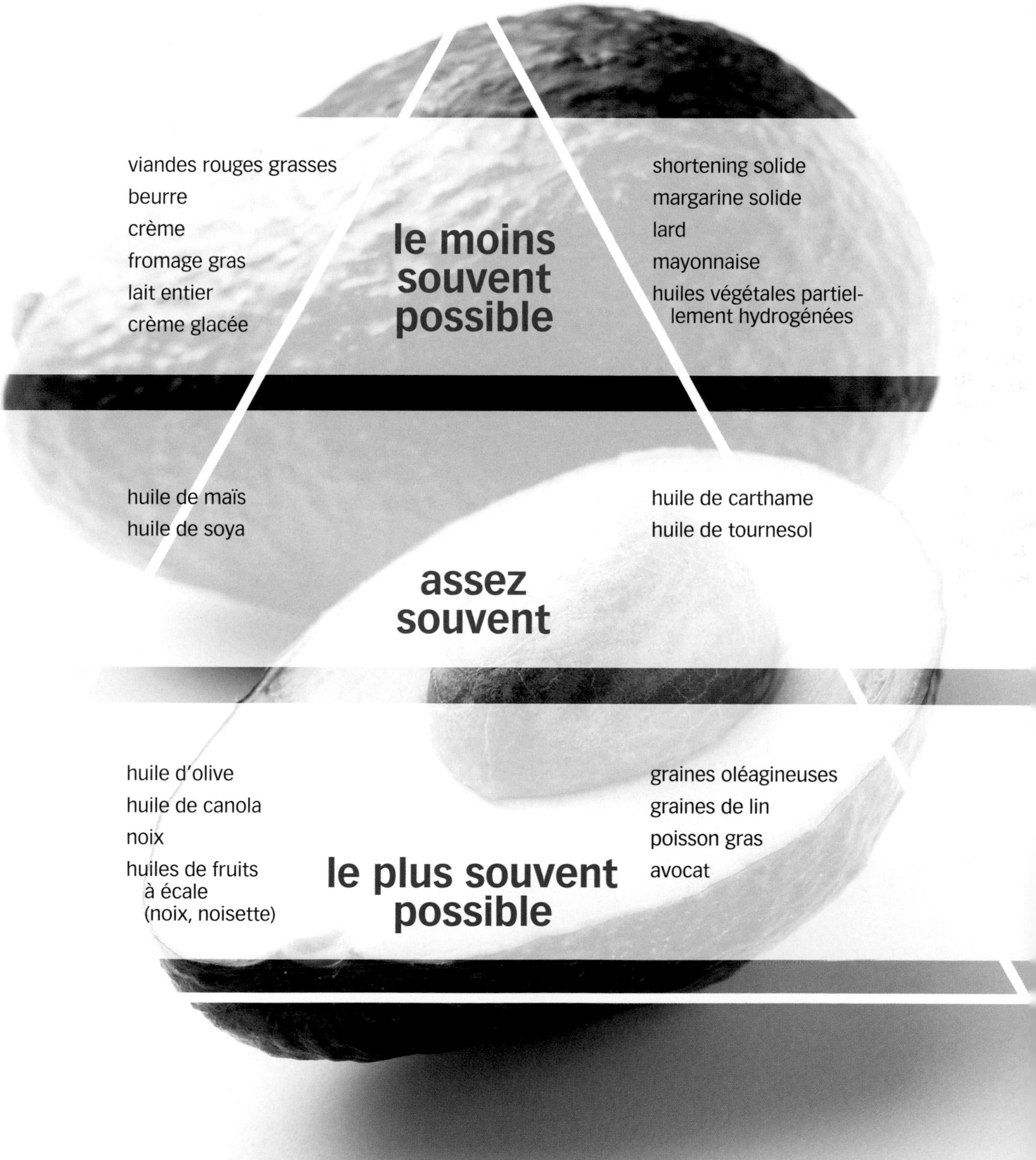

viandes rouges grasses
beurre
crème
fromage gras
lait entier
crème glacée

le moins souvent possible

shortening solide
margarine solide
lard
mayonnaise
huiles végétales partiel-
  lement hydrogénées

huile de maïs
huile de soya

huile de carthame
huile de tournesol

assez souvent

huile d'olive
huile de canola
noix
huiles de fruits
  à écale
  (noix, noisette)

le plus souvent possible

graines oléagineuses
graines de lin
poisson gras
avocat

les gras EN BREF

BONS GRAS

mono-insaturés : huile d'olive et de canola, avocat, arachide, amande, cajou et autres fruits à écale. Ils ont un effet positif sur les taux de cholestérol et contribuent à freiner l'insulinorésistance.

oméga-3 : poisson gras, graine de lin et huile de canola (ces deux ingrédients contiennent des gras apparentés que l'organisme peut transformer dans une certaine mesure en la forme active que l'on trouve dans le poisson). Ces gras, surtout ceux du poisson, contribuent à prévenir les maladies cardiaques et, possiblement, à améliorer l'insulinosensibilité.

polyinsaturés : huile de maïs, de soya et de carthame. Comme nous consommons amplement de ces gras, il n'y a pas lieu de s'inquiéter à leur sujet. On manque généralement plutôt de gras monoinsaturés.

MAUVAIS GRAS

saturés : viandes rouges, produits laitiers entiers, certaines huiles végétales (huile de coco). Ils élèvent le taux de mauvais cholestérol, augmentent le risque de cardiopathie et diminuent l'insulinosensibilité.

trans : margarine dure, shortening végétal, huiles végétales partiellement hydrogénées. Fritures, aliments-minute et pâtisseries industrielles en contiennent généralement. Ils élèvent le taux de mauvais cholestérol (LDL), abaissent le taux de bon cholestérol (HDL), augmentent le risque de cardiopathie et possiblement l'insuliorésisance. Ils figurent désormais sur les étiquettes nutritionnelles et les fabricants offrent depuis peu des aliments sans trans, solution acceptable à la condition que leur CG soit basse, ce qui est rarement le cas.

Faire le changement

Si vous aimez le bifteck et le beurre, voici des trucs pour passer des mauvais aux bons gras.

Diminuez votre consommation d'aliments riches en gras saturés. Reportez-vous à l'étage supérieur de la Pyramide des gras magiques (p. 49) et au tableau des 10 principales sources de gras saturés (p. 51). À quelle fréquence consommez-vous ces aliments ? Quel unique changement pourriez-vous apporter à votre alimentation dans la prochaine semaine : un sandwich plus maigre au dîner, un bifteck plutôt que des côtes, du yogourt glacé léger au lieu de la crème glacée ? Quel qu'il soit, faites ce changement puis envisagez le suivant. Graduellement, adoptez surtout les aliments qui figurent au deuxième et au troisième étages de la pyramide des gras et des protéines, et évitez ceux de l'étage supérieur. Rien qu'en coupant le fromage, le yogourt entier et la crème sure, ou en choisissant des versions allégées, vous pouvez réduire substantiellement la quantité de gras saturés que vous absorbez sans trop d'efforts. Même chose si vous passez du lait entier au lait à 1 % ou écrémé.

Consommez plus de protéines végétales : haricots, lentilles, pois et produits à base de soya. En remplaçant chaque semaine quelques repas de viande par un équivalent végétarien, vous prenez le chemin d'une alimentation saine. Essayez un nouveau repas végétarien par semaine. Sans vous en rendre compte, cela deviendra une habitude.

Prenez du poisson ou des fruits de mer deux fois par semaine, frais, en conserve ou surgelés (pas de bâtonnets pannés). Essayez diverses méthodes de cuisson (section 4).

Pour la viande rouge, choisissez des coupes maigres. Vous consommerez moins de gras saturés sans sacrifier la saveur. Une portion de 85 g (3 oz) de bœuf haché régulier fournit 6 g de gras saturés, alors que la même portion extra-maigre n'en fournit que 2,5 g. Voyez le tableau des viandes maigres (p. 48), et essayez de vous en tenir à ces suggestions.

Utilisez l'huile d'olive en cuisson et comme assaisonnement. Servez-vous en pour les sautés, les grillades et pour rôtir les aliments, dans la vinaigrette, ou arrosez les légumes, les grains et le poisson d'un filet d'huile. Utilisez-la pour la cuisson plutôt que le beurre. Question saveur, vous ne verrez pas de différence, mais question santé, vous bénéficierez de cette diminution de l'apport en gras saturés. Si vous tenez absolument au beurre, ajoutez-en 1 ou 2 c. à thé à l'huile d'olive pour la saveur.

Comme second choix, prenez l'huile de canola. De saveur neutre, elle est idéale pour les plats sautés ou les pâtisseries. Polyvalente, elle est en outre très pauvre en gras saturés.

Mangez plus d'avocats, ainsi que de graines et de noix. Vous pouvez ajouter des fruits à écale (noix) ou des graines à n'importe quel plat, et des avocats aux salades et sandwichs. Ou prenez en collation quelques tranches d'avocat arrosées de jus de citron. Pour des suggestions permettant d'apprêter ces mets, allez à la section 2, aux rubriques portant leur nom.

LES 10 PRINCIPALES SOURCES DE GRAS SATURÉS

Jetez un coup d'oeil à cette liste : elle vous permettra de savoir rapidement quels aliments vous devriez éviter.

1	Fromage
2	Bœuf
3	Lait
4	Huiles (de palme, de palmiste et de coco)
5	Crème glacée/sorbet/ yogourt congelé
6	Gâteaux/biscuits/beignes
7	Beurre
8	Shortening, lard, autres gras animaux
9	Sauces à salade/mayonnaise
10	Volaille avec la peau

Source : Dietary Guidelines for Americans 2005

6ᵉ SECRET | Ajoutez des aliments acides à vos plats

Comme on l'a vu au chapitre 2, une toute petite quantité d'aliments acides peut freiner les effets d'un repas riche en glucides sur votre glycémie. L'acidité ralentit la dégradation de l'amidon en glucose, si bien que votre glycémie s'élève plus lentement.

Certains aliments acides, comme le vinaigre (acide acétique), semblent avoir d'autres effets positifs, alors prenez-en ! Au lieu des sauces à salade du commerce, préparez une vinaigrette maison à base d'huile d'olive, de vinaigre et de moutarde. Il suffit de 1 c. à soupe pour faire baisser substantiellement la CG d'un repas.

Plusieurs fois par semaine, prenez une petite salade verte arrosée de vinaigrette avant le dîner ou le souper. Vous aurez votre dose d'acide acétique tout en ajoutant des légumes à votre menu.

Autre suggestion : faites tremper du poisson dans un mélange d'eau et de vinaigre avant de le cuire. Ou faites-le pocher dans une eau à laquelle vous aurez ajouté 1 c. à soupe de vinaigre. Selon le Vinegar Institute, le poisson sera ainsi plus doux et plus tendre, et se tiendra mieux. Faites macérer une viande destinée au grill dans une marinade au vinaigre. Ajoutez un peu de vinaigre à une soupe en boîte ou dans l'eau de cuisson des légumes. Pour d'autres suggestions, voyez la rubrique Vinaigre à la section 2.

Bonne nouvelle pour les amateurs de mets japonais : le riz des sushi est préparé avec du vinaigre de riz.

Autres suggestions « acides »

La moutarde, qui est faite avec du vinaigre, peut remplacer la mayonnaise dans les sandwichs, les plats de légumineuses, ou pour enduire le poulet et les viandes avant cuisson.

Prenez un cornichon avec votre sandwich : les cornichons sont marinés dans le vinaigre.

Prenez d'autres légumes marinés : tomate, carotte, céleri, brocoli, chou-fleur, poivron vert ou rouge. Dans un restaurant japonais, demandez des *oshinko* (légumes marinés).

Ne jetez pas le liquide des légumes marinés ! Utilisez-le pour faire mariner une viande, en le mélangeant avec un peu d'huile d'olive et des fines herbes fraîches.

Mangez de la choucroute, c'est du chou mariné acide. Préférez les préparations pauvres en sodium.

Pressez un citron, dont le jus est acide, sur du poisson ou des fruits de mer. Le jus de citron fraîchement pressé peut raviver une soupe ou un ragoût un peu fade, des légumes verts, du riz ou du poulet.

Arrosez de jus de lime du poisson, de la dinde, des avocats, du melon, des patates douces ou des haricots noirs.

Mangez des agrumes : ils sont acides.

Achetez du pain au levain. En fermentant, la pâte libère de l'acide lactique qui, comme le vinaigre, exerce un effet positif sur la CG.

Utilisez du vin pour la cuisson. Grâce à son acidité, il donne de la personnalité aux sauces, ragoûts, soupes et rôtis. Essayez la recette suivante pour le poisson : faites sauter de l'ail et des oignons dans de l'huile d'olive, assaisonnez puis ajoutez du vin et baissez le feu. Mettez le poisson dans le liquide qui mijote. À la fin de la cuisson, ajoutez le jus d'un petit citron frais.

Buvez du vin au souper. Voilà une autre manière d'ajouter de l'acidité à votre repas. Boire du vin (ou une autre boisson alcoolique) avec modération peut contribuer à maintenir votre taux d'insuline à un niveau acceptable et à diminuer le risque de diabète. Un peu d'alcool fait monter les taux de bon cholestérol (HDL). Mais si vous êtes déjà diabétique, demandez son avis à votre médecin.

7ᵉ SECRET | Prenez de plus petites portions

Comme nous l'avons indiqué précédemment, il est important de réduire vos portions de glucides rapides (pommes de terre pilées, riz) et même de glucides lents (grains entiers), mais la taille des portions joue quoi que vous mangiez. Car les calories comptent.

Une des meilleures façons d'améliorer l'insulinosensibilité est de réduire votre apport en calories. Bien sûr, vous obtiendrez de meilleurs résultats si vous suivez les conseils de ce livre et consommez les aliments magiques qui contribueront à abaisser globalement la charge glycémique (CG) de votre alimentation. Mais simplement en mangeant moins, vous améliorerez votre insulinosensibilité avec, pour conséquence la diminution de votre taux de sucre sanguin. Vous obtiendrez ces résultats, même si vous ne perdez pas de poids. Naturellement, en mangeant moins, vous allez perdre du poids, un autre élément clé dans la prévention de l'insulinorésistance, du diabète et de la maladie cardiaque.

Alors, où couper ? C'est simple : partout. D'abord dans les glucides, votre principale cible, particulièrement ceux dont la CG est élevée : riz, boissons gazeuses et boissons sucrées. Mais aussi dans tout ce qui vous amène à faire des excès. Si nous vous conseillons de prendre des protéines à chacun de vos repas, ce n'est pas une raison pour avaler un châteaubriand de 450 g (1 lb). Une portion de 170 g (6 oz) de surlonge, beaucoup plus maigre, suffit amplement. Quant aux fruits à écale – toutes les sortes de noix –, ils sont bons pour vous, mais attention aux quantités : 25 amandes (soit environ 30 g/1 oz) fournissent environ 165 calories, ce qui est bien. Par contre, si vous en prenez une tasse, vous absorbez près de 800 calories, soit plus que ce que devrait vous apporter votre repas en entier. Même chose pour l'huile d'olive : elle est bonne pour votre cœur et votre glycémie, mais ce n'est pas une raison pour y noyer votre pain. À raison de 119 calories par cuillérée à soupe, vous ne devriez pas en consommer plus de 1 ou 2 c. à soupe par jour. Si vous mangez trop de noix et d'huile d'olive, comme dans les exemples que nous venons de donner, il y a fort à parier que vous engraisserez, ce qui augmente alors l'insulinorésistance.

Heureusement, il y a un groupe d'aliments que vous pouvez consommer sans restriction : les fruits et les légumes non féculents. On peut difficilement manger trop de pommes, de carottes, de tomates, de verdures ou de framboises. Ces aliments peu caloriques et à basse CG combleront votre appétit tout en remplaçant des aliments plus caloriques.

Quelle quantité manger ?

La réponse à cette question, bien sûr, dépend de votre poids et de l'énergie que vous dépensez. Si vous savez approximativement combien de calories vous devriez absorber chaque jour, voyez les formules de repas magiques à la section 4.

Si vous ne savez pas de combien de calories vous avez besoin chaque jour, voici une méthode de calcul approximatif : si vous ne voulez perdre que quelques kilos, ajoutez simplement un 0 à votre poids (en lb). Ainsi, si vous pesez 160 lb, votre objectif sera de 1600 calories par jour.

Tenez un journal alimentaire pendant quelques jours afin d'évaluer la quantité de calories que vous absorbez réellement : vous en prenez probablement plus que vous ne le croyez. Servez-vous de l'information nutritionnelle figurant sur les emballages pour connaître la quantité de calories par portion (attention : les paquets contiennent parfois deux portions ; tenez-en compte si vous les mangez toutes les deux). Pour les aliments frais, visitez des sites tels que www.thecaloriecounter.com, www.calorie-count.com, www.calorieking.com, ou www.nal.usda.gov/fnic/foodcomp/search pour connaître leur valeur calorique.

Une autre manière de déterminer la taille d'une portion consiste à entraîner votre œil à l'évaluer (voyez le tableau « À quoi ressemble 1 portion ? ») Rappellez-vous ces images lorsque vous servez ou commandez un repas et lorsque vous mangez. Les portions étant plutôt petites, ne culpabilisez pas si celle que vous prenez est deux fois plus grosse. Une portion de pâtes ou de riz correspond à ½ tasse, mais la plupart des gens en prennent 1 tasse, ce qui correspond à 2 portions. De façon générale, nous n'avons besoin que de 6 portions de grains par jour, de préférence des grains à CG basse ou moyenne ; par conséquent, si vous prenez 3 ou 4 portions au cours d'un même repas, c'est trop. Un simple

À QUOI RESSEMBLE 1 PORTION ?

Voici quelques images à retenir. Chacune correspond à 1 portion.

1 portion de 85 g (3 oz) de **viande** cuite est de la taille d'un jeu de cartes.

1 portion de 85 g (3 oz) de **poisson** est de la taille d'un carnet de chèques.

1 portion de 30 g (1 oz) de **fromage** est de la taille de 4 dés à jouer.

1 portion de 30 g (1 oz) de **fromage tranché** a le diamètre d'un CD.

1 demi-tasse de **pâtes ou de riz** a la taille d'une demi-balle de base-ball.

1 tasse de **céréale froide** a la taille d'une balle de base-ball.

1 **pomme de terre** moyenne est de la taille d'une savonnette.

2 c. à soupe de **beurre d'arachide** ont la taille d'une balle de ping-pong.

2 c. à soupe de **sauce à salade** ont la taille d'un verre à liqueur.

1 portion de 180 ml (6 oz) de **jus** est de la taille d'un petit pot de yogourt.

1 **fruit** moyen (par exemple une pomme) est de la taille d'une balle de tennis.

bagel peut correspondre à 6 portions, soit la quantité de grains de toute une journée !

Une portion de viande ou de volaille correspond à environ 85 g (3 oz), mais la plupart des gens en mangent 2 portions par jour, soit l'équivalent de deux jeux de cartes.

Réduisez vos portions

À force de se faire servir partout des portions énormes, on a pris l'habitude de beaucoup manger. Il vous faut combattre cette tendance.

D'abord, mettez moins d'aliments dans votre assiette. On a montré dans des études que plus les portions dans l'assiette étaient grosses, plus on mangeait (jusqu'à 50 % de plus au cours d'un même repas). Ne mettez pas le plat de service sur la table : remplissez plutôt les assiettes individuelles à la cuisine, vous mangerez moins ainsi. Achetez des portions individuelles de grignotines plutôt que des sacs grand format (que vous viderez inévitablement), ou servez-vous une petite portion dans une assiette, refermez le sac et rangez-le hors de votre vue avant de vous asseoir pour manger.

Au restaurant, commandez de petites portions (n'hésitez pas à demander les plats destinés aux enfants) ou demandez au serveur de vous mettre la moitié du plat dans un sac à restes avant que vous ne commenciez à manger. Si vous êtes deux, partagez le plat principal et une salade, ou partagez le plat principal et prenez chacun une salade ou une soupe à base de bouillon.

Mais, en général, mangez à la maison ; il est beaucoup plus facile ainsi de limiter la quantité de calories que l'on ingère, de même que celle des gras et des aliments à CG élevée.

En résumé

Dans le premier chapitre, vous avez découvert l'importance de bien manger pour maintenir votre glycémie dans des limites raisonnables tout au long de la journée. Dans le deuxième, vous avez appris à faire la différence entre les aliments qui faisaient monter votre glycémie en flèche et ceux qui ne l'affectaient pas, ou si peu. Dans le troisième, les lacunes des diètes pauvres en glucides vous sont apparues. Enfin, vous venez de voir les sept secrets de l'alimentation magique. Dans le prochain chapitre, vous répondrez à un questionnaire vous permettant d'évaluer votre alimentation actuelle en toute lucidité, vous découvrirez des solutions pour corriger vos lacunes alimentaires et quelques stratégies simples pour manger au restaurant sans faire grimper votre glycémie au plafond.

À la 2e section, vous trouverez les profils de 57 aliments magiques, y compris les bienfaits qu'ils procurent et leur CG (très basse, basse ou moyenne ; vous ne trouverez pas dans cette liste des aliments à CG élevée ou très élevée). Vous apprendrez aussi à préparer une portion adéquate d'un aliment donné ; car, ne l'oublions pas, les quantités, et les calories, comptent. Enfin, vous découvrirez des suggestions pour apprêter ces aliments, des menus et des trucs culinaires.

À la 3e section, nous vous présentons des suggestions pour « revisiter » vos repas et collations de façon à y intégrer plus d'aliments magiques, bons pour votre glycémie.

Enfin, à la 4e section, nous vous présentons 100 recettes magiques avec l'information nutritionnelle adéquate, ainsi que, pour une semaine, trois différentes formules de repas en fonction de l'objectif que vous visez en termes de calories absorbées chaque jour.

À vous maintenant de jouer de la baguette magique !

CHARGE GLYCÉMIQUE DES ALIMENTS COMMUNS

La CG est la meilleure mesure des effets d'un aliment sur la glycémie. Dans cette liste, nous avons regroupé des aliments courants en trois catégories, en fonction de leur charge glycémique : CG basse (10 et moins), CG moyenne (11 à 19) et CG élevée (20 et plus). Consommez autant que possible des aliments à CG basse en limitant votre consommation d'aliments à CG élevée.

Comme ce sont les aliments glucidiques (hydrates de carbone) qui contribuent le plus à la CG, ils figurent dans ce tableau en plus grand nombre. Vous retrouverez les aliments essentiellement composés de protéines ou de gras (viande, poisson et fromage) dans la liste des *Aliments magiques* de la section 2. Ces aliments contribueront à maintenir une CG modérée.

N'oubliez pas que la taille des portions fait toute la différence : 2 portions d'une céréale de CG moyenne, et vous avez une CG élevée. L'inverse est vrai : prenez une petite portion d'un aliment à CG élevée, de préférence avec une petite portion d'un aliment à CG basse ou moyenne.

Basse (CG = 10 ou moins)

Pain, tortilla, grains	Portion	CG
Pain d'orge grossièrement moulu (75 % grains intacts)	2 tranches	10
Pain au soya et à la graine de lin	2 tranches	10
Pumpernickel de grain entier	2 tranches	10
Orge perlé	1 tasse	8
Maïs éclaté	2 tasses	8
Tortilla de blé	2 de 15 cm (6")	6

Céréales	Portion	CG
Alpen Muesli	⅓ tasse (30 g/1 oz)	10
Avoine, flocons instantanés	1 tasse préparée (30 g/1 oz flocons secs)	10
All Bran	½ tasse (30 g/1 oz)	9
Bran Buds	⅓ tasse (30 g/1 oz)	7
Avoine, flocons non instantanés	1 tasse préparée (1 oz/30 g flocons secs)	7

Légumineuses	Portion	CG
Haricot de Lima	1 tasse	10
Haricot pinto	1 tasse	10
Pois chiche	1 tasse	8
Féves au lard	1 tasse	7
Haricot rognon	1 tasse	7
Petit haricot blanc	1 tasse	7
Haricot jaune	1 tasse	6
Pois vert	1 tasse	6
Pols cassé jaune	1 tasse	6
Lentille, verte ou rouge	1 tasse	5

Basse (CG = 10 ou moins)

Produits laitiers et produits à base de soya	Portion	CG
Yogourt à faible teneur en gras, avec sucre et fruits	7 oz (200 ml)	9
Lait de soya	1 tasse (8 oz/250 ml)	7
Lait au chocolat à faible teneur en gras avec aspartame	8 oz (250 ml)	3
Yogourt à faible teneur en gras, avec fruits et aspartame	7 oz (200 ml)	2

Fruits et légumes	Portion	CG
Pruneaux, dénoyautés, hachés	⅓ tasse (60 g/2 oz)	10
Abricots, séchés, hachés	⅓ tasse (60 g/2 oz)	9
Pêches en conserve, dans du sirop léger	½ tasse (4 oz/125 g)	9
Raisins, grappe moyenne (environ 50)	4 oz (125 g)	8
Mangue tranchée	⅔ tasse (125 g/4 oz)	8
Ananas, en dés	⅔ tasse (125 g/4 oz)	7
Pomme	1 petite	6
Kiwi, tranché	⅔ tasse (125 g/4 oz)	6
Betterave, tranchée	½ tasse	5
Orange	1 petite	5
Pêche	1 petite	5
Prune	2 petites	5
Poire	1 petite	4
Fraises	environ 6 moyennes	4
Melon d'eau, tranché	⅔ tasse (125 g/4 oz]	4
Carotte, crue	1 grosse	3
Cerise	environ 16 (125 g/4 oz)	3
Pamplemousse	½	3

Boissons	Portion	CG
Jus d'orange, non sucré	¾ tasse (180 ml/6 oz)	10
Jus de pamplemousse, non sucré	¾ tasse (180 ml/6 oz)	7
Jus de tomate	¾ tasse (180 ml/6 oz)	4

Sucreries	Portion	CG
M&M avec arachides	25 (30 g/1 oz)	6
Nutella (tartinade au chocolat et aux noisettes)	60 ml (4 c. à soupe)	4

Fruits à écale	Portion	CG
Mélangés, rôtis	⅓ tasse (45 g/1,5 oz)	4
Noix de cajou	environ 13 (45 g/1,5 oz)	3
Arachide	⅓ tasse (45 g/1,5 oz)	1

Moyenne (CG =11 à 19)

Pain, tortilla, craquelins, croustille	Portion	CG
Pain d'orge grossièrement moulu (50 % grains intacts)	2 tranches	18
Pain blanc à haute teneur en fibres	2 tranches	18
Croustilles de maïs	2 oz (60 g)	17
Pain à 100 % de grain entier	2 tranches	14
Pain de seigle au levain	2 tranches	12
Craquelins de blé moulu sur pierre	4	12
Tortilla de maïs	2 de 15 cm (6")	11
Biscottes de seigle	2½	11

Grains	Portion	CG
Riz brun	⅔ tasse, cuit	18
Riz sauvage	⅔ tasse, cuit	18
Riz blanc à long grain, étuvé	⅔ tasse, cuit	16
Quinoa	⅔ tasse, cuit	16
Grains de blé	⅔ tasse, cuits	14
Boulgour	⅔ tasse, cuit	12

Pâtes	Portion	CG
Spaghetti (15 minutes de cuisson)	1 tasse	17
Spaghetti de blé entier	1 tasse	13
Spaghetti à haute teneur en protéines	1 tasse	12

Boissons	Portion	CG
Lait au chocolat maigre	250 ml (8 oz)	12
Jus d'ananas non sucré	180 ml (6 oz)	12
Jus de pomme	250 ml (8 oz)	8

Fruits, légumes, haricots	Portion	CG
Maïs sucré	1 tasse	18
Patate douce	1 moyenne (140 g/5 oz)	17
Figues séchées, hachées	⅓ tasse (60 g/2 oz)	16
Banane	1 petite (125 g/4 oz)	11
Dolique à œil noir	1 tasse	11

Céréales	Portion	CG
Crème de blé Nabisco, ordinaire	1 tasse, préparée (30 g/1 oz)	17
Post Grape-Nuts	½ tasse (30 g/1 oz)	16
Cheerios	1 tasse (30 g/1 oz)	15
Life	¾ tasse (30 g/1 oz)	15
Special K	1 tasse (30 g/1 oz)	14

Élevée (CG = 20 ou plus)

Pomme de terre	Portion	CG
Russett Burbank cuite au four	1 moyenne	26
Frites	140 g (5 oz)	22

Grains	Portion	CG
Riz blanc glutineux	⅔ tasse, cuit	31
Millet	⅔ tasse, cuit	25
Couscous	⅔ tasse, cuit	23
Riz blanc à long grain	⅔ tasse, cuit	23

Pâtes	Portion	CG
Nouilles japonaises Udon	1 tasse, cuites	25
Spaghetti (20 minutes de cuisson)	1 tasse	22

Pain	Portion	CG
Baguette	2 tranches	30
Pita	1 gros	30
Blanc italien	2 tranches	22
Pain à hamburger	1	21
Pain de seigle léger	2 tranches	20
Mini-bagel (Lender's)	1	20
Pain Wonderbread	2 tranches	20

Céréales	Portion	CG
Corn Flakes de Kellog (flocons de maïs)	1 tasse (30 g/1 oz)	24
Riz Chex	1¼ tasse (30 g/1 oz)	23
Crème de blé Nabisco, instantanée	1 tasse, préparée (30 g/1 oz)	22
Rice Krispies	¾ tasse (30 g/1 oz)	22
Corn Chex	1 tasse (30 g/1 oz)	21

Fruits séchés	Portion	CG
Raisins secs	⅓ tasse	28
Dattes séchées, hachées	⅓ tasse	25

Boissons	Portion	CG
Boisson à la canneberge Ocean Spray	375 ml (12 oz)	36
Coca-Cola	375 ml (12 oz)	24

Bonbons, desserts	Portion	CG
Barre Mars	60 g (2 oz)	26
Bonbons haricots (jelly beans)	20	22
Gâteau au chocolat Betty Crocker, glaçage au chocolat	125 g (4 oz)	20

Sources : Tableau international de l'indice et de la charge glycémique 2002, Kaye Foster-Powell, Susanna H. A. Holt, Janette C. Brand-Miller, *American Journal of Clinical Nutrition* vol. 76, no. 1 (2002), 5–56. Autres souces : www.cgycemicindex.com, www.mypyramid.gov, and www.ars.usda.gov.

chapitre 5

L'ALIMENTATION MAGIQUE appliquée

Maintenant que vous connaissez les sept secrets de la diète magique, quelle est la suite ? Il peut vous sembler difficile de changer vos habitudes alimentaires, mais ce n'est pas nécessairement le cas, surtout si vous le faites graduellement. Les outils que nous vous proposons ici, vous faciliteront la tâche.

Vous serez **étonné** de découvrir à quel point le fait de reconnaître vos habitudes alimentaires peut faciliter le **changement.**

Dans ce chapitre, vous :

• **Répondrez à un questionnaire** portant sur vos habitudes alimentaires. Vous serez étonné de découvrir à quel point le fait de les reconnaître peut faciliter le changement.

• **Découvrirez** vos lacunes alimentaires (nous en avons tous), et des solutions pour y remédier.

• **Apprendrez quelques trucs** pour manger sainement au restaurant. C'est essentiel à une époque où nous prenons tellement de repas à l'extérieur.

Dans la section 2, qui suit, vous découvrirez 57 aliments magiques et le rôle positif qu'ils exercent sur la glycémie et sur la perte de poids. Les menus et les recettes magiques de la section 4 vous aideront beaucoup aussi, sans oublier les Repas magiques revisités de la section 3.

quiz Mangez-vous « magique » ?

Pour chacune des questions, encerclez le chiffre qui correspond à votre réponse, puis additionnez vos résultats. Reportez-vous ensuite à la page 62.

1 **Si quelqu'un se trouvait avec moi dans la cuisine le matin, il me trouverait en train de boire :**

a. du café ou du thé, sans lait et sans sucre ou avec un peu de lait et un peu de sucre ou un succédané de sucre   **1**

b. du café ou du thé avec de la crème et beaucoup de sucre   **2**

c. une boisson gazeuse   **3**

2 **Lorsque je prends des céréales le matin, c'est généralement :**

a. des Corn Flakes, Rice Krispies, ou Corn Chex   **3**

b. des Grape-Nuts ou Cheerios   **2**

c. des All Bran, Bran Buds ou du Muesli   **1**

3 **Lorsque je bois du jus, c'est :**

a. un petit verre de jus non sucré, par exemple orange ou pamplemousse   **1**

b. un grand verre de jus non sucré, par exemple orange ou pamplemousse   **2**

c. un grand verre de boisson fruitée (5 à 30 % de jus)   **3**

4 **Lorsque je bois du lait (ou que j'en mets sur mes céréales), c'est du lait :**

a. entier   **3**

b. à 2 %   **2**

c. à 1 % ou écrémé   **1**

5 **Le pain, à la maison, est du pain :**

a. fait de grain entier à 100 % (blé, seigle, pumpernickel, au levain)   **1**

b. fait de farine blanche additionnée de farine de grain entier (pain de blé plutôt que pain de blé entier)   **2**

c. blanc   **3**

6 **La pomme de terre (en purée, frites, galettes) est :**

a. le légume que je mange le plus souvent   **3**

b. au menu 2 ou 3 fois par semaine   **2**

c. au menu 1 fois par semaine ou moins   **1**

7 **Les épinards, le brocoli et les autres légumes vert foncé sont :**

a. inconnus dans ma maison   **3**

b. bienvenus à l'occasion, à la condition de rester discrets   **2**

c. pratiquement des membres de la famille   **1**

8 **Comme charcuterie dans un sandwich, je prends :**

a. du saucisson de Bologne, du salami ou d'autres charcuteries grasses   **3**

b. du rôti de bœuf froid   **2**

c. une viande maigre comme de la poitrine de dinde ou du jambon maigre   **1**

9 **Lorsque j'ai un petit creux dans l'après-midi, je prends :**

a. un fruit, des noix ou du yogourt écrémé   **1**

b. des craquelins avec du fromage ou une barre de céréales   **2**

c. des croustilles ou une barre sucrée   **3**

10 Je mange des fruits à écale (noix) :

a. rarement   3

b. en quantité ; je n'en ai jamais assez   2

c. en petite quantité chaque jour ou un jour sur deux   1

11 Je mange dans un *fast-food* :

a. au moins 1 fois par semaine   3

b. environ 1 fois par semaine   2

c. moins de 1 fois par semaine   1

12 Dans mon réfrigérateur, on trouve :

a. des boissons gazeuses ou pour sportifs   3

b. des boissons gazeuses diètes   2

c. de l'eau pure ou de l'eau pétillante   1

13 Si je commande de la pizza, je prends :

a. une ou deux pointes avec une salade et une boisson non calorique   1

b. une ou deux pointes, pas de salade et une boisson gazeuse   2

c. deux pointes ou plus, une grosse boisson gazeuse et une tranche de pain à l'ail   3

14 Ma sauce à salade préférée est :

a. à base de crème ou de fromage   2

b. à base d'huile d'olive et de vinaigre   1

c. De la salade ? Connais pas.   3

15 Lorsque je mange des pâtes :

a. j'en prends une grosse portion, de préférence avec une sauce au fromage ou à la viande   3

b. j'en prends une portion moyenne, que j'accompagne de poulet, de poisson ou de fruits de mer   1

c. j'en fait un plat d'accompagnement que j'assaisonne d'huile d'olive et d'un peu de fromage râpé   1

16 Lorsqu'on m'offre du chili végétarien pour souper, je me dis :

a. Miam-miam ! Ça doit être bon !   1

b. D'accord, je veux bien, mais j'espère que je n'aurai pas faim plus tard   2

c. Ça manque de viande, non ?   3

17 Lorsque je mange du bœuf au souper, c'est habituellement :

a. un gros steak juteux – bifteck d'aloyau ou côte, ou une grosse portion de viande braisée nageant dans la sauce   3

b. une portion moyenne de viande maigre – surlonge –, avec du riz ou des pommes de terre   2

c. une petite portion de viande maigre grillée ou sautée avec des légumes   1

18 Je mange du poisson :

a. seulement s'il est pané et frit, et encore...   3

b. cuit au four ou grillé, environ 2 fois par semaine   1

c. cuit au four ou grillé, toutes les deux semaines environ   2

19 Lorsque je mange des mets chinois, la quantité de riz que je prends est de :

a. environ ½ tasse   1

b. environ 1 tasse   2

c. beaucoup : autant qu'il en faut pour venir à bout de la sauce   3

20 Le dessert :

a. Je ne peux pas vivre sans : une grosse pointe de tarte, un gros morceau de gâteau ou de la crème glacée   3

b. J'en prends une fois de temps à autre lorsque j'ai envie de me gâter   1

c. Je prends un fruit ou un petit bol de crème glacée ou de sorbet non gras   1

Vos résultats

30 ou moins Votre alimentation ressemble à celle que nous proposons dans *Aliments Magiques* : glucides à faible charge glycémique (CG), petites portions, peu de gras saturés, fruits et légumes régulièrement au menu. Lisez les descriptions des aliments magiques et consultez les recettes et les menus proposés plus loin pour peaufiner votre alimentation.

31 à 40 Il y a place à amélioration. Prêtez une attention toute particulière aux points pour lesquels vous avez obtenu la note 3 : ce sont vos lacunes alimentaires. Mais il y a aussi de bonnes choses dans votre alimentation : préservez-les. Pour le reste, servez-vous de ce livre pour vous aider à effectuer les changements nécessaires.

41 ou plus Vous ne gagnez pas la palme ! Mais cela vous laisse beaucoup de jeu pour apporter des changements. Essayez de transformer en note 2 ou 1 la note 3 que vous avez obtenue pour certains points. Vous trouverez dans ce livre une multitude de trucs, outils, suggestions et recettes pour vous aider à améliorer votre alimentation.

Interprétez vos résultats

1 Vous pouvez mettre un peu de sucre dans votre café, mais si vous en mettez 3 c. à thé, vous ajoutez près de 50 calories et 12 g de glucides à votre repas. Commencer la journée avec une boisson gazeuse, une habitude de plus en plus fréquente, n'est vraiment pas une bonne idée. Il y a dans une bouteille de 473 ml (16 oz) de cola l'équivalent de 11 ou 12 c. à thé de sucre.

2 La CG des céréales (a). est élevée, celle des céréales (b) est moyenne et celle des céréales (c) est basse. Ces dernières sont donc les meilleures pour votre glycémie. Si vous tenez absolument à manger une céréale à CG élevée, mélangez-la avec une autre à CG moyenne, ou servez-vous une portion plus petite. Une tasse de céréales suffit amplement.

3 Le jus d'orange est bon, mais il renferme une bonne quantité de sucre et est assez calorique. Pour le servir, utilisez de petits verres et réservez les plus gros verres pour l'eau ou les boissons hypocaloriques. Évitez les cocktails de fruits sucrés, qui sont composés de sucre et d'eau.

4 Le lait entier est une source importante de gras saturés, ce qui est mauvais pour votre cœur et pour l'insulinorésistance. Le lait à 2 % est meilleur, mais il tire tout de même le tiers de ses calories des gras, surtout saturés. Le lait écrémé et le lait à 1 % constituent les meilleurs choix.

5 Le pain à 100 % de grains entiers est le meilleur (et encore meilleur s'il est fait de farine grossièrement moulue et comprend des grains intacts). Le pain comprenant une partie de farine blanche vient en second, tandis que le pain blanc se classe bon dernier.

6 La CG de la pomme de terre est élevée. Sans la bannir, n'en faites pas un aliment de base. La patate douce constitue un meilleur choix.

7 Très nutritifs, les légumes vert foncé sont pauvres en glucides. Ajoutés à un plat (épinards sautés, brocoli cuit à la vapeur et servi dans une salade de pâtes), ils abaissent la CG totale du repas. C'est le cas de la plupart des légumes.

8 Les charcuteries sont une source importante de gras saturés dans notre alimentation. Par contre, les viandes maigres fournissent des protéines peu grasses, bonnes pour la glycémie. Le rôti de bœuf occupe une position intermédiaire : meilleur que le salami mais plus gras que la poitrine de dinde. Mangez-le dans un sandwich au pain de seigle ou au levain, et remplacez la mayonnaise par de la moutarde.

9 Peu caloriques et riches en fibres, les fruits sont toujours un bon choix. C'est vrai aussi pour le yogourt maigre, à la condition qu'il ne soit pas sucré. Les craquelins et le fromage sont aussi un bon choix, particulièrement si les craquelins sont faits de grains entiers et ne contiennent pas de gras trans, et si vous surveillez vos portions. Par contre, les croustilles de pomme de terre ou de maïs sont trop riches en féculents et les barres sucrées en gras et en sucre.

10 Riches en bons gras et en protéines, les noix sont des aliments magiques. En petite quantité (une poignée par jour), ils sont bons pour le cœur et la maîtrise du poids, mais en grande quantité, leurs bons effets s'annulent.

11 Si vous allez souvent dans des restaurants-minute (*fast-foods*), vous mangez plus que votre part d'aliments riches en gras saturés et en glucides à CG élevée (pain et frites, par exemple). Limitez-vous à quelques visites par mois.

12 La CG des boissons gazeuses n'est pas si élevée qu'on pourrait le penser, mais on en boit généralement trop. La CG est liée à la portion ; doublez la quantité que vous buvez et vous doublez la CG. En passant à l'eau, pure ou pétillante, vous réduirez considérablement votre ingestion de calories et de sucre... et votre tour de taille.

13 Vous pouvez manger de la pizza avec modération, mais si vous prenez plus d'une pointe, vous accumulez les glucides à CG élevée et les gras. Prenez de préférence une pizza à croûte mince garnie de légumes. Et, de grâce, ne commandez pas une boisson gazeuse grand format. Prenez-en une petite ou, encore mieux, de l'eau, du soda ou du thé glacé non sucré.

14 L'aliment magique par excellence est probablement la salade verte assaisonnée d'une sauce vinaigrée. Le vinaigre contribue à abaisser la CG de tout ce que vous mangerez. En plus d'ajouter des calories, les sauces crémeuses n'ont pas cet effet. Toutefois, vaut mieux prendre une salade avec une sauce crémeuse (pas plus d'une cuillérée à soupe) que pas de salade du tout.

15 Les pâtes font partie de notre liste d'aliments magiques. Même si leur CG n'est pas très élevée, il vaut mieux en manger avec modération avec des protéines maigres et des légumes, et éviter les sauces au fromage ou à la viande.

16 Les légumineuses sont riches en protéines et leur CG est basse : elles sont bonnes pour le cœur, pour le poids et pour la glycémie. Prenez des repas sans viande (à base de légumineuses) au moins quelques fois par semaine.

17 Le bœuf est un aliment magique à la condition de choisir une coupe maigre et d'en manger peu. Attention à la viande hachée : même « maigre », elle est plus grasse qu'une même quantité de surlonge ou de tranche de palette.

18 Tous les poissons sont pauvres en gras saturés ; les poissons gras contiennent des acides gras oméga-3, qui sont bons pour votre cœur et votre glycémie. Mangez-en environ deux fois par semaine, mais sans les faire frire.

19 Le riz est très calorique (environ 200 calories par tasse), et la CG du riz blanc est élevée. Prenez du riz entier en petites portions.

20 Les desserts sont généralement très caloriques. Prenez-en un à l'occasion, mais n'en faites pas une habitude, à moins que votre dessert soit un fruit.

PROBLÈME Je sais qu'il faut surveiller la taille des portions mais je ne peux pas m'empêcher de vider mon assiette.

solution Prenez une assiette plus petite ! C'est aussi simple que cela ! Les assiettes et les bols sont de plus en plus grands parce que nous mangeons de plus en plus. À vous de combattre cette tendance, par exemple, en servant le souper dans une assiette destinée au dîner, le jus dans un vrai verre à jus (plus petit que les verres ordinaires), et les céréales dans un bol à dessert (plus petit que le bol à céréales). Et servez le souper dans des assiettes individuelles à la cuisine, plutôt que d'apporter les plats de service à table.

PROBLÈME J'aimerais manger plus de légumineuses mais je ne sais pas comment les cuire.

solution Rien ne vous oblige à partir de zéro. Ouvrez une boîte de légumineuses, égouttez-les et ajoutez-en au plat que vous êtes en train de préparer : par exemple, des pois chiches dans la salade, des haricots rognons dans la soupe de légumes. Pour préparer un plat délicieux en un rien de temps, mettez des haricots blancs en conserve dans un bol à micro-ondes, arrosez d'un filet d'huile d'olive, ajoutez du parmesan râpé et du poivre. Passez 1 minute au micro-ondes, puis pilez.

PROBLÈME Lorsque je prends de petites portions au souper, je reste sur ma faim.

solution D'abord, veillez à ce que votre repas contienne des protéines et des bons gras, pas seulement des glucides. Ainsi, vous aurez moins faim. Ensuite, essayez de manger un peu plus lentement : votre estomac aura un peu plus de temps pour envoyer à votre cerveau le message qu'il est plein. Prenez le temps entre vos bouchées pour échanger avec les autres ou boire de petites gorgées d'eau. Si ces trucs ne fonctionnent pas, commencez votre repas avec un soupe

claire ou une salade, qui rempliront en partie votre estomac ; vous mangerez moins des plats suivants. Et n'oubliez pas que c'est une bonne chose de quitter la table en restant un peu sur son appétit ; vous n'aurez plus faim lorsque la digestion aura commencé.

PROBLÈME Un fruit à la collation, ça m'irait, mais je n'y pense jamais.

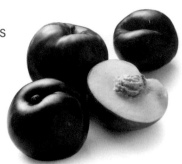

solution Mettez-le devant votre nez, tout simplement. Des études montrent qu'on mange plus de fruits lorsqu'ils sont à la portée de la main. Pommes, poires, prunes, nectarines, bananes, ainsi que divers autres fruits se gardent sans problème à la température de la pièce. Lavez vos fruits dès que vous revenez de l'épicerie et mettez-les dans un bol. Mettez ceux que vous devez garder au réfrigérateur, les raisins par exemple, sur la tablette du haut, à la portée de la main. Coupez votre melon en tranches ou en dés, que vous conserverez au réfrigérateur dans un contenant étanche pour des collations prêtes à servir dans l'instant.

PROBLÈME J'ai un petit faible pour les desserts en fin de soirée.

solution Prenez votre dessert plus tôt : par exemple, à 20h30 plutôt qu'à 22h00 ; brossez-vous ensuite les dents, histoire d'éviter la tentation de vous resservir. Évitez d'apporter à la maison vos desserts préférés ; il y a peu de chances que vous ayez envie de sortir le soir juste pour aller chercher un dessert. Enfin, apprenez à apprécier les desserts plus sains, par exemple un bol de baies avec une cuillerée de crème glacée pauvre en gras ou de crème fouettée légère, ou encore une portion individuelle d'une crème-dessert allégée.

Au restaurant

Si les restaurants offraient surtout des aliments magiques, par exemple des viandes maigres grillées, des grains entiers en accompagnement et des fruits au dessert, manger sainement ne serait pas difficile, mais ce n'est pas le cas. Presque tous les aliments riches en glucides figurant sur les menus des restaurants ont une charge glycémique (CG) élevée. Et presque partout, depuis le restaurant-minute jusqu'à l'établissement haut de gamme, les aliments nagent dans le gras et sont extrêmement caloriques. Sans compter que, pour satisfaire notre désir d'en avoir pour notre argent, les portions sont énormes.

En fait, il est possible de manger sainement au restaurant, à la condition de connaître quelques trucs simples. Des trucs de survie, pourrions-nous dire, dans la mesure où nous mangeons de plus en plus souvent à l'extérieur (ou achetons des mets à emporter). Il y a 50 ans, nous prenions en moyenne un repas sur quatre à l'extérieur, tandis que, aujourd'hui, c'est plutôt un sur deux.

CHOISISSEZ BIEN VOTRE RESTAURANT

Évitez autant que possible les restaurants où, pour un prix fixe, vous pouvez commander ou vous servir à volonté. Évitez aussi les restaurants réputés pour servir de très grandes portions, les grilladeries par exemple. De même, vous trouverez peu d'aliments magiques dans les endroits où l'on sert surtout des fritures. Rien ne vous interdit d'y aller à l'occasion, mais n'en prenez pas l'habitude.

COURTOISIE ET SERVICE

Une fois le bon restaurant choisi, soyez ouvert et aimable avec la personne qui vous sert. Dites-lui que vous ne voulez pas de corbeille à pain, ce qui vous épargnera la tentation de vous gaver de pain (généralement à CG élevée) en attendant d'être servi. Demandez-lui comment est préparé le plat que vous souhaiteriez commander (Les aliments nagent-ils dans le beurre ? Y a-t-il des légumes pour la peine ?) et quelle est la taille des portions.

FAITES PREUVE DE CRÉATIVITÉ

Au lieu de commander un plat principal, choisissez une soupe, une salade et une entrée (pas de plats frits). Partagez le plat principal avec quelqu'un de votre tablée, de même qu'un plat de légumes ; voilà une bonne façon de manger plus d'aliments magiques et d'ingérer moins de calories. Si le plat principal est servi avec des pommes de terre, demandez à les remplacer par des légumes (si vous êtes un client régulier, vous obtiendrez probablement ce que vous désirez). Si vous commandez un dessert, partagez-le. Idéalement, vous connaissez bien les menus de l'endroit et les portions, ce qui vous permet de faire des choix sensés et santé !

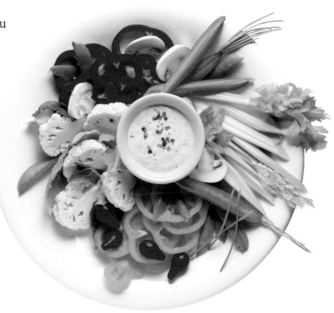

Au restaurant
chinois

L'alimentation traditionnelle chinoise est saine : beaucoup de légumes, des plats sautés comprenant quelques morceaux de viande ou de poisson, et des aliments à base de soya. Mais ce n'est pas nécessairement ce que l'on vous sert dans les restaurants chinois d'ici : plus vraisemblablement, la viande est grasse et baigne dans des sauces très caloriques. Même chose, bien souvent, pour les légumes.

Devez-vous pour autant cesser de commander des mets chinois ? Bien sûr que non. Toutefois, pour que votre repas soit magique, vous devez choisir soigneusement vos plats.

dites NON

- nouilles frites
- pâtés impériaux
- raviolis frits
- riz frit
- nouilles sautées
- lo mein
- bœuf ou poulet croustillant
- porc, poulet ou autres mets frits à la sauce aigre douce
- poisson épicé à la setchouanaise
- poulet du général Tao
- poulet kung pao
- aubergines épicées

VOTRE PLAN D'ACTION

1. **Demandez du riz brun.** La plupart des restaurants offrent cette possibilité. Et ne mangez pas tout le riz. Servez-vous l'équivalent de ½ tasse, pas plus. Ou faites comme les Chinois : mettez-en une petite quantité dans un bol et, avec vos bâtons ou votre fourchette, prenez quelques grains de riz entre les bouchées de votre plat principal. Encore mieux : ne mangez pas de riz.

2. **Commencez votre repas avec une soupe aux raviolis, un potage aux œufs ou une soupe aigre-piquante.** Ces plats calmeront votre faim sans fournir trop de calories (évitez les soupes au lait de coco). À la place des raviolis frits, commandez des raviolis-vapeur aux légumes.

3. **Commandez votre plat principal dans la section santé du menu.** C'est là que vous trouverez du poulet et des légumes cuits à la vapeur, avec la sauce servie à part, et d'autres mets peu gras. Ou prenez du moo goo gai pan (poulet et champignons). Si vous commandez un plat sauté, demandez qu'on utilise moins d'huile pour sa cuisson, qu'on ajoute des légumes et qu'on serve la sauce à part.

4. **Commandez un maximum de légumes.** Pour un repas vraiment santé, commandez un plat de légumes-vapeur que vous ajouterez aux autres plats. Ou demandez des légumes sautés ou des haricots verts à la setchouanaise.

5. **Commandez du tofu.** Cet aliment à basse CG est bon pour le cœur (assurez-vous qu'il ne soit pas cuit en haute friture).

6. **Rapportez les restes.** Les portions sont généralement grosses. Pour une portion d'un plat (sans le riz), comptez une tasse.

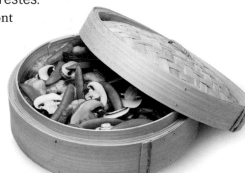

Au restaurant
italien

Une pointe de pizza aux légumes constitue un bon choix, surtout si la croûte est fine ou faite de blé entier. Même chose pour une tasse de pâtes à la sauce marinara. Mais il est rare qu'on s'en tienne à cela.

Ironiquement, la nourriture traditionnelle du bassin de la Méditerranée est l'une des plus saines au monde. Malheureusement, dans les restaurants italiens (ou grecs qui servent des mets italiens), on sert souvent des montagnes de pâtes trop cuites et des pizza géantes à croûte épaisse. Sans compter le pain qu'on vous apporte en attendant que votre commande arrive. Alors, pour éviter que votre glycémie monte en flèche, la vigilance s'impose.

dites NON

pain à l'ail

bâtonnets de mozzarella frits

courgette pannée et frite

calmars frits

pâtes à la sauce Alfredo ou autre sauce crémeuse

pâtes carbonara

crevettes style langoustines

aubergine, poulet ou veau parmigiana

tous les plats recouverts de fromage fondu

VOTRE PLAN D'ACTION

1. Renoncez à la corbeille de pain. Pour patienter en attendant votre plat principal, commandez un minestrone, une autre soupe à base de bouillon ou une pasta e fagioli (soupe classique italienne à base de pâtes et de haricots).

2. Choisissez vos pâtes dans la partie « entrées » du menu, prenez la petite portion ou, sinon, partagez le plat. En Italie, les pâtes se mangent en entrée. Elles sont ensuite suivies d'un plat de viande, de volaille ou de poisson grillé, accompagné de légumes verts sautés. Optez pour une sauce à base de tomates (marinara), de légumes, de vin blanc et d'ail, plutôt qu'à base de crème. Attention : les pâtes primavera (aux légumes) contiennent souvent des tonnes de crème !

3. S'il y en a au menu, commandez du bœuf, du veau, du porc, du poulet, du poisson ou des fruits de mer simplement grillés. Ajoutez à cela un plat d'épinards ou de brocoli rabe (une version un peu plus amère de notre brocoli) sautés. Enfin, prenez une salade verte avec vinaigrette.

4. Comme dessert, demandez des baies fraîches, un granité, ou une petite assiette de biscuits à partager. Évitez les flans, le gâteau au fromage, les cannoli, et le tiramisu.

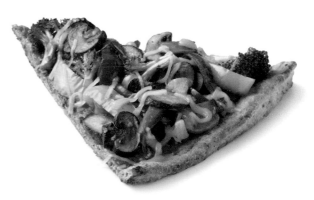

Au restaurant
mexicain

Commander dans un restaurant-minute mexicain constitue un véritable défi du point de vue de la glycémie. Les portions sont généralement énormes, les tortillas utilisées pour les burritos sont plus grosses qu'une assiette, sans compter qu'elles sont farcies de riz blanc (l'ennemi n° 1 de votre glycémie). Les plats font une large place aux fromages gras. Évitez ces pièges et vous prendrez un repas délicieux à charge glycémique (CG) raisonnable.

VOTRE PLAN D'ACTION

1. **Refusez les croustilles de maïs.** Le bol de croustilles avec de la salsa ou les nachos nappés de fromage sont l'équivalent de notre corbeille de pain. C'est non !

2. **Commandez plutôt une entrée saine :** ceviche (poisson ou fruits de mer crus marinés), guacamole (demandez qu'on vous le serve avec des tortillas souples plutôt que des croustilles de maïs, et n'en mangez pas trop), gaspacho, soupe aux haricots noirs ou à la tortilla (poulet dans du bouillon avec des légumes et de fines tortillas frites).

3. **Comme plat principal, optez pour les fajitas.** Ils sont composés de bœuf maigre (ou de poulet ou de crevettes) grillé avec des oignons et des poivrons. Autres bons choix : un plat de poulet ou de poisson grillé.

4. **Commandez les tacos et les burritos sans crème sure.** Demandez plutôt de la salsa en extra. Évitez les tacos durs, qui sont frits ; demandez plutôt des tacos souples, ou mieux encore, des tortillas souples. Une petite tortilla équivaut à une tranche de pain. Si vous ne prenez pas de riz, vous pouvez manger 2 ou 3 tacos souples, mais, dans le cas contraire, tenez-vous en à 1 ou 2. Si vous prenez un burrito, demandez qu'on remplace le riz par des haricots.

5. **En accompagnement, demandez du riz avec des haricots plutôt que du riz mexicain.** Grâce aux haricots, la CG de ce plat est plus faible que celle du riz seul. Assurez-vous toutefois qu'il ne s'agit pas de haricots frits, ce plat étant surchargé de gras.

6. **Prenez votre dessert chez vous.** Les desserts servis dans les restaurants mexicains (flans ou beignets de crème glacée) sont habituellement riches en calories et en gras.

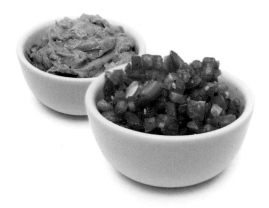

Au restaurant
minute

Prendre un repas à l'occasion dans un restaurant-minute (*fast-food*) ne tuera personne. Bien que les hamburgers et les frites y prédominent, ces restaurants offrent désormais des plats plus sains. Vous n'y trouverez pas beaucoup de légumes mais, au moins, vous pourrez réduire l'apport en gras et en calories en choisissant un sandwich grillé ou végétarien, une salade, du chili, de la soupe et des desserts pauvres en gras. Autant que possible, limitez vos repas dans ce type de restaurant à moins d'un par semaine.

dites NON

frites

croquettes de poulet

sandwich au poulet ou au poisson frit

rondelles d'oignon

la sauce du jour

bacon

hamburgers doubles

hamburgers au fromage

VOTRE PLAN D'ACTION

1. Si possible, prenez un plat grillé, par exemple un sandwich au poulet grillé (mais pas de poulet panné). Le suprême de poulet grillé de Wendy's (360 calories) et le Poulet McGrillé de McDonald sont de bons choix.

2. Le hamburger n'est pas si mauvais non plus, mais commandez le plus petit. Avec ses 280 calories, le Junior de Wendy's est pauvre en glucides (alors que le Whopper double avec fromage de Burger King a 1060 calories.) Ou prenez un burger végétarien ; Burger King en offre un (le Végé BK : 380 calories), et McDonald en offre dans certains de ses restaurants (McVégé : 350 calories).

3. Commandez à la carte. Le combo (plat principal, frites et boisson gazeuse) est offert à rabais, mais c'est loin d'être un rabais d'un point de vue nutritionnel. Remplacez la boisson gazeuse par de l'eau, du jus d'orange, du thé chaud, du café ou du lait écrémé. Si, exceptionnellement, vous avez envie de vous payer la traite, allez-y pour les frites, mais choisissez le plus petit format.

4. Prenez une salade, sans fromage, miettes de bacon et autres garnitures. Mieux : prenez une salade comme plat principal, par exemple, la salade avec poulet grillé sur le feu de Burger King (avec vinaigrette) ou la salade de poulet à la mandarine de Wendy's (avec sauce orientale au sésame).

5. Prenez du yogourt. Chez Wendy's, vous pouvez commander des fruits frais avec du yogourt (220 calories) ; McDonald offre un parfait au yogourt et aux petits fruits (160 calories).

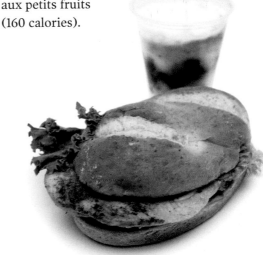

Danger : centre d'achats !

Le centre d'achats est un endroit dangereux pour votre santé ! Il arrive toujours un moment où vous avez faim, et dès lors, vous êtes pris au piège car à peu près tout ce que l'on vous propose confine au désastre nutritionnel.

Si, par exemple, vous succombez au Cinnabon (une brioche à la cannelle), vous absorbez 730 calories, principalement sous la forme de féculents à CG élevée, de sucres et de gras saturés. Prenez le Cinnabon Caramel Pecanbon, et ce sont 1100 calories que vous absorbez, plus de la moitié de ce que la plupart des gens ont besoin en une journée !

Un croissant chez Dunkin' Donuts fournit 330 calories ; faites-le descendre avec un café crème Coolata (350 calories), et vous atteignez les 680 calories. Et vous n'avez pas encore mangé, juste pris un en-cas !

Y a-t-il moyen de sauver votre peau ? Peut-être, si vous faites preuve d'une extrême vigilance.

S'il y a un Subway dans les parages, par exemple, vous pouvez commander un sandwich au bœuf rôti (15 cm/6 po) sur pain de blé entier ; il n'a que 290 calories, très peu de gras saturés et une faible quantité de glucides (45 g). Ou commandez un sandwich de qualité semblable au jambon, à la poitrine de poulet grillée au four, à la poitrine de dinde ou un club sandwich. Ajoutez à cela une minestrone, et vous n'absorberez que 90 calories de plus. Commandez une boisson diète ou de l'eau, et vous aurez pris un repas très satisfaisant pour aussi peu que 380 calories.

Par contre, si tout ce dont vous avez besoin est une collation, vous aurez pris soin d'apporter avec vous une poignée de fruits à écale, de petites carottes ou une pomme.

Un bon conseil : enfilez votre manteau, prenez l'escalier roulant et sortez du centre d'achats ! C'est votre meilleure stratégie de survie...

Un risque insoupçonné : les boissons au café

Vous devez faire preuve d'une grande vigilance lorsque vous commandez du café. Ici, nous pointons du doigt Starbucks, mais c'est la même chose chez Dunkin' Donuts et d'autres établissements semblables qui se servent du café comme véhicule pour la crème, le chocolat, le caramel et le sucre.

Pensez au Frappucino double crème avec pépites de chocolat et crème fouettée, grand format (710 ml/24 oz), par exemple. Il contient 86 g de sucre. Comme la CG de 10 g de sucre, soit environ 2½ c. à thé, est de 6, celle de la boisson sera d'environ 52, ce qui est *très* élevé, si on considère qu'une CG de 20 est élevée. Mais ce n'est pas tout : cette boisson fournit également 25 g de gras, la moitié sous forme de gras saturés, le type qui bouche les artères et contribue à l'insulinorésistance. Il y a plus de gras et de gras saturés dans cette boisson que dans un hamburger de un quart de livre avec fromage de McDonald.

Le Frappucino au moka est un peu mieux mais si vous prenez le grand format, vous ingérez tout de même 530 calories, 18 g de gras et 69 g de sucre (l'équivalent d'environ 17 c. à thé). À la place, vous pourriez prendre un cappucino fait avec du lait écrémé. Même le grand format ne fournit que 130 calories et environ 16 g de sucre (environ 4 c. à thé, soit une CG de 10).

Bien sûr, le café noir fraîchement préparé ne fournit pratiquement aucune calorie. Chez Starbucks, par exemple, si vous prenez un grand café noir avec 2 c. à thé de sucre, vous absorberez moins de 40 calories. Il vous faudrait en boire plus de 18 pour absorber la même quantité de calories que si vous preniez un Frappucino double crème. Sa CG est d'environ 5 ; même en ajoutant 2 c. à soupe de lait à 2 %, il ne fournit que 57 calories.

Si vous voulez une boisson froide, demandez un simple café glacé (avec lait écrémé, si désiré) que vous sucrerez vous-même.

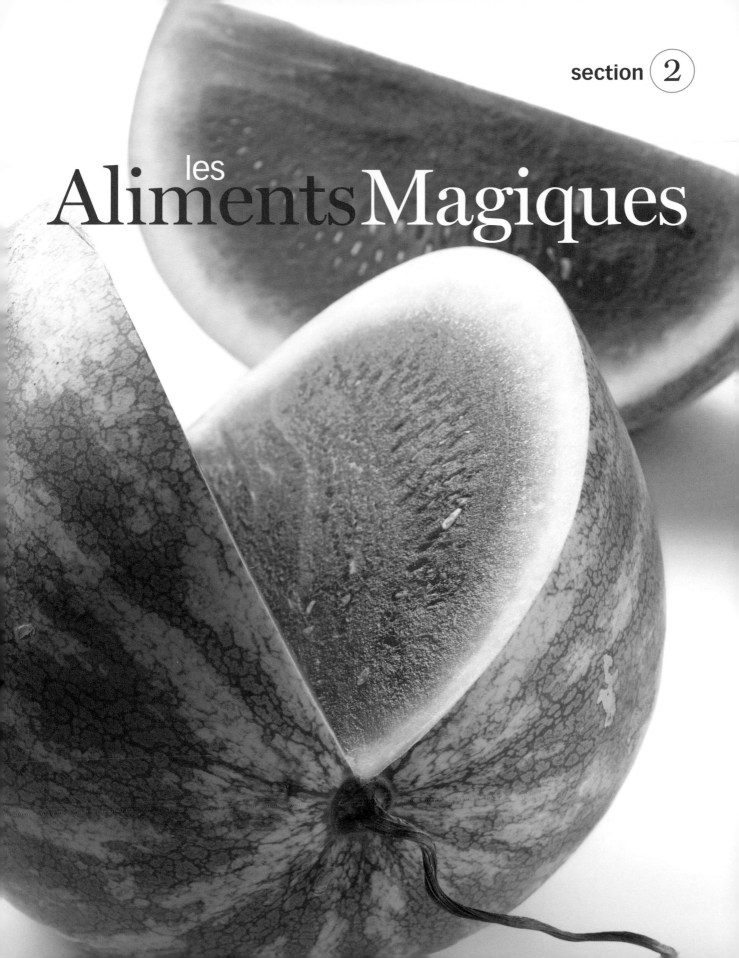

les Aliments Magiques

agneau

CG TRÈS BASSE

La viande d'agneau ou de mouton a peut-être été la première à être consommée par les humains et, dans certaines parties du monde, c'est celle que l'on consomme le plus. Si vous choisissez les bonnes coupes, l'agneau est un aliment tout aussi magique que le bœuf.

Le gigot est la partie la plus maigre, particulièrement le jarret (le soc l'est moins). En fait, le jarret avant est encore plus maigre, mais il doit cuire longuement dans un liquide car il est moins tendre. Les côtelettes de longe sont un peu plus grasses et l'épaule encore plus. Les côtelettes du carré sont les morceaux les plus gras, de même que la viande hachée. Si vous voulez de l'agneau haché maigre, vous devrez le faire préparer sur place par le boucher en lui demandant d'utiliser les coupes les plus maigres.

L'agneau est moins persillé que le bœuf ; il est donc facile d'enlever la couche externe de gras.

Prime santé

Tout comme le bœuf, l'agneau est riche en vitamines du complexe B, en fer et en zinc. Ce dernier minéral est essentiel à la santé du système immunitaire. Quant au fer, son déficit entraîne une baisse de l'énergie et de la concentration. Enfin, les vitamines B améliorent le ratio entre cholestérol HDL et cholestérol LDL, et abaissent le taux d'homocystéine, un acide aminé associé à un risque élevé de crise cardiaque, d'accident vasculaire cérébral (AVC) et de maladie d'Alzheimer.

Trucs culinaires

L'agneau destiné à la boucherie a généralement moins d'un an ; sa chair est donc tendre et juteuse. La viande doit être rose, de texture fine et avoir le moins de gras ferme possible. Retirez le gras visible ainsi que la membrane qui recouvre le gras de surface. La viande des animaux de plus d'un an est appelée « mouton ». Sa saveur est plus forte, et elle est moins tendre, mais plus maigre que celle de l'agneau. Pour l'attendrir, faites-la cuire longuement à feu moyen.

PORTION IDÉALE : 85 g (3 oz)

Si c'est votre seul plat de viande de la journée, vous pouvez en prendre 170 g (6 oz).

Magie à la carte

Ragoûts, côtelettes, caris, gigot, etc., il y a une multitude de manières d'apprêter cet aliment magique.

- La fin de semaine, préparez un gros ragoût et congelez les restes pour les consommer plus tard dans la semaine. Mettez de nombreux légumes : carotte, courge, oignon, pois, patate douce.

- Préparez des brochettes en alternant morceaux d'agneau cru et morceaux de courgette, tomate, et oignon. Faites grillez et servez sur du couscous de blé entier.

- Faites brunir des jarrets, puis faites-les braiser pendant 2 ou 3 heures dans du vin rouge aromatisé d'ail émincé et de romarin.

- Servez de l'agneau rôti ou grillé avec une sauce composée de yogourt maigre, de feuilles de menthe hachées, d'ail émincé et d'un soupçon de piment de cayenne.

- Pour enrichir une salade taboulé en protéines, ajoutez-lui des restes d'agneau cuit. Ou mettez-en dans un plat de boulghour cuit dans du bouillon de poulet et accompagné de céleri et d'oignon sautés, ainsi que d'amandes en julienne. Saupoudrez de cannelle, un autre ingrédient magique.

RECETTES

Estouffade d'agneau aux légumes du printemps *229*
Côtelettes d'agneau en croûte de moutarde *232*

agrumes

CG TRÈS BASSE

Les agrumes – oranges, mandarines, pamplemousses, fruits citrins – contribuent de façon spectaculaire à stabiliser la glycémie. Ils sont riches en pectine, un type de fibres solubles qui maintient la glycémie et le taux de cholestérol à des niveaux acceptables. De plus, comme la plupart des fibres, la pectine procure un sentiment de satiété de longue durée, vous aidant à résister à la tentation de manger avant l'heure du prochain repas. Parmi les 20 fruits et légumes les plus consommés, l'orange et le pamplemousse sont les plus riches en fibres solubles.

Ils sont peu caloriques (une orange fournit 80 calories, un pamplemousse, 41 et une mandarine, 45). D'ailleurs, il se peut qu'on ait bien mal jugé la diète à base de pamplemousse, très contestée à une certaine époque. Il semble bien que le pamplemousse puisse vraiment vous aider à perdre du poids. Dans une étude menée à la Scripps Clinic de San Diego (É.-U.) auprès de 100 personnes obèses, on a observé que celles qui prenaient un demi-pamplemousse ou buvaient un jus de pamplemousse avant chaque repas avaient perdu en moyenne 1,5 à 1,6 kg (3,3 à 3,6 lb), comparativement à 225 g (0,5 lb) chez celles qui n'en mangeaient pas. Ce fruit agit probablement en réduisant les pics d'insuline après les repas (moins

Pamplemousse : un demi.

le pic est élevé, mieux l'organisme utilise le glucose). Naturellement, en mangeant du pamplemousse avant le repas, vous aurez moins faim lorsque le plat principal sera servi.

Les agrumes sont riches en vitamine C, un anti-oxydant qui contribue à combattre la maladie cardiaque et les complications du diabète (neuropathie et rétinopathie). Une seule orange en fournit plus que l'apport quotidien recommandé et un demi-pamplemousse en fournit 78 %.

Un mot à propos des jus de fruits : bien qu'ils soient plus nutritifs que les boissons gazeuses, vous devez surveiller les quantités : tenez-vous en à un verre de 125 à 180 ml (4 à 6 oz). Privé des fibres du fruit, le jus est beaucoup plus calorique et a un effet plus marqué sur la glycémie. Ainsi, la CG d'une orange est de 5 (très basse), tandis que celle d'un verre de 125 ml (4 oz) de

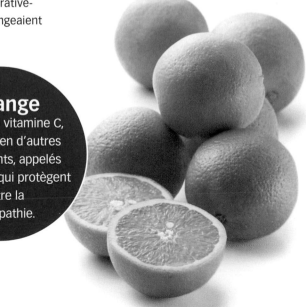

L'orange est riche en vitamine C, mais aussi en d'autres antitoxydants, appelés flavonoïdes, qui protègent contre la cardiopathie.

agrumes suite

jus est de 12, donc beaucoup plus élevée. Sans compter que nous en buvons généralement plus qu'un verre de 125 ml.

N'allez pas croire que le jus d'orange avec pulpe contient plus de fibres, car ce n'est pas le cas. Par contre, le jus fraîchement pressé pourrait en contenir plus puisque les membranes du fruit se retrouvent dans le verre.

Quant au jus de pamplemousse, lisez l'étiquette avant d'en acheter pour vous assurer qu'il ne contient pas de sucre ajouté. Si le jus de pamplemousse ordinaire vous semble trop amer, optez pour le jus de pamplemousse rouge ou rose, naturellement plus sucré.

Prime santé

En plus d'abaisser le taux de cholestérol, les agrumes pourraient protéger contre le cancer : des études montrent que certains de leurs composés peuvent empêcher que les cellules normales du côlon se transforment en cellules cancéreuses. En outre, les pamplemousses rouge et rose contiennent du lycopène, une substance qui, selon des études, pourrait contribuer à diminuer le risque de cancer du sein et de la prostate.

Trucs culinaires

Pour vous faciliter la vie, utilisez un couteau à pamplemousse ou un ustensile à couper les agrumes, sorte d'hybride entre les ciseaux à salade et la roulette à pizza, qui permet d'enlever les quartiers de fruits ou de les laisser en place (il peut servir aussi pour l'orange). Ou utilisez une cuiller à pamplemousse à bord dentelé.

Ne jugez pas de la qualité d'une orange à sa couleur. Cette belle teinte orangée n'indique pas nécessairement que le fruit a été récolté bien mûr mais plus vraisemblablement que l'écorce a été teinte. Les fruits doivent être bien fermes et lourds dans la main.

Pamplemousse et pilules ne font pas toujours bon ménage

Le pamplemousse renferme des composés qui peuvent interférer avec certains médicaments d'ordonnance, augmentant ou atténuant leur effet. Par exemple, le fruit, ou son jus, peut augmenter l'effet des statines, médicaments prescrits aux diabétiques pour faire baisser leur taux de cholestérol. Résultat : ces personnes courent le risque de subir les effets toxiques du médicament. Surveillez votre consommation de pamplemousse et, au besoin, discutez-en avec votre médecin.

Magie à la carte

- Prenez ½ pamplemousse au début du déjeuner.
- Ajoutez des quartiers de pamplemousse et d'orange dans vos salades vertes.
- Au souper, garnissez votre assiette de quartiers d'orange... et mangez-les!
- Préparez une boisson frappée avec des oranges pelées et épépinées, du yogourt nature maigre, des fraises surgelées et de la vanille.

RECETTES

Salade au poulet rôti et à l'orange *210*
Salade d'orange et de grenade *278*
Pamplemousse rose caramélisé *277*
Épinards, avocat et pamplemousse en salade, sauce aux graines de pavot *216*

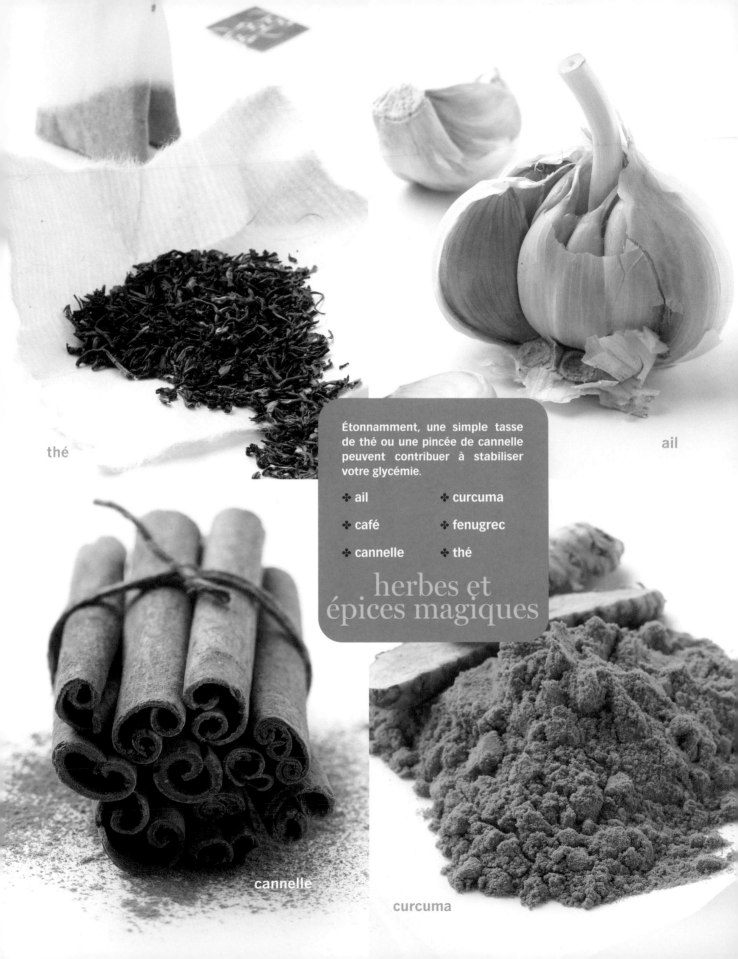

thé

ail

Étonnamment, une simple tasse de thé ou une pincée de cannelle peuvent contribuer à stabiliser votre glycémie.

❖ ail   ❖ curcuma

❖ café   ❖ fenugrec

❖ cannelle   ❖ thé

herbes et
épices magiques

cannelle

curcuma

ail

CG TRÈS BASSE

Vous savez probablement que l'ail est bon pour votre cholestérol. Et si vous êtes « aillophile », vous l'utilisez dans une multitude de plats, ce qui est une excellente idée parce qu'il est aussi très bon pour votre glycémie.

Selon des études animales préliminaires, l'ail pourrait augmenter la sécrétion d'insuline, donc faire baisser la glycémie, et améliorer l'insulinosensibilité, donc renverser le cours du diabète. Comme les suppléments d'ail ne semblent pas avoir d'effet sur la glycémie, il est préférable de prendre l'ail frais. Selon une étude animale plus récente, à doses élevées, l'ail cru abaisse la glycémie.

De nombreuses études ont montré qu'il abaissait également le taux de mauvais cholestérol (LDL) et augmentait le taux de bon cholestérol (HDL). Les auteurs d'une revue de cinq essais au cours desquels les participants avaient reçu soit des suppléments d'ail soit des placébos, ont conclu que, à raison de 1½ à 3 gousses par jour pendant 2 à 6 mois, l'ail pouvait faire baisser le taux de cholestérol total de 9 %. De plus, il éclaircit le sang, réduisant le risque de formation de caillots.

Prime santé

Une alimentation riche en ail pourrait contribuer à réduire le risque de divers cancers, dont le cancer de l'estomac et celui du côlon. De plus, ce petit bulbe piquant abaisse la pression artérielle.

Trucs culinaires

Procurez-vous un presse-ail, ustensile très pratique qui vous évitera d'avoir à hacher votre ail. Gardez l'ail au frais et à l'obscurité, par exemple dans une simple tasse que vous rangerez dans le placard de la cuisine, ou dans un contenant en terre cuite muni d'un couvercle et percé de trous. Conçus à cet effet, ces contenants protègent contre la lumière tout en laissant passer l'air. Ne conservez surtout pas l'ail au réfrigérateur : il risquerait de germer prématurément.

Pour peler une gousse, frappez-la avec le plat d'un gros couteau ; la pelure se détachera facilement.

PORTION IDÉALE : à volonté

Vraiment, mangez-en autant que vous voulez.

Magie à la carte

⚙ Ajoutez de l'ail sauté à n'importe quel plat de poulet, poisson, bœuf ou tofu.

⚙ L'ail rôti peut remplacer le beurre sur le pain, dans les pommes de terre pilées ou les pâtes. Séparez les bulbes et mettez-les sur une plaque à pâtisserie sans les peler ; arrosez d'un filet d'huile d'olive, salez et faites cuire environ 30 minutes au four à 190 °C (375 °F), en remuant à l'occasion. Pressez les bulbes pour en extraire la chair.

⚙ Ajoutez de l'ail émincé dans du riz ou un autre plat de grains avant de les faire cuire.

⚙ Ajoutez de l'ail émincé dans votre vinaigrette.

⚙ Faites sauter dans de l'huile d'olive des épinards, des champignons ou d'autres légumes avec de l'ail.

⚙ Faites mariner du bœuf dans une marinade composée d'huile d'olive, de vinaigre balsamique, de moutarde épicée, de poivre noir et d'ail émincé (mettez-en amplement). Réfrigérez 2 heures.

⚙ Lorsque vous faites des grillades, profitez-en pour faire griller des bulbes entiers avec leur peau. Retournez-les à l'occasion pour que la cuisson soit uniforme. Ils sont prêts lorsque la peau est brun foncé et qu'ils se pèlent sans difficulté.

RECETTES

aubergine

CG
TRÈS BASSE

On mange peu de ce légume en Amérique en dehors de l'aubergine parmigiana, qui contient plus de gras que deux grosses portions de frites. C'est dommage parce que l'aubergine donne du volume aux plats, aux pâtes par exemple, et permet d'en abaisser la CG. Sa texture presque viandeuse permet de l'utiliser à la place de la viande, par exemple dans une lasagne, diminuant d'autant l'apport en calories et en gras saturés.

Si vous évitez de la faire frire (l'aubergine agit comme une éponge, absorbant quatre fois plus de gras que la pomme de terre), elle est pauvre en calories (elle contient près de 95 % d'eau) et en glucides. Riche en fibres solubles, elle fait partie des aliments qui contribuent à faire baisser la glycémie et le taux de cholestérol.

Prime santé

Sans être un réservoir de vitamines et de minéraux, l'aubergine est l'un des légumes les plus riches en antioxydants que vous puissiez trouver à l'épicerie, se classant au même niveau que les épinards et la patate douce.

Trucs culinaires

Il y a des dizaines de variétés d'aubergine, de formes, de couleurs et de tailles diverses, mais si possible, recherchez la variété Black Magic ; elle contient près de trois fois plus d'antioxydants que les autres.

Pour éviter que l'aubergine n'absorbe trop d'huile, salez les tranches et laissez-les dégorger environ

ne vous laissez pas prendre

Certains accusent l'aubergine, comme les autres plantes de la famille des solanacées, d'aggraver les symptômes de l'arthrite. Mais selon la Arthritis Foundation, cette croyance ne se fonde sur aucune preuve scientifique.

PORTION IDÉALE : ½ tasse

Comme l'aubergine est très peu calorique et que sa CG est très basse, vous pouvez en manger à volonté, à la condition d'avoir la main légère avec l'huile.

15 minutes sur une grille placée sur un bol ou dans l'évier. Retournez-les, salez à nouveau et laissez dégorger 15 minutes de plus. Rincez pour enlever le surplus de sel, puis épongez avec un essuie-tout.

Magie à la carte

- Comme entrée, servez du baba ganoush, une spécialité du Moyen-Orient à base d'aubergine rôtie, d'ail émincé, de tahini (purée de sésame), de jus de citron et d'huile d'olive. Servez avec du pain pita, des craquelins de blé entier, ou tartinez-en le pain de votre sandwich.

- Pour le souper, préparez une ratatouille, un plat de légumes consistant qui comprend de l'aubergine, des oignons, de l'ail, des tomates et de l'huile d'olive.

- Faites sauter de l'aubergine avec de l'oignon et de l'ail, et remplacez une partie du bœuf haché d'un plat avec cette préparation ; vous ingérerez moins de calories et plus d'antioxydants.

- Dans la lasagne, remplacez le bœuf haché par de l'aubergine et des champignons.

- Faites griller de petites aubergines japonaises après les avoir enduites d'un mélange d'huile d'olive, d'ail émincé, de sel et de poivre. Servez comme plat d'accompagnement.

RECETTES

Caponata *202*

Sandwichs à l'aubergine grillée, sauce au poivron rouge et aux noix *220*

Penne en sauce tomate à l'aubergine *256*

avocat

CG TRÈS BASSE

Contrairement aux autres fruits (eh oui, il s'agit bien d'un fruit), l'avocat est très riche en gras : un seul avocat en contient 25 à 30 g. Mais comme les gras n'ont pas d'effet sur la glycémie, il est à ajouter à votre liste d'aliments magiques, à la condition d'en manger avec modération.

Mais, direz-vous, tout ce gras n'est-il pas mauvais pour la santé ? Heureusement, il s'agit surtout de gras mono-insaturés, bons pour le cœur, de la même qualité que ceux de l'huile d'olive. Des études indiquent que ce type de gras pourrait contribuer à la régulation de la glycémie. Or le 5e secret magique vous incite à privilégier les bons gras. Ajoutez de l'avocat dans un sandwich ou prenez-en avec un repas comprenant du pain ou d'autres glucides, et ses bons gras contribueront à ralentir le processus de digestion du repas, ce qui est bon pour votre glycémie.

Contrairement aux gras saturés présents dans le beurre et la viande, les gras mono-insaturés n'augmentent pas l'insulinorésistance, problème qui rend très difficile la régulation de la glycémie. De fait, le gras de l'avocat pourrait renverser le cours de l'insulinorésistance, contribuant à stabiliser votre glycémie. L'avocat renferme également plus de fibres solubles, qui contribuent aussi à stabiliser la glycémie et le taux de cholestérol, et de protéines que tout autre fruit.

Évidemment, l'avocat étant très calorique, il ne faut pas en abuser.

Prime santé

L'avocat est riche en stérols, des composés qui contribuent à abaisser le taux de cholestérol. Il contient également des vitamines et des minéraux, notamment de la vitamine E, du magnésium, de la vitamine C, de l'acide folique et du zinc. À quantités égales, il fournit plus de potassium que la banane.

PORTION IDÉALE : ⅕ avocat

Coupez l'avocat en 5 parties égales ; chacune fournira environ 55 calories. Cela peut vous sembler beaucoup, mais pensez que 1 c. à soupe de mayonnaise ou de beurre fournit 100 calories, tandis que la même quantité de sauce à salade en fournit 75. L'avocat est moins calorique tout en étant plus nutritif.

Trucs culinaires

Tenez l'avocat dans la main et appuyez délicatement sur la peau avec le pouce, puis retournez-le et appuyez à nouveau ; si elle cède légèrement sans se marquer (signe de mûrissement avancé), le fruit est à point.

Magie à la carte

- Le guacamole est la préparation classique pour ce fruit. Pour varier, ajoutez-y un peu de cari, de la sauce aux haricots chaude ou de la pâte de piments ; ou encore, du basilic, des tomates séchées, du fromage parmesan et des pignons.

- Pilez de l'avocat et tartinez cette purée sur du pain (de grain entier, bien entendu), un bagel ou des muffins ; il abaissera la CG du repas.

- Ajoutez des morceaux d'avocat dans une salade pour abaisser la CG du repas. Autre avantage : grâce à lui, vous absorberez mieux les caroténoïdes (le bêtacarotène, par exemple) des verdures.

Substitutions futées

Plutôt que de mettre du fromage dans votre sandwich, mettez une tranche d'avocat, ce qui vous permettra de troquer des bons gras contre des mauvais.

Plutôt que de prendre du fromage à la collation, avalez une tranche d'avocat assaisonnée d'un filet de jus de citron.

RECETTES

avoine

CG
MOYENNE

Un bol brûlant de gruau d'avoine assaisonné de cannelle magique n'est pas seulement un plat réconfortant. Les études montrent que cette céréale prévient l'élévation trop rapide de la glycémie et de l'insulinémie après un repas, tant chez les personnes diabétiques que chez celles qui ne le sont pas.

Cette action est due à la richesse en fibres solubles de l'avoine. Les fibres se transforment en substance gélatineuse dans l'estomac, ce qui ralentit la digestion et, par conséquent, agit positivement sur la glycémie. L'avoine est également une excellente source de manganèse, un minéral qui joue un rôle dans le métabolisme du glucose sanguin.

Des dizaines d'études ont permis de conclure qu'en consommant de l'avoine 5 ou 6 fois par semaine, on pouvait diminuer de 39 % le risque de diabète du type 2. Et comme il s'agit d'un grain entier, en consommant cette céréale tous les matins, vous

PORTION IDÉALE : ½ tasse, cuite

L'avoine, un aliment glucidique lent, est bon pour votre cœur, à la condition d'en manger avec modération. Si vous en prenez plus d'une tasse, la CG montera d'échelon et se retrouvera dans la catégorie élevée. Ajoutez plutôt des fruits et quelques noix.

vous rapprochez du but énoncé dans le 3e secret magique : trois de vos portions quotidiennes de glucides devraient être des grains entiers.

De plus, l'avoine combat la maladie cardiaque, comme on l'indique désormais sur les emballages. On l'a prouvé sans l'ombre d'un doute au cours de plus de 40 études réparties sur 30 ans. Cet effet est largement dû aux bêta-glucanes, un type de fibres solubles présent dans l'avoine.

Autre avantage : l'avoine procure un sentiment de satiété de longue durée. Dans une étude, on a observé

AVOINE : glossaire

L'avoine est bonne pour la glycémie sous toutes ses formes, mais d'un produit à l'autre, elle présente des différences de texture et de saveur.

Décortiquée : avoine nettoyée, rôtie, décortiquée et nettoyée à nouveau. C'est le produit d'avoine le moins transformé et, par conséquent, il nécessite un trempage et une longue cuisson.

Irlandaise : avoine décortiquée et broyée grossièrement à l'aide de disques d'acier. Elle demande une cuisson de 30 à 45 minutes ; sa saveur est marquée et sa texture exige qu'on la mastique bien.

Flocons à l'ancienne : avoine cuite à la vapeur, roulée, cuite à nouveau à la vapeur et rôtie. Elle exige une cuisson d'environ 15 minutes.

Instantanée : avoine ayant subi la même préparation que la précédente, mais la céréale a été coupée plus finement. Elle n'exige aucune cuisson comme telle : il suffit de verser de l'eau bouillante dessus et de remuer.

Farine d'avoine : elle est obtenue par mouture du grain et séparation d'avec le son. Elle ne contient pas de gluten.

Son d'avoine : partie du grain qui reste après qu'on l'ait moulu pour en faire de la farine. Plus riche en fibres insolubles que le grain, il peut être préparé en céréale chaude, comme du gruau.

Il y a flocons d'avoine et flocons d'avoine

L'avoine se présente sous diverses formes, certaines plus transformées que d'autres (voyez le glossaire sur l'avoine, à la page précédente). La CG de l'avoine la moins transformée est d'environ 20 % inférieure à celle de la plus transformée. Mais même très transformée (avoine instantanée), sa CG est moyenne, et elle constitue une bonne source de fibres. Attention toutefois : beaucoup de produits à base d'avoine instantanée ont du sucre ajouté (jusqu'à 4 c. à thé par paquet).

que les personnes qui mangeaient de l'avoine au déjeuner ingéraient près d'un tiers de calories en moins au dîner que celles qui avaient pris une céréale froide sucrée. (Le son d'avoine est aussi bon pour votre glycémie que les flocons. Voir p. 154.)

Prime santé

Le bêta-glucane, la fibre soluble de l'avoine, aide non seulement à réguler la glycémie et le taux de cholestérol, mais pourrait aussi contribuer à stimuler votre système immunitaire et dès lors, à combattre l'infection, en plus d'abaisser la pression artérielle. L'avoine est aussi une bonne source de phytoéléments qui pourraient aider à diminuer le risque de cancer du sein en simulant l'action de l'œstrogène, empêchant ainsi l'hormone naturelle d'induire le développement de cellules cancéreuses. L'avoine est aussi riche en polyphénols et saponines, des antioxydants protecteurs.

Trucs culinaires

Ne remplacez pas les flocons à cuisson rapide ou à l'ancienne par des flocons instantanés dans les recettes. La texture de ces derniers est différente et on leur ajoute généralement des arômes.

Magie à la carte

❂ Passez de l'avoine au mélangeur, et enduisez-en du poisson ou du poulet avant de les cuire.

❂ Au déjeuner, prenez des muffins au son d'avoine.

❂ Dans les crêpes ou les gaufres, remplacez un tiers de la farine par de l'avoine que vous aurez finement moulue au mélangeur.

❂ Confectionnez des biscuits à l'avoine (remplacez un tiers de la farine blanche par de la farine de blé entier) que vous assaisonnerez avec de la cannelle magique.

❂ Épaississez soupes et ragoûts avec de la farine d'avoine.

❂ Comme dessert, servez un croquant ou une tourte aux fruits et à l'avoine. Attention au beurre, toutefois : utilisez de préférence une margarine-santé, par exemple la Smart Balance.

Substitutions futées

Plutôt que de manger une céréale sucrée au déjeuner, prenez des flocons d'avoine à l'ancienne avec des raisins secs et des noix.

Remplacez la chapelure par de l'avoine dans les boulettes et les pains de viande.

Remplacez un tiers de la farine de blé par de la farine d'avoine dans vos pains et pâtisseries.

RECETTES

Croustillant aux pommes et aux canneberges *286*
Muffins aux flocons d'avoine et aux bleuets *198*
Crêpes ou gaufres multicéréales *192*
Carrés aux flocons d'avoine et beurre d'arachide *207*
Gruau aux pommes et aux graines de lin *193*
Boulettes de dinde *242*

baies

Non seulement les baies colorées sont-elles agréables au goût, mais elles ont un effet magique sur la glycémie. Leur douceur est trompeuse : le fructose, sucre naturel qui se trouve dans la plupart des fruits, est plus sucré que le sucre de table, si bien qu'il en faut beaucoup moins (donc moins de calories) pour obtenir le même effet. Il est aussi meilleur pour votre glycémie, provoquant une élévation beaucoup plus faible que ne le fait le sucre de table.

Les baies sont riches en fibres et en anthocyanines, des pigments bleus ou rouges naturels qui, selon les scientifiques, pourraient contribuer à diminuer la glycémie en stimulant la production d'insuline.

Prenez des baies fraîches ou surgelées plutôt que leur jus. Ce dernier est tout aussi riche en phyto-nutriments, mais il est beaucoup plus calorique et il lui manque un ingrédient essentiel pour la régulation de la glycémie : les fibres.

Attention aux confitures : même celles qui sont composées à 100 % de fruits ont du sucre ou du jus de fruit ajouté, si bien que leur CG est plus élevée que celle des fruits entiers. Tenez-vous en à une cuillerée à soupe, que vous étalerez idéalement sur une tranche de pain ou un muffin de grain entier.

Prime santé

Les baies, particulièrement le bleuet, ont la réputation, à juste titre, d'être riches en antioxydants. Des études montrent qu'en en mangeant chaque jour, vous contribuez à préserver la santé de vos yeux, à diminuer votre risque de cardiopathie et de cancer, et à conserver vos facultés mentales et votre mémoire.

La fraise est une très bonne source de vitamine C : à quantités égales, elle en fournit autant que l'orange. Des études montrent que, chez les personnes qui en mangent une portion par jour, la pression artérielle est plus basse et le taux sanguin d'acide folique (bon pour la santé des artères) est plus élevé.

Quant à la canneberge, elle protège contre les infections urinaires. Selon les experts, il suffit de 45 g (1½ oz)

de canneberges séchées par jour pour assurer cette protection. Les chercheurs ont aussi découvert que le bleuet contenait les mêmes composés anti-infectieux.

Trucs culinaires

Les baies étant fragiles, choisissez-les avec soin : elles doivent être charnues et ne présenter ni meurtrissures ni moisissure. La peau des bleuets doit être bien lisse ; lorsque vous les lavez, essayez de préserver la pruine blanche qui se trouve en surface car c'est un composé protecteur. Les petits grains qui forment les framboises et les mûres doivent être intacts, sinon les baies risquent de perdre leur jus et de se détériorer.

Conservez les baies au réfrigérateur et ne les lavez qu'au moment de les servir pour éviter qu'elles ne se détériorent.

Comme la fraise a été classée par un groupe américain de travail sur l'environnement parmi les douze fruits et légumes les plus susceptibles de contenir des résidus de pesticides, optez pour les fraises « bio » autant que possible.

Pour profiter des baies tout au long de l'année, achetez-les en saison et congelez-les. Voici quelques conseils :

❂ Le bleuet et la fraise se congèlent mieux que les autres baies. La framboise et la mûre sont plus fragiles : la congélation risque de modifier leur texture.

❂ Lavez les baies à l'eau froide et laissez-les sécher complètement sur un essuie-tout ou dans une passoire.

❂ Étalez-les ensuite sur du papier ciré posé sur une plaque à pâtisserie que vous mettrez au congélateur.

❂ Enfin, mettez-les dans un sac à congélation que vous remettrez immédiatement au congélateur.

baies _{suite}

Magie à la carte

Les baies peuvent être ajoutées à d'innombrables plats, leur conférant saveur, douceur et couleur.

- ❂ Garnissez-en les gaufres, les crêpes ou les céréales.

- ❂ Ajoutez-en à votre préparation à muffins.

- ❂ Mettez des bleuets congelés dans du yogourt nature : vous aurez une collation satisfaisante.

- ❂ Osez la salsa aux bleuets (de préférence avec des petits bleuets) : dés d'oignon, de piment jalapeno et de poivron rouge, feuilles de coriandre et jus de citron.

- ❂ Au déjeuner, au dîner et au souper, garnissez votre assiette de fraises entières.

- ❂ Pour un dessert décadent mais sain, arrosez des fraises fraîches d'une cuillerée à soupe de sirop au chocolat.

- ❂ Mettez une généreuse cuillerée de baies fraîches sur un peu de yogourt glacé ou de crème glacée.

- ❂ Agrémentez vos salades vertes de quelques baies fraîches.

- ❂ Ajoutez des canneberges séchées aux salades vertes ou aux plats de grains.

- ❂ Préparez une boisson frappée avec du yogourt, des baies fraîches ou congelées, de l'essence de vanille et du jus d'orange.

RECETTES

Yogourt fouetté aux baies et graines de lin *208*

Muffins aux flocons d'avoine et aux bleuets *198*

Cantaloup et bleuets au thé vert et à la lime *276*

Croustillant aux cerises et aux framboises *287*

Gâteau au fromage, chocolat et framboise *284*

Yogourt glacé instantané aux fraises *277*

Friands de gâteau au fromage parfumé au citron et aux bleuets *279*

Flan aux baies et aux amandes *288*

Soupe aux baies et aux fruits à noyau *276*

Crêpes ou gaufres multicéréales *192*

Croustillant aux pêches et aux framboises *287*

Clafoutis aux poires et aux framboises *283*

Croustillant aux mûres et à la rhubarbe *286*

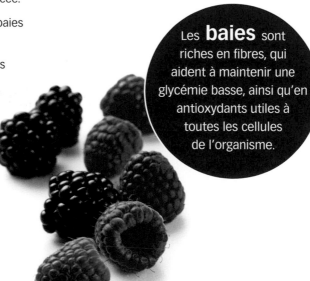

Les **baies** sont riches en fibres, qui aident à maintenir une glycémie basse, ainsi qu'en antioxydants utiles à toutes les cellules de l'organisme.

beurre d'arachide

CG TRÈS BASSE Le beurre d'arachide n'est pas destiné uniquement aux enfants, bien qu'il vaille mieux éviter la classique tartine de pain blanc caoutchouteux au beurre d'arachide et à la confiture de votre enfance. Mais à petites doses, c'est un aliment magique tout comme l'arachide (ou cacahuète) d'ailleurs.

Son action favorable sur la glycémie est due à deux types de nutriments : les protéines et les bons gras (insaturés). De fait, les chercheurs de la célèbre Nurses' Health Study ont découvert que, chez les femmes qui prenaient du beurre d'arachide au moins cinq fois par semaine, le risque de diabète était inférieur de 30 % à celui des femmes qui n'en mangeaient pas.

Peut-être avez-vous entendu parler de la diète au beurre d'arachide. Pure folie, vous dites-vous ? Au contraire, pas si fou si on songe à sa richesse en fibres, en bons gras et en protéines. Dans une étude menée à l'université Purdue, on a observé que, chez les personnes qui en mangeaient, le sentiment de satiété durait deux heures de plus que chez celles qui

Autres bons beurres

Le beurre des autres fruits à écale (amande, noix et pistache, par exemple) est aussi très bon pour vous (attention, par contre, aux beurres de cajou et de macadamia, qui sont plus riches en gras saturés). Le beurre des graines oléagineuses, par exemple de tournesol ou de citrouille, est aussi bon pour votre glycémie. Vous trouverez ces beurres inhabituels dans les magasins de produits naturels ou sur Internet.

prenaient une collation pauvre en fibres et riche en glucides (pour tromper votre faim entre les repas, essayez nos carrés aux flocons d'avoine et au beurre d'arachide).

Comme les fruits à écale (noix), le beurre d'arachide protège le cœur. Grâce à sa teneur en bons gras, il abaisse le taux de cholestérol. Dans une étude, on a montré que le risque de maladie cardiaque était à peu près le même chez les personnes qui tiraient l'essentiel de leurs gras mono-insaturés du beurre d'arachide que chez celles qui les tiraient de l'huile d'olive.

Le beurre d'arachide est riche en stérols, des composés végétaux (phyto-éléments) qui se sont avérés très efficaces contre le cholestérol. De plus, il contient 1 g de fibres par cuillerée à soupe.

C'est donc un excellent aliment. Mais faites preuve de vigilance lorsque vous choisissez votre produit : plusieurs sont édulcorés au sirop de maïs ou au sucre (jusqu'à ½ c. à thé pour 2 c. à soupe de beurre d'arachide). On comprend mal pourquoi, étant donné que les arachides moulues sont bonnes au goût. Il n'y a généralement pas de sucre dans les produits naturels et biologiques, et moins de sel.

Prime santé

En plus de combattre le cholestérol, les stérols pourraient protéger contre les cancers du côlon, de la prostate et du sein. Le beurre d'arachide est également une bonne source de resvératrol, un

beurre d'arachide _{suite}

antioxydant qui confère au vin rouge ses propriétés. Toutes proportions gardées, les produits naturels de beurre d'arachide contiennent plus de resvératrol que les produits ordinaires.

On a démontré qu'en mangeant du beurre d'arachide (ou du beurre d'autres fruits à écale) quelques fois par semaine, on pouvait maîtriser l'hypertension artérielle. De plus, il est riche en vitamine E, un élément important pour la santé du système immunitaire.

En outre, grâce à sa teneur en bore, dont il est une extraordinaire source, il contribue à la santé des os. Enfin, selon une étude, en mangeant du beurre d'arachide ou du beurre d'autres fruits à écale au moins cinq fois par semaine, vous pourriez diminuer le risque de calculs biliaires.

Trucs culinaires

Dans certains cas, le beurre d'arachide doit être gardé au réfrigérateur une fois entamé (lisez l'étiquette). Si l'huile remonte à la surface, laissez-le tiédir sur le comptoir, puis brassez-le. Toutefois, dans la plupart des cas vous pouvez le garder dans la dépense.

Magie à la carte

- ✪ Étalez-en sur des gaufres ou des crêpes de grain entier pour le déjeuner.

- ✪ Au dîner, prenez un sandwich au beurre d'arachide et à la banane sur du pain de grain entier.

- ✪ Pour combler un petit creux sans faire grimper votre glycémie, prenez des craquelins ou des pointes de pita de blé entier grillées, que vous aurez tartinés de beurre d'arachide.

- ✪ Pour la collation, étalez-en sur des tranches de pomme, des tiges de céleri ou des carottes.

- ✪ Essayez divers beurres de fruits à écale avec divers fruits et légumes : du beurre d'amande sur des tranches de poire est un mélange très heureux.

Substitutions futées

À la place de la confiture, mettez du beurre d'arachide sur votre pain ou votre bagel. C'est plus calorique mais plus riche en protéines et plus pauvre en sucre.

RECETTES

Trempette à l'orientale au beurre d'arachide *204*

Carrés aux flocons d'avoine et beurre d'arachide *207*

Soupe au poulet et au beurre d'arachide *224*

Pâtes de blé entier au poulet, sauce au beurre d'arachide *214*

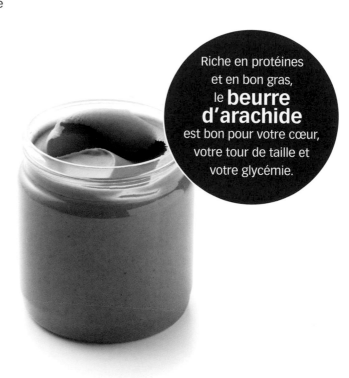

Riche en protéines et en bon gras, le **beurre d'arachide** est bon pour votre cœur, votre tour de taille et votre glycémie.

blé (germe)

CG TRÈS BASSE

Le germe de blé est l'un de ces aliments qu'il suffit de consommer en très petites quantités pour profiter de ses bienfaits. Le germe est le cœur nutritionnel du grain de blé. En plus des glucides complexes, il est riche en protéines, en gras utiles, en fibres, en vitamines et en minéraux, dont le zinc, le sélénium et le magnésium, qui contribuent à la régulation de la glycémie.

Le magnésium pourrait combattre le diabète. Des chercheurs de Harvard ont suivi 127 000 hommes et femmes (pendant 18 ans pour les premiers et 12 ans pour les secondes) n'ayant aucun antécédent de diabète, dans le but de savoir si le magnésium de leur alimentation avait un effet sur leur santé. Ils ont découvert que, chez les personnes dont l'alimentation fournissait le plus de magnésium, le risque de diabète était inférieur d'environ 34 % à celui des personnes dont l'alimentation en fournissait le moins.

Prime santé

Le germe de blé est très riche en vitamine E, un puissant antioxydant qui prévient les dommages causés aux cellules par les radicaux libres, ces molécules dont on pense qu'elles jouent un rôle important dans les maladies chroniques telles que les cardiopathies, la cataracte et la maladie d'Alzheimer.

Les diètes riches en vitamine E pourraient contribuer à prévenir le diabète. Dans le cadre d'une étude sur l'insulinorésistance et l'athérosclérose, des chercheurs de l'Université de la Caroline du Sud ont mesuré pendant 5 ans le taux sanguin de vitamine E de 900 personnes non diabétiques. Ils ont observé que celles dont le taux sanguin en vitamine E était le plus élevé (naturellement, c'est-à-dire sans apport de suppléments) couraient 88 % moins de risque de diabète de type 2 que celles dont le taux était le plus faible.

Les bons gras du germe de blé, de même que ses stérols, peuvent également contribuer à abaisser le taux de mauvais cholestérol (LDL).

PORTION IDÉALE : 2 cuillerées à soupe

La CG du germe de blé est très basse, mais il est relativement calorique (2 c. à soupe fournissent 55 calories), alors attention aux portions.

Trucs culinaires

Achetez le germe de blé nature, simplement grillé ; évitez les produits sucrés. Une fois le pot entamé, gardez-le au réfrigérateur pour l'empêcher de rancir.

Magie à la carte

La texture croquante et la saveur de noisette du germe de blé en font un aliment idéal pour de nombreux plats.

- Ajoutez-en dans les légumes vapeur et les salades vertes.

- Saupoudrez-en sur le gruau ou les céréales froides.

- Garnissez du yogourt maigre de baies et de germe de blé, ou ajoutez-en dans une boisson frappée au yogourt.

- Pour paner de la volaille ou du poisson, remplacez la chapelure par un mélange de germe de blé, de parmesan râpé et de persil séché.

- Remplacez une partie de la viande hachée de vos boulettes par du germe de blé.

- Ajoutez-en aux préparations à muffins, crêpes, gâteaux, aux plats cuits au four, à la pâte à pizza et aux croûtes de tourtes ou tourtières.

RECETTES

Macaroni au fromage relevé d'épinards *255*
Crêpes ou gaufres multicéréales *192*

blé (grain)

MOYENNE

Rappelez-vous le 2e secret magique : prenez trois de vos portions de glucides sous la forme de grains entiers. Eh bien, il est difficile de trouver plus entier que le grain de blé, simplement décortiqué. Il contient le germe et le son qui, comme vous le verrez, sont bons pour la glycémie et la santé en général.

Nous l'avons dit, les personnes qui prennent au moins trois portions par jour de grains entiers sont beaucoup moins susceptibles de souffrir du diabète de type 2 que celles qui en prennent moins.

Ce n'est pas étonnant. Dans une étude britannique, la consommation de grains de blé a entraîné une baisse plus sensible de la glycémie et de l'insulinémie que celle de la même quantité de glucides fournis par de la farine. Une étude suédoise au cours de laquelle on a comparé du pain blanc et du pain de blé à grains grossièrement moulus a donné le même résultat.

De texture ferme, les grains de blé exigent d'être bien mastiqués, ce qui est une bonne chose puisque, de la sorte, on mange plus lentement. Et, selon des études australiennes, à quantités de glucides égales, ils comblent mieux l'appétit que les autres produits à base de blé.

Prime santé

Des études de grande envergure ont montré que la consommation de grains entiers diminuait non seulement le risque de diabète, mais aussi celui de maladie cardiaque, d'accident vasculaire cérébral (AVC) et de divers cancers.

Les grains de blé fournissent des minéraux et d'autres composés qui sont détruits lorsqu'ils sont moulus pour faire de la farine blanche. C'est le cas du germe, riche en stérols, qui abaissent le taux de cholestérol.

Trucs culinaires

Les grains de blé exigent une longue cuisson (une heure ou plus, selon que vous les avez mis à tremper ou non). C'est donc une bonne idée d'en faire plus que

PORTION IDÉALE : ⅓ tasse, cuit

Il n'y a pas meilleure façon d'intégrer des grains entiers à son alimentation.

ce dont vous avez besoin pour un repas et de garder les restes au réfrigérateur (2 jours) ou au congélateur (6 mois). Il est facile alors de les ajouter aux salades, soupes, riz pilaf, préparation à crêpes, à muffins ou à pains.

Magie à la carte

Les grains de blé sont divins en salade avec des canneberges, des noix, des avocats ou des tomates. Servez-les chauds ou froids, comme plat d'accompagnement ou comme plat principal. Voici quelques autres suggestions :

- Mélangez-les avec des dés d'avocat et des tomates cerise, et arrosez de vinaigrette.
- Mélangez-les avec des poivrons grillés, servez sur un lit de laitue et arrosez de vinaigrette.
- Comme plat d'accompagnement, servez-les avec des raisins secs, des amandes en julienne, des oignons verts hachés et de la poudre de cari.
- Servez-les en céréale chaude ou froide avec du lait de soya, en ajoutant un peu de sucre brun et de cannelle.
- Incorporez-les dans une pâte à pain ou à crêpes.
- Mélangez-les avec des lentilles cuites et assaisonnez au goût.
- Mettez-en dans les soupes italiennes avec des haricots. Leur texture offre un intéressant contraste avec celle des haricots, plus crémeuse.

RECETTE

Salade de grains de blé, d'abricots séchés et de menthe *266*

blé entier PAIN ET FARINE

PORTION IDÉALE : **1 tranche**

Une petite tranche de pain de blé entier fournit environ 70 calories. Mais attention aux plus grosses tranches, qui peuvent en fournir 110.

Pourquoi manger du pain alors qu'il n'est pas si bon pour la glycémie ? Parce que le risque de diabète est plus faible chez ceux qui mangent plus de grains entiers.

Les grains entiers améliorent la réponse de l'organisme à l'insuline, donc la glycémie. Dans une étude menée auprès de 978 hommes et femmes, on a observé que l'insulinosensibilité était directement proportionnelle à la quantité de grains entiers que consommaient les sujets.

De plus, les grains entiers sont bons pour votre cœur. D'innombrables études ont permis d'observer que, chez les personnes qui en mangeaient, le risque de souffrir de maladie cardiaque était inférieur de 15 à 30 % à celui des personnes qui ne mangeaient que des produits raffinés (farine et pain blancs). Les bienfaits que procure le pain de blé entier sont attribuables à sa richesse en antioxydants, en fibres et en stérols.

Si vous voulez perdre du poids, convertissez-vous au blé entier. Dans la célèbre Nurses' Health Study de l'école de santé publique de Harvard, des chercheurs ont observé plus de 74 000 femmes. Ils ont découvert que celles qui mangeaient le plus de grains entiers couraient 49 % moins de risque de prendre du poids au cours des 12 années suivantes que celles qui en mangeaient le moins. On explique cet effet par le sentiment de satiété que procurent les fibres des grains entiers qui, rappelons-le, ne sont pas digérées et ne fournissent donc pas de calories. Les produits de grains entiers sont aussi meilleurs pour votre glycémie que les produits faits de farine raffinée. Et qui dit glycémie plus stable, dit aussi poids plus sable.

La supériorité du pain de blé entier sur le pain blanc s'explique aussi par le fait qu'il contient le germe du grain, où se concentrent les nutriments (vous ne le savez peut-être pas, mais le grain de blé est très riche en antioxydants). Pour faire le pain blanc, on retire le germe de même que le son, riche en fibres. Tout ce qui reste, c'est l'endosperme, essentiellement de l'amidon.

Pour vous assurer que le pain que vous achetez est bien du pain de blé entier, lisez les étiquettes, et pour savoir ce que vous devriez y rechercher, lisez l'encadré « Tout savoir sur le blé entier » à la page suivante.

Prime santé

Les grains entiers exercent un effet préventif sur certains cancers, notamment ceux du sein, de l'utérus et de l'ovaire (cancers hormonodépendants), et sur les cancers gastro-intestinaux (estomac, côlon et rectum). Selon diverses études, vous pouvez diminuer de 40 % le risque de cancer en mangeant de bonnes quantités de grains entiers. Selon l'Institut américain de recherche sur le cancer, les chercheurs qui ont colligé les données de 40 études récentes portant sur le lien entre consommation de grains entiers et risque de cancer ont observé que ce risque diminuait de 34 % en moyenne chez les personnes qui mangeaient beaucoup de grains entiers, comparativement à celles qui en mangeaient peu.

Les composés du grain entier qui agissent sur le cancer sont généralement des fibres, des flavonoïdes et des lignanes (composés similaires à l'œstrogène que l'on trouve dans le son et le germe).

Probablement grâce à leur richesse en fibres, les grains entiers contribuent aussi à prévenir la constipation et la diverticulite, des problèmes intestinaux.

Trucs culinaires

Comme la farine de blé entier contient plus de gras que la farine blanche, le pain de blé entier se conserve moins longtemps. Gardez-le dans un contenant hermétique au réfrigérateur ou au congélateur.

blé entier PAIN ET FARINE suite

Vous pouvez remplacer la moitié de la farine blanche par de la farine de blé entier dans vos recettes. Pour les préparations délicates comme les biscuits, prenez de la farine de blé entier à pâtisserie : elle contient moins de gluten que la farine de blé entier ordinaire, vous assurant de meilleurs résultats.

Magie à la carte

✿ Faites vos sandwichs avec du pain de blé entier (ou du pain de seigle, du pumpernickel, ou du pain au levain).

✿ Prenez des petits pains de blé entier pour vos hamburgers.

✿ Faites votre pizza avec de la pâte de blé entier (recette, p. 258).

✿ Croûtons pour les soupes ou salades et chapelure devraient être faits avec du blé entier. Croûtons : coupez deux tranches de pain (2 tasses) en dés, arrosez de 2 c. à thé d'huile d'olive et faites cuire 15 à 25 minutes (ou jusqu'à ce qu'ils soient croustillants) sur une plaque à pâtisserie, au four à 175 °C (350 °F).

✿ Utilisez des pitas de blé entier pour votre repas du midi : farcissez-les de bâtonnets de carotte et de thon, ou de pois chiches, tomates, roquette, sauce tomate. Ou utilisez un pita pour faire une pizza rapide : couvrez-le de sauce tomate, de légumes grillés et d'un peu de fromage.

✿ Pour faire du pain avec de la farine de blé entier à 100 %, ajoutez du gluten (offert dans les magasins de produits naturels) à raison de 1 c. à soupe pour 2 tasses de farine, ce qui compensera pour le son et le germe, qui ne sont pas panifiables.

RECETTES

Muffins son-pommes *197*

Tourte au poulet, croûte de blé entier *236*

Carrés au fudge *280*

Hamburgers de dinde avec miel et moutarde *240*

Friands de gâteau au fromage parfumé au citron et aux bleuets *279*

Poulet frit au four *238*

Pâte à pizza au blé entier, méthode rapide *258*

Pain de blé entier aux graines de lin *196*

Tout savoir sur le blé entier

Il y a des dizaines de types de pains de blé dans le commerce, mais la plupart sont faits avec de la farine blanche. La farine étant un sous-produit du blé, on peut dire sans mentir qu'un pain blanc est un pain de blé. Dans certains cas, on ajoute de la farine de blé entier, mais c'est généralement en très petite quantité.

Le fait que le mot *blé* figure sur les étiquettes n'est pas suffisant. Recherchez plutôt le mot *entier,* de préférence accolé au premier ingrédient de la liste, pour vous assurer que vous achetez bien du pain de blé entier. C'est vrai aussi pour le mot *multigrain*, qui devrait lui aussi être accompagné du mot *entier* et figurer en début de liste.

On trouve aussi sur le marché de nouveaux types de pains qualifiés de pains blancs de blé entier. Il s'agit bien de blé entier, mais c'est une variété particulière (albinos) au grain moins foncé que celui du blé ordinaire. Ces pains renferment également des « améliorants de la pâte » qui gardent le pain souple. Ces pains subissent plus d'étapes de transformation que le pain de blé entier, leurs grains étant pulvérisés en fines particules par une machine conçue à cet effet. Nous ne connaissons pas l'effet de ce processus sur la CG du pain, mais il y a tout lieu de croire qu'il n'est pas très bon.

bœuf

CG TRÈS BASSE

Le bœuf est une très bonne source de protéines, à la condition de choisir les coupes maigres et d'en manger avec modération.

Il est notamment important pour votre glycémie : dans une étude menée à l'université du Minnesota, on a expérimenté deux régimes, l'un riche en protéines, l'autre moitié moins riche. La teneur en gras était la même dans les deux cas. Chez le groupe qui suivait la diète riche en protéines (qui était également pauvre en glucides), on a observé que la glycémie était aussi basse que si les participants avaient pris des médicaments hypoglycémiants.

Les six meilleures coupes sont maigres : noix de ronde, intérieur de ronde, surlonge, extérieur de ronde, côtelettes et filet. Les coupes moins maigres, donc plus riches en gras saturés, sont le faux-filet, les côtes , l'aloyau et, dans la plupart des cas, le bœuf haché ; évitez-les autant que possible. (Pour le bœuf à hamburger ou à pain de viande, demandez de la viande extra-maigre à 93 ou 95 %, qu'il s'agisse de bœuf déjà haché, de ronde ou de surlonge à hacher). En plus de boucher vos artères, les gras saturés contribuent à l'insulinorésistance ; l'organisme a alors du mal à utiliser l'insuline pour faire passer le glucose de la circulation sanguine aux cellules.

PORTION IDÉALE : 85 g (3 oz)

Oubliez les mégaburgers au déjeuner, au dîner et au souper ! Votre portion devrait être de 85 g (3 oz), ou, si c'est votre seul plat de viande de la journée, de 170 g (6 oz) au maximum. C'est l'équivalent d'un ou de deux jeux de cartes. Complétez avec des légumes à basse CG et des grains entiers.

En plus de ménager votre glycémie, le bœuf maigre est bon pour votre ligne. Les personnes au régime perdent souvent de la masse musculaire en plus de la graisse, ce qui ralentit leur métabolisme, le tissu musculaire brûlant plus de calories que le tissu adipeux. En prenant des protéines, vous perdrez moins de tissu musculaire et aiderez votre métabolisme à fonctionner à plein régime.

Nous ne prônons pas une diète extrêmement riche en protéines ou extrêmement pauvre en glucides, car ce n'est pas sain. (Reportez-vous à la page 34 pour lire ou relire ce que nous avons écrit à ce sujet). Votre consommation de protéines devrait être de 20 à 30 % de votre apport calorique.

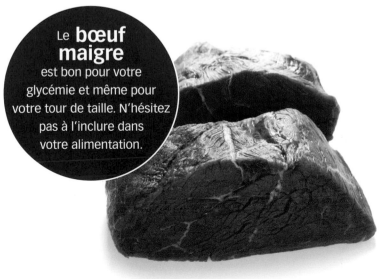

Le **bœuf maigre** est bon pour votre glycémie et même pour votre tour de taille. N'hésitez pas à l'inclure dans votre alimentation.

bœuf suite

Prime santé

En plus d'être riche en protéines, le bœuf est l'une des meilleures sources de zinc, un minéral qui est parfois déficitaire dans l'alimentation, particulièrement chez les personnes au régime, et de vitamine B_{12}, qui ne se trouve que dans les aliments d'origine animale (œuf, lait, viande). Autre prime : le bœuf est riche en acide linoléique conjugué (ALC), un acide gras qui contribue à abaisser la glycémie.

Trucs culinaires

Si possible, procurez-vous du bœuf nourri à l'herbe ; il aurait 60 % plus d'acides gras oméga-3 et deux fois plus d'ALC que le bœuf nourri au grain. Attendez-vous toutefois à payer plus cher pour ce type de produit.

Magie à la carte

- ✪ Au souper, préparez des fajitas avec du bifteck de bavette, des poivrons et des oignons.

- ✪ Préparez une salade orientale en garnissant de la laitue de bœuf grillé froid, de jus de lime et d'oignon haché.

- ✪ Pour un repas improvisé, servez du riz avec du filet de bœuf maigre.

- ✪ Faites sauter des languettes de bœuf avec une bonne quantité de légumes variés.

- ✪ Préparez un chili aux trois haricots avec une petite quantité de bœuf extra-maigre.

- ✪ Faites des brochettes à l'asiatique avec du bœuf mariné dans de la sauce soya, de l'huile de sésame, de l'ail et du gingembre. Servez sur du riz brun.

- ✪ Pour un pain de viande sain, mélangez des épinards et des oignons finement hachés, des carottes râpées et du bœuf maigre. Liez avec des flocons d'avoine.

- ✪ Faites mariner du bœuf dans du vinaigre balsamique, de l'huile d'olive, du basilic, de la moutarde de Dijon et de l'ail avant de le cuire. Succès garanti !

RECETTES

Pain de viande au bœuf et aux légumes *230*

Bifteck de bavette à la sauce balsamique *228*

Lasagne à la grecque *230*

Sauté de bœuf à l'orange, au brocoli et au piment rouge *226*

Estouffade de bœuf aux légumes *228*

Meilleur mais moins tendre

Les coupes maigres sont meilleures pour vous, mais elles sont moins tendres que les coupes plus grasses. Voici quelques trucs pour les attendrir :

- ✪ Battez-la viande au marteau à viande pour l'aplatir et l'amincir.

- ✪ Servez-vous de jus d'ananas frais comme marinade : il contient une enzyme qui dégrade la viande et l'attendrit. À noter que le jus en conserve n'a pas cet effet, l'enzyme étant détruite en cours de transformation.

- ✪ Utilisez une marinade à base de vinaigre, de vin ou de jus d'agrumes. L'acide assouplit les tissus de la viande, l'attendrissant et la rendant plus goûteuse.

- ✪ Faites cuire le bœuf attendri rapidement et à haute température, ou longuement à la chaleur humide et à feu moyen ou faible.

boulghour

MOYENNE

Selon le 3e secret de l'alimentation magique, vous devriez prendre trois portions par jour de glucides sous la forme de grains entiers. La texture légèrement croquante du boulghour et sa saveur de noisette en font un délicieux plat d'accompagnement ou, encore, une agréable céréale chaude. Vous pouvez même vous en servir comme farce. En prime : il cuit très rapidement.

Le boulghour fait partie des aliments magiques tout comme le pain de blé entier, les grains de blé et le son, tous issus de la même céréale. En effet, c'est un sous-produit du blé, obtenu en faisant partiellement cuire les grains à l'eau bouillante et à la vapeur, puis en les séchant et en les concassant.

En mangeant plus de grains entiers, les hommes comme les femmes peuvent diminuer de 35 % le risque d'avoir le diabète, et de 25 % (femmes) et 18 % (hommes) le risque de maladie cardiaque. Selon une étude, il suffit de six semaines d'un régime riche en grains entiers pour améliorer de façon marquée l'insulinosensibilité.

Prime santé

En plus de diminuer le risque de diabète et de cardiopathie, les grains entiers abaissent le risque de certains cancers. Dans une étude suédoise menée auprès de 61 000 femmes, les chercheurs ont observé que, chez celles qui prenaient au moins 4½ portions de grains entiers par jour, le risque de cancer du côlon était inférieur de 23 % à celui des femmes qui n'en prenaient que 1½ portion par jour. On croit que les lignanes du boulghour pourraient aussi protéger contre le cancer du sein.

Trucs culinaires

Le boulghour est généralement offert en trois moutures : le grain le plus grossier sert dans les pilafs, le grain moyen est servi comme céréale au déjeuner et

le plus fin dans le taboulé (une salade du Moyen-Orient à base de boulghour, de persil haché, de tomates, de concombres, d'huile d'olive et de jus de citron). Plus le grain est fin, plus il cuit rapidement.

Magie à la carte

- Servez un boulghour pilaf comme plat d'accompagnement. Il en existe de nombreuses recettes avec fruits séchés, légumes ou fines herbes. Consultez un livre de recettes. Vous pouvez aussi servir le boulghour en salade.

- L'été, préparez un taboulé froid avec du boulghour, des légumes de votre jardin (tomates et concombres) et de la féta de chèvre ou un peu de poulet.

- Faites cuire le boulghour dans l'eau salée comme vous le feriez pour les flocons d'avoine. Ajoutez des fruits frais ou des noix hachées, des canneberges séchées, de la cannelle et un peu de miel. Et voilà une excellente céréale chaude! Vous pouvez ajouter au boulghour ainsi préparé du soya, par exemple, qui l'enrichit en protéines.

- Farcissez des courgettes avec du boulghour et du bœuf ou du porc extra-maigre.

Substitutions futées

Remplacez le riz par du boulghour cuit dans les sautés.

Remplacez la crème de blé par du boulghour comme céréale du matin (la CG de la crème de blé est relativement élevée, plus en tout cas que celle du boulghour).

RECETTE

Boulghour à l'orange et au gingembre *264*

PORTION IDÉALE : ½ tasse

La portion habituelle est de ½ tasse, mais vous pouvez prendre ¾ de tasse de boulghour cuit : la CG du plat restera moyenne.

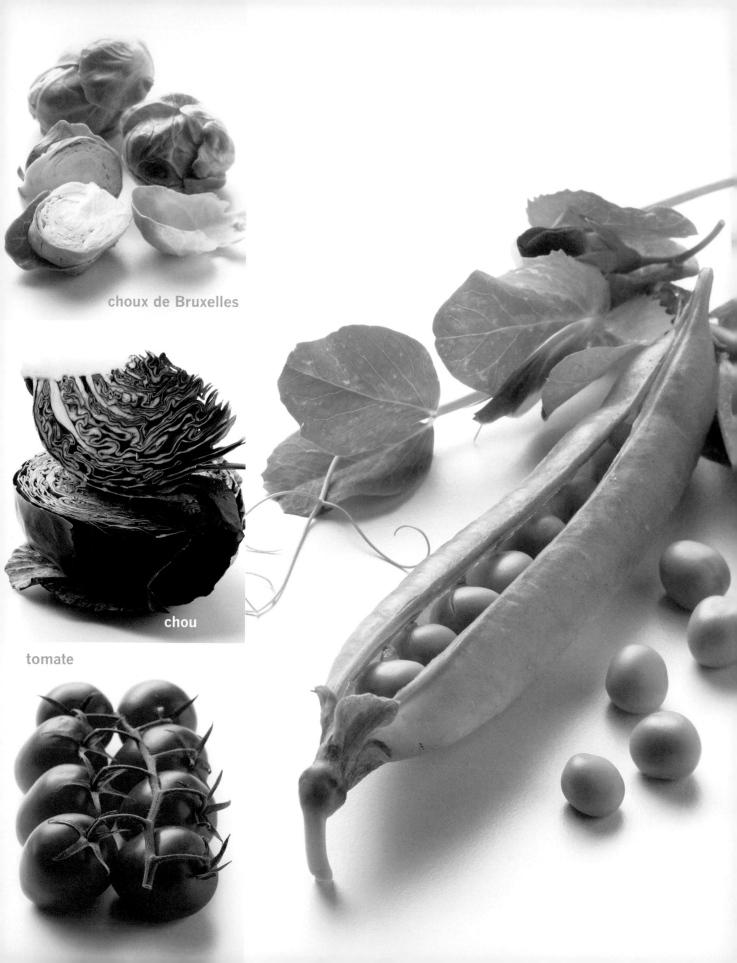

choux de Bruxelles

chou

tomate

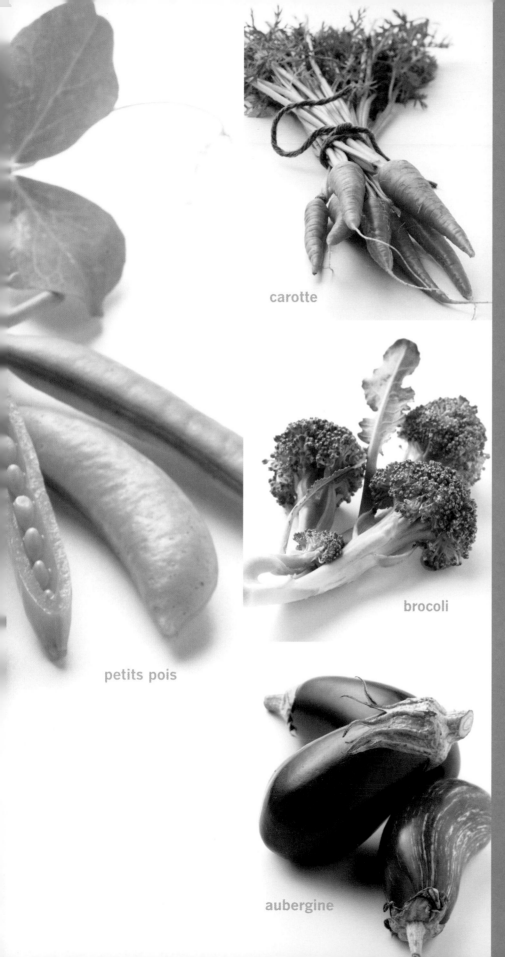

carotte

brocoli

petits pois

aubergine

Leur CG étant basse ou très basse, les légumes ne risquent pas de faire grimper votre glycémie ; ils vous aideront à combattre le diabète et l'embonpoint. Nous avons inclus les légumes suivants dans notre liste d'aliments magiques à cause de leur profil nutritionnel exceptionnel et, dans le cas de l'aubergine, parce que sa texture en fait un bon substitut de la viande.

- ✤ aubergine
- ✤ brocoli
- ✤ carotte
- ✤ chou
- ✤ chou-fleur
- ✤ choux de Bruxelles
- ✤ épinard
- ✤ oignon
- ✤ petits pois
- ✤ tomate

légumes magiques

brocoli

CG
TRÈS BASSE

À la fois volumineux et peu calorique, le brocoli abaisse la CG des plats glucidiques (pâtes, casseroles, pomme de terre au four) avec lesquels il est servi.

De plus, c'est l'une des meilleures sources de chrome, un minéral nécessaire à la production d'insuline. Une tasse de brocoli en fournit près de la moitié des besoins quotidiens. Ce légume est aussi riche en fibres (4 g par tige).

Par ailleurs, il est riche en vitamine C : 1 tasse fournit plus de 100 % de l'apport quotidien recommandé. C'est important si vous combattez le diabète, voire même si vous l'avez déjà. Selon une étude menée auprès de la population britannique, les personnes dont le taux sanguin de vitamine C était le plus élevé couraient moins de risque que leur taux d'hémoglobine glyquée (un indicateur à long terme d'une glycémie élevée) soit élevée. Les chercheurs en ont conclu : « Les mesures diététiques visant à augmenter la teneur du plasma en vitamine C pourrait constituer une importante stratégie pour diminuer l'incidence du diabète. » Même s'il n'est pas certain que la vitamine C puisse vous protéger contre le diabète (cette question fait encore l'objet de débats), elle peut diminuer votre risque de souffrir des complications qu'il entraîne, notamment la neuropathie et la rétinopathie.

Prime santé

Le brocoli est reconnu pour ses composés anticancérogènes. De nombreuses études menées au cours des 20 dernières années ont montré que le risque de cancer du sein, du côlon, du col de l'utérus, du poumon, de la prostate et de la vessie était plus faible chez les personnes qui en mangeaient beaucoup. Ce légume est également riche en calcium, ce qui pourrait contribuer à abaisser l'hypertension artérielle, commune chez les personnes diabétiques.

Trucs culinaires

Ne le faites pas trop cuire : il perdrait sa couleur verte et sa texture croquante, ainsi que certains nutriments.

PORTION IDÉALE : ½ tasse

La CG du brocoli est basée sur une portion de ½ tasse, mais vous pouvez en manger à volonté.

Magie à la carte

- Passez au presse-purée du brocoli et du chou-fleur cuits ; ajoutez de l'oignon émincé et du lait écrémé, salez et poivrez : voilà une soupe crémeuse délicieuse sans la crème...

- Ajoutez des morceaux de brocoli dans les omelettes, la lasagne aux légumes et la pizza.

- Faites sauter du bœuf et du brocoli, et servez-les avec une petite portion de riz brun.

- Mélangez du brocoli, des tranches de carottes, des olives vertes tranchées, des piments doux en dés et des noix hachées, et servez en salade avec une vinaigrette à l'italienne.

- Garnissez du brocoli vapeur d'une cuillerée de crème sure maigre et d'amandes en julienne.

- À la collation, grignotez du brocoli cru trempé dans une vinaigrette à l'italienne.

RECETTES

Omelette brocoli-fromage *194*

Brocoli en vinaigrette au citron *272*

Sauté de bœuf à l'orange, au brocoli et au piment rouge *226*

Pizza de blé entier garnie au brocoli et aux olives *259*

Vous détestez le brocoli ? Question de gènes, peut-être!

Si la saveur du brocoli vous dégoûte, la cause est peut-être génétique. Des chercheurs ont découvert qu'il existait un gène rendant certaines personnes hypersensibles aux composés amers présents dans le brocoli, les choux de Bruxelles et le chou.

café

Prenez de préférence du décaféiné.

CG TRÈS BASSE

Le café est-il bon ou mauvais pour la santé ? Cette question ne cesse de susciter des débats au sein de la communauté scientifique. Notre position ? Consommé avec modération, le café, en particulier le café décaféiné, pourrait avoir un effet positif sur la glycémie. Dans une étude menée en Finlande, pays au monde où l'on en boit le plus, on a découvert que le risque de souffrir du diabète de type 2 était inversement proportionnel à la consommation de café. Les personnes les moins à risque en buvaient six tasses par jour (nous ne recommandons toutefois pas d'en prendre autant). Dans une étude récente menée à l'école de santé publique de Harvard auprès de 88 000 femmes, on a observé que la consommation d'une seule tasse de café (caféiné ou décaféiné) par jour était associée à une diminution de 13 % du risque de diabète de type 2 comparativement à une consommation nulle, et que celle de deux à trois tasses par jour était associée à une diminution de 32 %.

Le café contient de nombreux composés utiles, notamment de l'acide chlorogénique, un polyphénol antioxydant qui pourrait contribuer à son effet positif sur la glycémie.

Cela dit, la *caféine* provoque une montée rapide de la glycémie. Dans une étude clinique menée auprès de 9 personnes qui buvaient une seule grosse tasse de café (caféiné) au lever, on a observé que leur glycémie était sensiblement plus élevée durant la demi-heure suivante qu'elle ne l'était après qu'elles aient bu une

solution sucrée ; par contre, on n'a pas observé cette réaction avec le décaféiné. Conclusion logique : passez au décaféiné!

Le café n'est pas seulement notre réveille-matin alimentaire, c'est aussi l'une des principales sources d'antioxydants dans notre alimentation, surpassant même, selon une étude récente, la canneberge et le raisin rouge. En fait, pour être exact, les fruits, y compris la canneberge et le raisin, de même que les légumes, sont beaucoup plus riches en antioxydants que le café, sauf que nous en consommons malheureusement beaucoup moins que du café.

Prime santé

Diverses études ont montré que les antioxydants du café protégeaient contre les maladies du foie et du côlon et le Parkinson. De plus, dans une étude canadienne récente, on a découvert que plus la consommation de café était élevée, plus le risque de la maladie d'Alzheimer diminuait.

Magie à la carte

Le café remplace avantageusement les boissons gazeuses et pourrait même diminuer votre envie de sucreries. Pour changer, aromatisez-le :

- ✿ Ajoutez 1 c. à soupe de jus d'orange et de jus de citron, et 1 c. à soupe de crème fouettée.

- ✿ Ajoutez du clou de girofle, de la muscade, de la cannelle, ou du zeste de citron ou d'orange râpés. Édulcorez (peu) et ajoutez de la crème à 10 %.

- ✿ Préparez-le à la mexicaine, avec du sirop de chocolat, de la cannelle et de la muscade.

- ✿ Mélangez du café fort et du chocolat chaud non sucré ; ajoutez cannelle et zeste d'orange râpé.

RECETTE
Café frappé *209*

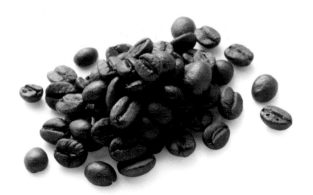

cannelle

CG **TRÈS BASSE**

La cannelle évoque habituellement dans notre esprit la tarte aux pommes et la brioche... à la cannelle, mais pas des atouts santé. Récemment, des chercheurs ont découvert que certains de ses composés avaient une action semblable à celle de l'insuline, favorisant le passage du glucose du flot sanguin vers les cellules où il peut être utilisé pour produire de l'énergie, et contribuant à abaisser considérablement la glycémie.

Dans une étude menée auprès de 60 hommes et femmes, on a découvert qu'il suffisait d'aussi peu que ¼ ou ½ c. à thé par jour de cette épice pour abaisser la glycémie de 18 à 29 %. On a aussi observé qu'elle abaissait le taux de mauvais cholestérol (LDL) de 7 à 27 % chez les personnes diabétiques.

Vous serez certainement surpris d'apprendre que la cannelle est aussi une bonne source de fibres, quoique à bien y penser, c'est logique étant donné qu'il s'agit de l'écorce d'un arbre : 2 c.à thé de cannelle fournissent 2,5 g de fibres, soit plus que n'en apportent ½ tasse de chou cru ou de poivron, ou 2 moitiés d'abricot séché.

Cette épice contient également du manganèse, minéral qui pourrait contribuer à améliorer l'utilisation du glucose par l'organisme ; 2 c. à thé de cannelle fournissent plus du tiers de l'apport quotidien en manganèse dont vous avez besoin.

Prime santé

Grâce à certaines de ses substances chimiques, la cannelle pourrait contribuer à prévenir l'agrégation des plaquettes sanguines et la formation de dangereux caillots qui risquent de déclencher une crise cardiaque. De plus, d'après des études, 1 pincée suffirait à stimuler l'activité cérébrale et à améliorer la concentration.

Magie à la carte

Il y a bien des manières d'ajouter de la cannelle à son alimentation :

✿ Ajoutez-en à la compote de pommes en cours de cuisson ou dans d'autres desserts aux pommes.

PORTION IDÉALE : ½ cuillerée à thé

A peine ½ c. à thé de cannelle par jour suffit pour que vous en obteniez les bienfaits. Si vous aimez cette épice, prenez-en 1 ou 2 c. à thé par jour, mais n'en abusez pas car elle contient des composés naturels qui sont toxiques à hautes doses.

✿ Saupoudrez-en sur une rôtie de grain entier ou un muffin.

✿ Ajoutez-en ½ c. à thé dans les grains moulus avant de préparer votre café, ou dans le thé. Ou prenez du chaï, une boisson indienne épicée, qui en contient.

✿ Mettez-en dans le gruau.

✿ Saupoudrez-en sur de la crème ou du yogourt glacés, ou sur du yogourt nature édulcoré au miel.

✿ Incorporez-en dans du fromage à tartiner maigre.

✿ Saupoudrez-en sur de la courge d'hiver ou des patates douces.

RECETTES

carotte

CG TRÈS BASSE

La carotte illustre parfaitement la différence qui existe entre index glycémique (IG) et charge glycémique (CG). Lorsque le concept d'index glycémique s'est imposé, ce légume s'est acquis la mauvaise réputation d'élever la glycémie, le type de sucre qu'elle contient se transformant rapidement en glucose sanguin. Mais comme elle en contient peu, elle reste un aliment magique.

C'est l'une des plus riches sources connues de bêtacarotène, substance associée à un risque diminué de diabète. Dans une étude, on a observé que, chez les personnes dont le taux sanguin de bêtacarotène était le plus élevé, le taux d'insuline était inférieur de 32 % (indiquant une meilleure maîtrise de la glycémie) à celui des personnes chez lesquelles le taux sanguin de bêtacarotène était le plus faible.

Prime santé

Manger des carottes ne vous permettra peut-être pas de jeter vos lunettes aux ordures, mais cela vous protégera contre deux maladies qui affectent la vision : la dégénérescence maculaire de la vue. La carotte est également riche en fibres solubles, réputées pour abaisser le taux de cholestérol. On a découvert dans une étude que le cholestérol des volontaires qui en mangeaient une tasse par jour avait baissé de 11 % au bout de trois semaines.

Trucs culinaires

Pour éviter que les carottes ne flétrissent au réfrigérateur, enlevez les fanes.

ne vous laissez pas prendre

Les adeptes « du cru » affirment que tous les aliments sans exception sont meilleurs pour la santé à l'état cru. C'est faux. La carotte, par exemple, procure différents bienfaits selon qu'elle est crue ou cuite. Ainsi, la cuisson décompose les membranes de ses cellules, libérant le bêtacarotène qui s'y trouve. Par contre, la carotte crue contient plus de vitamine C.

PORTION IDÉALE : ½ tasse

Cuite : ½ tasse . Crue : 1 tasse. La CG de la carotte cuite est un peu plus élevée.

Magie à la carte

- Ajoutez des carottes râpées dans votre sandwich ou un mélange de carottes finement râpées, de fromage à tartiner maigre, d'olives vertes hachées et d'oignon émincés.

- À la collation, prenez des petites carottes avec du hoummous.

- Préparez une soupe épicée avec une purée de carottes cuites, des oignons et de l'ail sautés, du bouillon de légumes et du lait de soya ou du yogourt maigre. Assaisonnez au goût avec du céleri, du sel, du poivre blanc et du cari en poudre.

- Mélangez des tranches de carottes cuites, de l'huile d'olive, du persil haché, de l'ail émincé, du jus de citron et du sel.

- Faites cuire des petites carottes avec du romarin, du thym, de l'huile d'olive, des oignons hachés et du poivre noir. Arrosez de jus d'orange fraîchement pressé.

RECETTES

Potée aux pâtes à l'orientale 225

Salade d'orge aux pois mange-tout et sauce au citron 211

Soupe à l'orge et aux haricots 222

Pain de viande au bœuf et aux légumes 230

Tourte au poulet, croûte de blé entier 236

Pâtes et légumes en salade 215

Soupe aux pois cassés, croûtons au seigle 223

Carottes épicées à la marocaine 274

Salade de chou sans mayonnaise 216

Côtelettes de porc au chou à l'étouffée 232

Estouffade de bœuf aux légumes 228

Sauté de légumes du printemps au tofu 260

Sandwich thon-carotte sur pain de seigle 222

Pâtes de blé entier au poulet, sauce au beurre d'arachide 214

cerise

CG TRÈS BASSE

Comme c'est le cas pour la plupart des fruits et légumes, la CG de la cerise est très basse et, par conséquent, ce petit fruit ménage votre glycémie. De plus, elle contient des fibres solubles et un pigment rouge qui pourrait contribuer à augmenter la sécrétion d'insuline par l'organisme, ce qui a pour effet d'abaisser la glycémie. Enfin,elle fournit peu de calories.

Lorsqu'il vous prend une fringale, avalez une poignée de cerises plutôt que des aliments à CG élevée comme les craquelins ou les bretzels. Au dessert, servez-vous une demie portion de crème glacée et complétez avec des cerises : votre bol vous paraîtra tout aussi plein, mais vous ingérerez beaucoup moins de calories.

Oubliez, par contre, les cerises au marasquin, qui sont blanchies et cuites, puis colorées et sucrées artificiellement, de sorte qu'elles ont perdu toute leur magie. Évitez aussi le sirop, qui est dénué de fibres et contient habituellement du sucre ajouté.

Prime santé

La cerise est riche en antioxydants, rivalisant à ce titre avec l'orange. Ces antioxydants, dont la vitamine C, protègent contre la maladie cardiaque, le cancer et les complications du diabète. Dans une étude, on a découvert qu'ils contribuaient à protéger les cellules nerveuses, tandis que d'autres composés faisaient baisser le taux de cholestérol.

Ses fibres solubles contribuent également à faire baisser le taux de cholestérol.

Trucs culinaires

Si vous n'êtes pas du genre à recracher des noyaux, procurez-vous un dénoyauteur (certains modèles permettent aussi de dénoyauter les olives).

Mise en garde : il suffit d'une cerise pourrie dans un sac pour abîmer tout le lot. Triez-les avec soin avant de les mettre au réfrigérateur.

PORTION IDÉALE : ½ tasse

La CG est basée sur une portion de ½ tasse, mais comme elle est très basse et que la cerise est peu calorique, vous pouvez en manger plus.

Magie à la carte

⚙ Ajoutez des cerises finement hachées à la viande hachée que vous comptez utiliser pour faire des hamburgers ou un pain de viande ; ainsi, vous couperez dans le gras, augmenterez la valeur nutritive du plat et lui donnerez une saveur inattendue.

⚙ Ajoutez des cerises surgelées dans votre boisson frappée.

⚙ Ajoutez des cerises fraîches hachées dans du yogourt maigre.

Substitution futée

Remplacez la sauce au chocolat sur votre crème glacée par des cerises.

RECETTES

Flan aux cerises et aux amandes *288*
Clafoutis aux cerises *283*

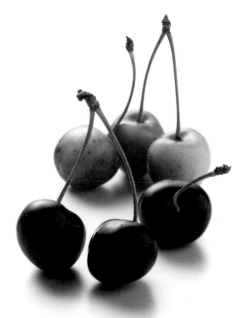

chou

Pendant des siècles, les paysans russes ont survécu grâce au chou. Même si votre réfrigérateur contient quantité d'autres légumes, vous devriez en consommer régulièrement.Très peu calorique (½ tasse de chou cuit fournit 16 calories) et riche en fibres, il favorise la perte de poids, ce qui ne peut qu'être bon pour votre glycémie. Ajoutez à cela le fait que sa CG est très basse et vous avez un légume magique qui se classe parmi les champions. Et contrairement à ce que l'on est porté à croire, il peut être délicieux, en autant qu'on sait l'apprêter.

En plus de vous aider à perdre du poids, le chou (particulièrement le chou rouge) est une excellente source de vitamine C, qui pourrait, selon des experts, contribuer à diminuer le risque de souffrir du diabète. De plus, le chou rouge est riche en anthocyanines, des pigments naturels qui, selon des études récentes, pourraient favoriser la production d'insuline et, par conséquent, faire baisser la glycémie.

Enfin, préparé avec du vinaigre, comme c'est souvent le cas, il contribue à abaisser la CG des autres plats avec lesquels il est servi.

Prime santé

Le chou contient du sulforaphane, une substance aux puissantes propriétés anticancérogènes. Dans une étude, on a observé que, chez les femmes qui mangeaient le plus de chou, de brocoli ou de choux de Bruxelles (ses cousins proches), le risque de cancer du sein était inférieur de 45 % à celui des femmes qui en mangeaient le moins.

Le chou peut aussi protéger contre le cancer du poumon. La teneur en composés anticancérogènes du chou fermenté (en d'autres mots, la choucroute) pourrait même être plus élevée que celle du chou, en conséquence du processus de fermentation. Par contre, comme la choucroute est salée, il vaut mieux la rincer avant de la consommer (mais l'on peut trouver de la choucroute à faible teneur en sel).

Trucs culinaires

Le chou trop cuit dégage une odeur désagréable qui n'échappe à personne. De plus, en le faisant trop cuire, on détruit la vitamine C qu'il contient. Faites-le cuire à la vapeur jusqu'à ce qu'il flétrisse, faites-le sauter rapidement ou servez-le cru dans les salades. Le chou moins frais ou qui a passé un certain temps au réfrigérateur dégage une odeur plus forte, que vous pouvez atténuer en le cuisant rapidement à découvert dans une très petite quantité d'eau. Ajoutez 1 c. à soupe de vinaigre à l'eau de cuisson, et ce sera mieux encore.

Magie à la carte

- Servez-le haché finement en salade.
- Ajoutez-en dans les soupes et les ragoûts.
- Servez un bifteck sur du chou sauté : c'est un plat à la fois nutritif et agréable à l'œil.
- Faites braiser du chou rouge avec des morceaux de pommes, des noix et du vin rouge.
- Servez du chou et des oignons sautés comme plat d'accompagnement.
- Remplacez la laitue par du chou râpé dans les sandwichs et les hamburgers.
- Mélangez du chou râpé avec de la crème sure maigre et des graines de carvi, réchauffez et servez.
- Enveloppez des filets de poisson épais dans des feuilles de chou et faites-les cuire à la vapeur au-dessus d'un bouillon assaisonné.

RECETTES

Potée aux pâtes à l'orientale 225
Salade de chou sans mayonnaise 216
Côtelettes de porc au chou à l'étouffée 232

chou-fleur

CG TRÈS BASSE

Peu de légumes procurent un tel sentiment de satiété tout en étant aussi peu caloriques que le chou-fleur. C'est donc un aliment magique par excellence, surtout si l'on considère sa richesse en fibres et sa faible teneur en glucides. De plus, il offre un intérêt culinaire particulier puisqu'il peut remplacer la purée de pomme de terre ou le riz, à la condition de savoir l'apprêter.

Il est aussi très riche en vitamine C : 1 tasse (cru) fournit 75 % de l'apport quotidien nécessaire. Il peut donc contribuer à protéger les cellules contre les dommages causés par une glycémie élevée.

Attention toutefois : si vous le noyez dans une sauce grasse au fromage, il perd son statut d'aliment magique.

Prime santé

Le chou-fleur est riche en composé anticancérogènes. Dans une revue de 80 études, on a découvert que le risque de souffrir de tous les types de cancer, particulièrement ceux du poumon, de l'estomac, du côlon et du rectum, était le plus faible chez les personnes qui mangeaient le plus de crucifères (brocoli, chou, choux de Bruxelles, chou-fleur). Dans une étude in vitro (en éprouvette), on a observé que le jus extrait du chou-fleur freinait le développement des cellules cancéreuses du sein.

Trucs culinaires

Faites-le cuire à découvert pour éviter que sa saveur ne soit trop forte. Ajoutez quelques cuillerées à soupe de jus de citron pour préserver sa couleur. Ne le faites pas trop cuire : sa saveur serait plus forte et sa teneur en vitamine C beaucoup plus basse.

Si vous n'aimez pas trop ce légume, essayez le brocofleur, de saveur plus douce.

Magie à la carte

- ✪ Purée de chou-fleur : défaites la tête en morceaux que vous ferez cuire jusqu'à tendreté dans de l'eau bouillante avec une pomme de terre coupée en dés

PORTION IDÉALE : ½ tasse

Une portion de ½ tasse de chou-fleur cuit fournit 17 calories et 2,5 g de fibres. Pas si mal pour une fleur!

et six gousses d'ail pelées. Égouttez et passez au robot culinaire ; diluez avec juste assez de lait tiède pour obtenir une texture veloutée. Ajoutez un filet d'huile d'olive, salez, poivrez, et voilà un excellent substitut à la purée de pomme de terre classique.

- ✪ Servez-le cru ou passé rapidement à la vapeur avec une trempette de yogourt assaisonné.
- ✪ Ajoutez-le dans les omelettes, les quiches, les plats au four, avec du brocoli.
- ✪ Arrosez-le d'huile d'olive et faites-le rôtir au four.
- ✪ Faites cuire la tête entière à la vapeur, en couvrant, jusqu'à ce qu'elle soit tendre mais encore ferme. Mettez ensuite 10 à 15 minutes au four (175 °C/ 350 °F), après avoir recouvert d'un mélange de chapelure de blé entier, d'huile d'olive, de poudre d'ail, d'origan séché et d'ail émincé, et saupoudré d'un peu de parmesan râpé.
- ✪ Faites-le sauter avec du brocoli et des châtaignes d'eau ; assaisonnez d'un peu de sauce soya et d'huile de sésame.
- ✪ Servez-le en salade en l'assaisonnant avec une vinaigrette à base de vinaigre d'estragon, huile d'olive, moutarde de Dijon, sel et poivre. Laissez mariner toute une nuit à couvert.

Substitution futée

Remplaccz le riz par du chou-fleur que vous aurez passé au robot culinaire jusqu'à ce que sa texture soit semblable à celle de ce grain. Cuisez-le à la vapeur et utilisez-le dans les recettes à base de riz cuit.

RECETTES

choux de Bruxelles

Une portion équivaut à ½ tasse, mais vous pouvez en manger à volonté.

CG TRÈS BASSE

Comme c'est le cas pour la plupart des légumes, la CG de ces petits choux est très basse ; ils sont donc bons pour votre glycémie. En outre, ils sont riches en fibres solubles (2 g par ½ tasse). Ces fibres forment une sorte de gelée dans l'estomac qui agit comme une barrière entre les aliments et les enzymes qui les dégradent, ralentissant la digestion de tous les aliments du repas, y compris celle du petit pain mollet qu'on vous sert dans tous les restaurants. Tout cela se traduit par une montée moins rapide de la glycémie.

Dans une étude, on a observé que le risque de diabète était de 60 % inférieur chez les femmes qui mangeaient beaucoup de crucifères, y compris des choux de Bruxelles, que chez celles qui en mangeaient moins. Alors, allez-y, ne vous retenez surtout pas !

Autre avantage : près du tiers des calories des choux de Bruxelles sont sous forme de protéines, ce qui en fait un aliment d'autant moins riche en glucides.

Si vous êtes diabétique ou si vous présentez un autre facteur de risque de cardiopathie, sachez que les choux de Bruxelles sont très riches en vitamine C (50 mg par ½ tasse), un nutriment qui préserve la santé des artères et combat les complications du diabète. Une étude européenne de grande envergure a montré que le risque de mourir de maladie cardiovasculaire était deux fois moins élevé chez les personnes dont les taux sanguins de vitamine C étaient les plus élevés, comparativement à celles dont les taux étaient les plus faibles.

Prime santé

Comme le chou et le brocoli, les choux de Bruxelles sont anticancérogènes. Ils sont également riches en lutéine et en zéaxanthine, des caroténoïdes qui sont réputés pour préserver l'acuité visuelle à long terme. Et chose qu'on ignore habituellement, ils sont extrêmement riches en vitaminc K (soit six fois l'apport quotidien recommandé), une vitamine qui contribue à la santé des os.

Trucs culinaires

Comme le chou, il faut éviter de trop cuire les choux de Bruxelles, sinon ils dégagent une forte odeur (la cuisson à la vapeur est une bonne solution). Gardez les restes dans un contenant hermétique pour éviter que leur odeur ne se communique aux autres aliments qui sont au réfrigérateur.

Magie à la carte

Les choux de Bruxelles, on aime ou on n'aime pas. Mais avant de les rejeter pour de bon, essayez diverses manières de les apprêter :

- Passez-les à la vapeur puis faites-les sauter dans de l'huile d'olive avec des graines de moutarde, de cumin ou de fenouil, du piment de Cayenne, du gingembre râpé, du jus de lime et du sel. Garnissez d'amandes en julienne.

- Faites sauter des petites carottes avec des moitiés de choux de Bruxelles dans de l'huile d'olive (trois aliments magiques ensemble) ; ajoutez du bouillon de poulet et faites mijoter, puis ajoutez un filet de jus de citron (un autre aliment magique) et de l'aneth juste avant de servir.

- Pour atténuer leur saveur forte, servez-les avec de la compote de pomme, des patates douces ou d'autres aliments doux.

- Faites-les mariner une nuit dans du vinaigre avec de l'ail et de l'oignon émincé, du sel et un peu de miel.

RECETTE

Choux de Bruxelles sautés au poivron rouge et aux graines de carvi *273*

citron

 CG TRÈS BASSE

Du fait de sa nature acide, le citron (ou son jus) contribue à abaisser la glycémie (pour rafraîchir vos connaissances à ce sujet, reportez-vous au chapitre 2 de la première section de ce livre). Il n'en faut qu'une très petite quantité pour exercer cette action. Le jus de lime a probablement le même effet.

Prime santé

Avec aussi peu que 4 c. à soupe de jus de citron, vous obtiendrez la moitié de votre apport quotidien en vitamine C ; n'oubliez pas que les antioxydants comme la vitamine C empêchent le cholestérol d'adhérer aux parois des artères. Le citron est également riche en limonène, une substance qui aide à prévenir la maladie et, possiblement, à abaisser le taux de cholestérol, sans compter qu'il pourrait également se révéler être un puissant anticancérogène : des études sont en cours à cet effet.

L'acide citrique du jus de citron contribue également à protéger contre les calculs rénaux, en freinant l'excrétion de calcium dans l'urine. En outre, son écorce est riche en rutine, un composé qui renforce les parois des veines et des capillaires sanguins, ce qui pourrait avoir pour effet d'atténuer la douleur et la sévérité des varices.

Trucs culinaires

Choisissez un citron mou à peau mince : vous en exprimerez plus de jus. Pour en tirer davantage encore, laissez-le tiédir puis, avec la paume de la main, roulez-le à quelques reprises sur le comptoir avant de le couper.

Magie à la carte

- ✪ Utilisez du jus de citron dans vos vinaigrettes.

- ✪ Accompagnez le poisson de quartiers de citron.

- ✪ Ajoutez du jus à la préparation au thon que vous utilisez dans votre sandwich.

PORTION IDÉALE : 1 ou 2 c. à soupe

Si, comme nous le pensons, le jus de citron a les mêmes effets que le vinaigre, il suffit d'aussi peu que 1 ou 2 c. à soupe pour abaisser de 30 % l'impact d'un repas sur la glycémie.

- ✪ Aromatisez votre eau avec du jus de citron : elle aura meilleur goût, ce qui vous encouragera peut-être à en boire plus. Ce petit truc permet aussi de réduire l'impact de votre repas sur votre glycémie.

- ✪ Servez du poulet au citron.

- ✪ Faites mariner de la viande ou de la volaille dans un mélange composé de jus de citron, vinaigre balsamique, huile d'olive, romarin frais et ail émincé. Laissez mariner une nuit au réfrigérateur.

- ✪ Ajoutez du jus de citron frais dans les légumes, les pâtes, le riz, les soupes ou les ragoûts. Vos plats seront plus savoureux, ce qui vous permettra de mettre moins de sel.

RECETTES

curcuma

Le curcuma, cette épice qui donne à certaines préparations de moutarde et aux caris leur belle couleur jaune vif, pourrait contribuer à réguler la glycémie. Cette racine proche du gingembre est l'une des meilleures sources de curcumine, un composé antioxydant dont on a montré, du moins chez des animaux diabétiques, qu'il pouvait prévenir les montées abruptes de la glycémie (le cumin est une autre bonne source de curcumine). L'épice elle-même n'a pas fait l'objet de beaucoup d'études, les chercheurs s'étant limités à des extraits de curcumine. Dans une étude menée sur des rats de laboratoire, on a observé que 10 mg d'extrait pouvait abaisser la glycémie de 37 % au bout de 3 heures et de 55 % au bout de 6 heures.

On ne connaît pas encore le mécanisme d'action de la curcumine, mais l'une des hypothèses avancées est qu'elle agit directement sur le pancréas pour stimuler la production d'insuline.

La curcumine exerce également de puissants effets antioxydants qui pourraient protéger contre la maladie cardiaque de même que contre les dommages causés par l'hyperglycémie : néphropathie (reins), neuropathie (nerfs), rétinopathie (yeux).

Prime santé

Le curcuma est utilisé de longue date dans la médecine populaire indienne et celle d'autres cultures pour le traitement des troubles de l'estomac, de l'inflammation, de l'arthrite et des entorses. On l'a également étudié pour ses propriétés anticancérogènes potentielles. Dans des études épidémiologiques, on a observé que l'incidence du cancer du côlon était considérablement plus faible chez les personnes qui en consommaient régulièrement. Dans des études in vitro, on a observé que la curcumine détruisait les cellules cancéreuses du col de l'utérus et prévenait les changements cellulaires nocifs.

Plus récemment, des chercheurs se sont penchés sur l'action potentiellement préventive de la curcumine sur la maladie d'Alzheimer. En Inde, où l'épice est omniprésente dans l'alimentation, l'incidence de cette maladie est très faible. Dans des études animales, la curcumine a diminué la production d'amyloïde, substance formant des dépôts caractéristiques dans le cerveau des personnes atteintes de cette maladie. Toutefois, bien que prometteuse, la curcumine n'a pas encore été étudiée chez les humains pour la prévention ou le traitement de la maladie d'Alzheimer.

Trucs culinaires

Le curcuma tache tout ce avec quoi il entre en contact : ongles, tasses et ustensiles de plastique, comptoir de cuisine. Prenez vos précautions !

Magie à la carte

- Lorsque vous achetez de la poudre de cari, choisissez-la bien jaune, signe qu'elle est riche en curcuma. Sinon, ajoutez du curcuma.
- Mettez de la moutarde colorée au curcuma dans vos hamburgers et autres plats.
- Remplacez le safran de la paella par du curcuma.
- Ajoutez 1 c. à thé de curcuma dans votre soupe aux pois.
- Ajoutez-en aux ragoûts et plats au four.
- Cette épice convient tout particulièrement aux plats de lentilles.

RECETTES

Purée de courge musquée à l'indienne *269*
Chou-fleur et petits pois aux épices *272*

PORTION IDÉALE : ⅛ à ¼ c. à thé

Dans beaucoup d'études sur le curcuma, on a utilisé un extrait plutôt que l'épice elle-même. Il est donc difficile de dire quelle quantité il faut prendre pour en tirer tous les bienfaits. Notre conseil : ajoutez-en dans divers plats pour leur donner saveur et couleur.

épinard ET AUTRES LÉGUMES-FEUILLES

CG TRÈS BASSE

Si nous mangions tous des épinards, il y aurait beaucoup moins de cas de diabète, de cardiopathies et de cancer. Comme presque tous les légumes, il a peu d'effet sur la glycémie, mais plus vous en mangez, moins vous risquez l'embonpoint et le diabète (conformément au 3e secret magique : mangez plus de fruits et de légumes). Riche en nutriments et peu calorique, l'épinard est tellement bon pour la santé qu'il mérite de figurer dans la liste des aliments magiques.

Contrairement à ce que le personnage de Popeye nous a laissé croire, l'épinard n'est pas une très bonne source de fer ou, du moins, le fer qu'il contient n'est pas très bien absorbé par l'organisme. Mais il est riche en d'autres nutriments qui peuvent contribuer à protéger contre divers problèmes de santé, surtout si vous souffrez de diabète ou y êtes prédisposé.

Comme bien d'autres légumes vert foncé, il est riche en potassium et en magnésium, deux minéraux qui contribuent à maintenir la pression artérielle à de bons niveaux. Sa teneur élevée en caroténoïdes en fait l'un des légumes les plus riches en antioxydants de notre alimentation. Ces substances constituent de puissantes armes contre les complications du diabète (cardiopathie, neuropathie) et contre le cancer.

C'est aussi une très bonne source de vitamine C : 2 tasses de feuilles crues (soit l'équivalent d'une grosse salade) fournissent 28 % de l'apport quotidien recommandé, tout en ne procurant que 14 calories. Il va de soi qu'avec un apport calorique aussi faible, il peut faire baisser le compte calorique de tout autre plat avec lequel vous le servez.

Prime santé

Dans diverses études, on a montré que le risque de cancer était beaucoup plus faible chez les personnes qui mangeaient beaucoup de légumes-feuilles que chez celles qui en mangeaient peu.

Les chercheurs ont isolé dans l'épinard au moins une douzaine de composés antioxydants qui pourraient exercer une activité anticancérogène la lutéine et le bêtacarotène se situant en tête de liste. Ces deux caroténoïdes ont été associés à un risque moindre de cardiopathie ainsi que de divers cancers, dont ceux du côlon et de la prostate.

Grâce à leur richesse en lutéine, l'épinard et ses cousins verts (chou cavalier, feuilles de navet, laitue romaine) contribuent également à préserver la santé de l'œil. Selon des études, cette substance pourrait protéger contre la cataracte et la dégénérescence maculaire, deux maladies répandues qui affectent la vue des personnes âgées.

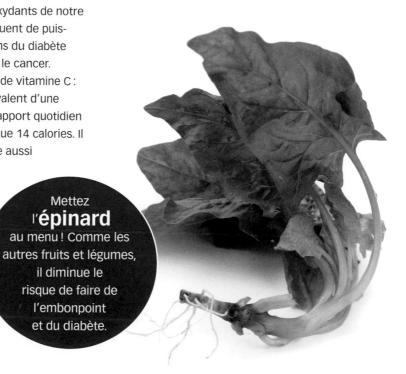

Mettez l'**épinard** au menu ! Comme les autres fruits et légumes, il diminue le risque de faire de l'embonpoint et du diabète.

En outre, une seule portion d'épinard fournit tout l'apport quotidien recommandé en vitamine K, substance essentielle à la santé des os. Enfin, ce légume pourrait contribuer à prévenir la perte de la mémoire à long terme et des facultés d'apprentissage liées à l'âge, si l'on se fie à des études menées par la USDA sur des rats de laboratoire âgés. Cet effet serait dû à l'amalgame d'antioxydants présents dans l'épinard.

Trucs culinaires

Lavez soigneusement les épinards à l'eau froide, à deux reprises. En plus d'éliminer les bactéries potentiellement dangereuses, cette mesure permettra de débarrasser les feuilles de la terre ou du sable qui s'y trouve (en général, les grains de sable ne sont guère appréciés en cuisine…) Même si vous achetez des épinards lavés et emballés, il est préférable de les passer sous l'eau avant de les consommer. Enlevez les tiges, du moins les plus grosses.

Magie à la carte

Vous pouvez apprêter l'épinard de dizaines de manières. Voici quelques suggestions :

- Faites sauter des épinards (ou des bettes à carde ou du chou cavalier) et des tranches d'oignon dans de l'huile d'olive. Garnissez de graines de sésame, un autre aliment magique, et servez comme plat d'accompagnement.

- Ajoutez des épinards vapeur à de la purée de pomme de terre et garnissez de fines tranches d'oignon vert. Ainsi, vous mangerez moins de purée, ce qui abaissera la CG du plat.

- Mettez-en sur une pizza.

- Faites-les cuire à la vapeur, réduisez-les en purée, ajoutez du persil et du jus de citron, et servez en sauce sur du poulet ou des pâtes.

PORTION IDÉALE : 1 tasse, cru

Épinard cuit : ½ tasse. Toutefois, qu'il soit cru ou cuit, vous pouvez en manger beaucoup plus que les portions officiellement recommandées.

- Faites une sauce de type pesto, en passant au mélangeur des épinards crus, des amandes, de l'ail, de l'huile d'olive et un peu de parmesan râpé. Servez sur un plat de pâtes de grain entier et de pois chiches.

- Dans la lasagne, remplacez le bœuf par des épinards.

- Garnissez un plat de pâtes cuites *al dente* d'épinards, d'ail, d'huile d'olive et de graines de sésame.

- Pour confectionner une soupe rapide, passez au mélangeur des épinards vapeur avec de l'ail et du yogourt maigre.

RECETTES

Soupe à l'orge et aux haricots *222*

Chou-fleur et épinards au gratin *270*

Dahl aux épinards *261*

Salade de lentilles à la grecque *217*

Macaroni au fromage relevé d'épinards *255*

Penne aux asperges, à la ricotta et au citron *252*

Lasagne à la saucisse et aux épinards *253*

Sandwichs au saumon relevés de mayonnaise au wasabi *220*

Épinards sautés au gingembre et à la sauce de soya *275*

Sole à la florentine *247*

Omelette aux épinards et au chèvre *194*

Épinards, avocat et pamplemousse en salade, sauce aux graines de pavot *216*

Épinards aux pignons et raisins de Corinthe *274*

Salade de thon et cannellini au citron *213*

Ragoût de dinde aux pâtes et aux épinards *239*

Pâtes de blé entier avec saucisse, haricots et bettes à carde *254*

fenugrec

CG TRÈS BASSE

Cette épice à saveur forte n'est pas seulement un ingrédient incontournable de nombreux plats indiens ; elle a aussi un effet indiscutable sur la glycémie. On en fait d'ailleurs des suppléments qui sont vendus dans ce but. D'après des études récentes, le fenugrec a une action similaire à celle de l'insuline, d'où son effet hypoglycémiant.

Les petites graines jaune brun, dont l'odeur rappelle de loin celle du céleri, mais dont la saveur est plus amère, sont riches en fibres solubles. Vous connaissez déjà les effets de ce type de fibres sur la glycémie. Les résultats d'une étude animale indiquent même que le fenugrec pourrait prévenir l'embonpoint, en partie en empêchant l'absorption des calories des gras, un élément important dans la prévention du diabète. Il ne faut donc pas hésiter à en consommer dans le cadre de votre alimentation magique.

Les feuilles de fenugrec sont également utilisées dans la cuisine indienne traditionnelle. Elles sont aussi très riches en divers composés utiles, mais elles n'ont pas fait l'objet d'études aussi poussées que les graines.

Prime santé

Les graines de fenugrec fournissent 1 g de fibres par ½ c. à thé, ce qui est beaucoup ; ces fibres solubles font baisser le cholestérol. De plus, les composés antioxydants naturels qu'elles renferment pourraient contribuer à prévenir les dommages causés par le diabète.

Trucs culinaires

Faites rôtir les graines à sec dans une poêle pour adoucir leur saveur avant de les moudre (utilisez à cette fin un moulin à café ou à épices) et de vous en servir en cuisine. Attention à ne pas trop les cuire : elles risqueraient de devenir amères.

PORTION IDÉALE : ½ c. à thé

Il ne faut que ½ c. à thé de graines de fenugrec par jour pour exercer un effet marqué sur la glycémie. Dans une étude, on a observé que des diabétiques avaient pu diminuer leur médication hypoglycémiante en en prenant cette quantité.

Magie à la carte

À cause de leur saveur forte et particulière, les graines de fenugrec ne conviennent pas à tous les plats. Par contre, elles sont tout à fait adaptées aux usages suivants :

- Ajoutez des graines moulues à la pâte à pain ; vous aurez un pain savoureusement épicé.

- Assaisonnez votre omelette de graines de fenugrec moulues, de coriandre, d'ail, de cardamome et de cumin, pour une saveur typiquement indienne.

- Mettez-en dans les plats de lentilles. Le dahl, plat indien à base de lentilles ou de pois cassés, ne serait pas complet sans elles.

- Préparez un cari en suivant l'une des nombreuses recettes présentées dans les livres de cuisine ou sur Internet ; le fenugrec fait habituellement partie des ingrédients.

- Enduisez du poulet d'un mélange de graines de fenugrec, cannelle, gingembre et cumin. Vous pouvez ajouter du curcuma ou des graines de céleri. Conservez le reste du mélange d'épices dans un contenant hermétique, au frais et à l'abri de la lumière.

- Infusez ½ c. à thé de graines de fenugrec 5 à 10 minutes dans une tasse d'eau bouillante, passez cette boisson épicée et prenez-la à la fin du repas.

RECETTES

fromage

CG
TRÈS BASSE

Dépourvu de glucides et riche en protéines, le fromage est magique pour la glycémie, qu'il ne fait pas bouger d'un poil, en plus de procurer un sentiment de satiété. Il est également riche en calcium, ce qui, selon les études, pourrait aider à prévenir l'insulinorésistance, signe avant-coureur du diabète. Dans une étude récente, on a observé que le risque de syndrome métabolique – qui va souvent de pair avec le diabète et les cardiopathies – était moindre chez les femmes qui tiraient de leur alimentation des quantités suffisantes de calcium.

Ce n'est pas une raison pour se gaver de tout le fromage gras dont on a envie : très calorique, le

fromage est riche en gras saturés, le type de gras qui bouche les artères et diminue l'insulinosensibilité. Donc, choisissez de préférence du cottage ou un autre fromage blanc, du fromage filant, de la mozzarella, de la ricotta, du chèvre mou, tous dans leur version maigre.

Les fromages mous ayant moins de gras que les durs (environ 6 ou 7 g par portion de 30 g/1 oz, comparativement à 8 ou 9 g), prenez des portions plus petites de ces derniers ou choisissez leurs versions allégées (voyez « Comment apprêter les fromages maigres », p. 110). À la collation, essayez du chèvre assaisonné d'herbes aromatiques et arrosé d'un peu de jus de citron. Ou choisissez un fromage dur de saveur forte, par exemple parmesan, romano, féta ou Muenster ; vous serez moins porté à en manger beaucoup.

Car le problème, c'est qu'on mange beaucoup trop de fromage, surtout dans des plats comme la lasagne ou la pizza. Mais vous pouvez facilement changer cela : par exemple, dans la lasagne, utilisez la même quantité de ricotta (partiellement écrémée) et de parmesan, mais moitié moins de mozzarella (partiellement écrémée), et mettez un peu plus de sauce pour que la préparation ne soit pas trop sèche. Pour la pizza, demandez que l'on coupe de moitié la quantité de fromage.

Prime santé

Vous croyez que le lait est bon pour vous, n'est-ce pas ? Eh bien, imaginez le fromage : si l'on considère qu'il faut 4,5 kg (10 lb) de lait pour faire 450 g (1 lb) de fromage, on constate qu'il s'agit d'une source

LES MEILLEURS fromages

Fromage 30 g (1 oz) sauf indication contraire	Calories	Gras (g)	Calcium (mg)
Bleu	100	8	175
Brie	95	8	52
Camembert	85	7	110
Cheddar	114	10	205
Chèvre mou	76	6	40
Féta	74	6	140
Fromage cottage à 1% (1 tasse)	164	3	138
Gruyère	117	9	287
Limburger	93	8	141
Mozzarella, partiellement écrémé	72	5	183
Muenster	105	9	204
Neufchâtel	74	7	22
Parmesan râpé	129	9	390
Romano	110	8	302
Suisse	107	8	273

fromage suite

concentrée de tout ce que l'on retrouve dans le lait, notamment du phosphore, du zinc, de la vitamine A, de la riboflavine, de la vitamine B_{12}, et du calcium. Compte tenu de leur richesse en calcium, les produits laitiers maigres peuvent également contribuer à faire baisser la pression artérielle. À noter toutefois que le fromage cottage n'est pas très riche en calcium.

Le fromage peut également contribuer à prévenir les caries dentaires, particulièrement si vous en mangez après ou entre les repas.

Trucs culinaires

Pour prolonger sa conservation, enveloppez le fromage dans une pellicule de plastique ou du papier d'aluminium avant de le mettre au réfrigérateur : il séchera moins ainsi. Changez l'emballage chaque fois que vous en prenez afin d'éviter la formation de moisissure.

Magie à la carte

- Servez du fromage et des fruits comme amuse-gueule, en collation, voire au dessert. Mélangez saveurs et textures : cheddar et pommes coupées, Brie et poires, copeaux de parmesan et poires orientales, fromage cottage et pêches.

- Apportez du fromage filant au travail afin de calmer une éventuelle fringale.

- Ajoutez de la féta ou du chèvre dans vos omelettes.

- Préparez un mélange de fromage suisse râpé, de dés de raisins sans pépins, de pacanes hachées et de basilic frais haché. Servez sur des craquelins de blé entier.

- Préparez une pizette rapide avec un pita de blé entier garni de sauce tomate, de mozzarella partiellement écrémée, et du légume de votre choix. Faites cuire jusqu'à ce que le fromage fonde.

Comment apprêter les fromages maigres

De l'avis des gourmets, la saveur des fromages maigres rappelle un peu trop celle du carton, mais il y a moyen de contourner le problème :

- Utilisez les fromages sans gras dans les sandwichs et les salades. Comme ils sont difficiles à râper, achetez-les déjà râpés.

- Ne faites pas fondre les fromages maigres sous le grill ou dans un four-grilloir, car ils risqueraient de durcir et de devenir caout-chouteux. Par contre, ils supportent d'être chauffés lorsqu'ils sont intégrés dans les plats cuits au four ou dans les sandwichs et hamburgers.

- Faites cuire les sauces à feu doux, et brassez-les doucement en tournant toujours dans le même sens. Comptez environ un quart du temps de cuisson en plus.

RECETTES

fruits de mer

CG
TRÈS BASSE

En matière d'alimentation magique, le petit monde sous-marin est loin d'être négligeable ; crevettes, homard, crabe et coquillages de tout acabit étant particulièrement riches en protéines.

La crevette et le homard sont presque entièrement dépourvus de gras saturés, tout en étant de bonnes sources d'oméga-3. Ces substances, qui se retrouvent également dans les poissons gras, sont réputées diminuer le risque de cardiopathie, un objectif primordial pour les diabétiques. C'est vrai que ces crustacés sont relativement riches en cholestérol, mais on sait que c'est le gras saturé plutôt que le cholestérol alimentaire qui élève le taux de cholestérol dans l'organisme (pour en savoir plus sur cette question, reportez-vous à la rubrique «œuf», p. 128). Une portion moyenne de ces crustacés contient environ le tiers du cholestérol d'un œuf. On peut donc en manger en quantité modérée sans que cela pose un problème, surtout quand on sait qu'ils protègent le cœur.

Le homard est particulièrement riche en vanadium, un minéral assez peu connu qui, selon certaines études, pourrait rehausser l'action de l'insuline dans l'organisme, aidant à la régulation de la glycémie. Dans des études menées au Centre de diabète Joslin à Harvard, on a observé que le vanadium améliorait l'insulinosensibilité et abaissait le cholestérol. Dans une autre étude, à l'université de Philadelphie, on a montré que les suppléments de vanadium abaissaient la glycémie.

Malgré sa riche saveur, le homard est l'un des crustacés les moins gras, à la condition de ne pas le noyer dans le beurre fondu. Il contient moins de gras que le bœuf, le porc et même le poulet.

Prime santé

La plupart des fruits de mer sont riches en cuivre et en zinc, deux minéraux importants pour le système immunitaire. Ils contiennent également une quantité impressionnante de vitamine B_{12}, qui pourrait aider à prévenir la dépression, la maladie cardiaque, voire même la maladie d'Alzheimer. Enfin, ils sont riches en sélénium, un minéral anticancérogène. Quant aux palourdes, elles sont riches en stérols, composés dont nous avons déjà souligné les effets positifs sur le taux de cholestérol.

Trucs culinaires

Palourdes, huîtres et moules doivent être vivantes lorsque vous les achetez, c'est-à-dire que les coquilles doivent être bien fermées ou se refermer lorsque vous les frappez légèrement. Vous pouvez les garder au réfrigérateur dans un contenant recouvert d'un linge humide, mais ne les mettez pas dans l'eau. Les coquilles ouvriront durant la cuisson (rejetez celles qui n'ouvrent pas) ; une fois ouvertes, cuisez-les 4 à 9 minutes à la vapeur ou 3 à 5 minutes à l'eau bouillante.

Il vaut mieux éviter de manger les coquillages crus ou insuffisamment cuits, compte tenu du risque de contamination par des bactéries, des virus ou des parasites, qui sont tous détruits à la cuisson.

De nos jours, on trouve facilement en épicerie des sachets gros format de crevettes surgelées ; profitez-en pour faire des réserves. Faites-les dégeler en suivant le mode d'emploi indiqué sur l'emballage et servez-les, par exemple, dans un plat sauté.

Magie à la carte

Apprêtez les fruits de mer le plus simplement possible, en évitant les sauces au beurre ou à la crème, de même que la panure et la haute friture. Ne les faites pas trop cuire, ce qui les assécherait, et arrosez-les d'un filet de jus de citron avant de les servir.

- Servez des crevettes bouillies avec de la sauce cocktail à l'apéritif ou en entrée.

- Remplacez le poulet par des crevettes dans les plats sautés. Ajoutez-les au plat 5 minutes avant de servir pour éviter de trop les cuire.

> **PORTION IDÉALE : 85 g (3 oz)**
>
> Pour le repas principal, vous pouvez en prendre 170 g (6 oz).

fruits de mer suite

- Ajoutez des crevettes, des palourdes ou des moules cuites dans une sauce que vous servirez sur des pâtes.

- Ajoutez des morceaux de crevettes cuites dans une salade verte. Servez avec une vinaigrette au citron.

- Mélangez de la chair de crabe avec une vinaigrette et servez sur un lit de verdure.

- Garnissez une pizza de palourdes cuites.

- Roulez des crevettes ou des pétoncles dans un mélange d'huile d'olive et de jus de citron, montez-les en brochette et passez-les 5 minutes au gril.

- Enveloppez dans une feuille de laitue une crevette cuite, des morceaux d'avocat et de tomate et de la salsa, fermez la papillote et dégustez.

- Farcissez des coquilles à taco dures de crevettes, laitue, tomate, d'un peu de fromage râpé et de salsa verte.

- En entrée, commandez des palourdes vapeur.

- Plutôt que de servir les palourdes dans une sauce crémeuse et grasse, servez-les sur des linguines avec de l'ail, de l'huile d'olive, des piments forts et des tomates hachées.

RECETTES

Crevettes et orzo au four *251*

Ragoût de crevettes et de pétoncles *250*

Les fruits de mer EN CHIFFRES

Comme les fruits de mers sont dépourvus de glucides, leur CG est virtuellement nulle. Ils sont aussi pauvres en gras saturés ; par contre, ils renferment différents nutriments, comme vous le verrez ci-dessous :

Fruit de mer 3½ oz (100 g)	Calories (kcal)	Protéines (g)	Gras total (g)	Cholestérol (mg)	Vitamines et minéraux
Crabe bleu	87	18,06	1,08	78	Bonne source de zinc et de calcium.
Crabe dormeur	86	17,41	0,97	59	Bonne source de zinc et de potassium.
Crabe royal	84	18,29	0,60	42	Bonne source de zinc.
Crevette	106	20,31	1,73	152	Assez bonne source de divers minéraux et vitamines, et d'acides gras oméga-3.
Homard	112	20,6	1,51	70	Excellente source de vitamine B_{12} bonne source de zinc.
Huître du Pacifique	81	9,45	2,30	50	Excellente source de zinc. bonne source de fer et de sélénium.
d'élevage (Atlant.)	59	5,22	1,55	25	
sauvage (Atlant.)	68	7,05	2,46	53	
Moule (vapeur)	86	11,9	2,24	28	Bonne source de fer.
Palourde	74	12,77	0,97	34	Excellente source de fer et de potassium.
Pétoncle	88	16,79	0,76	33	Bonne source de vitamine B_{12}.

graines de lin

CG
TRÈS BASSE

Ces petites graines brunes étant providentielle pour votre glycémie et votre cœur, vous devriez les mettre régulièrement au menu, d'autant plus qu'elles ont une agréable saveur de noisette. Vous pouvez achetez les graines déjà moulues ou bien entières, auquel cas vous les moudrez dans un moulin à café ou un robot culinaire. On en trouve habituellement dans les épiceries ou, à défaut, dans les magasins de produits naturels.

Riches en protéines et en fibres (plus de 2 g par cuillerée à soupe de graines moulues), les graines de lin sont également une bonne source de magnésium, un minéral qui joue un rôle important dans la maîtrise de la glycémie du fait qu'elle facilite l'utilisation de l'insuline par les cellules. Des études de grande envergure ont montré que le risque de diabète du type 2 était très élevé lorsque les apports en magnésium étaient faibles. Et même si vous êtes déjà diabétique, le magnésium peut vous aider.

Si votre consommation de poisson est plutôt faible, mangez des graines de lin : elles sont riches en acide alphalinolénique (ALA), que l'organisme utilise pour

Une cuillerée à soupe ou deux par jour de graines moulues et ajoutées à vos plats devraient faire des merveilles pour pour glycémie et votre santé en général. Vous pouvez aussi prendre la même quantité de graines moulues, mélangées à de l'eau.

élaborer les acides gras oméga-3 que l'on trouve normalement dans le poisson. Tout comme le poisson, les graines de lin gardent votre cœur en santé en abaissant le taux de cholestérol, en régulant le rythme cardiaque et en prévenant la formation de caillots sanguins. Elles protègent aussi contre l'inflammation, qui est associée à de nombreux troubles liés à l'âge, notamment l'insulinorésistance et le diabète.

Prime santé

Grâce à leur activité anti-inflammatoire, les graines de lin protègent contre la polyarthrite rhumatoïde, l'asthme, la maladie de Crohn, l'eczéma et le psoriasis.

Riches en lignanes, leurs oméga-3 contribuent à protéger, voire à traiter le cancer du sein. Dans l'organisme, les lignanes se transforment en composés apparentés à l'œstrogène, mais moins actifs que l'hormone naturelle. En occupant les récepteurs à œstrogène des cellules, ces composés bloquent les effets de l'hormone, vous protégeant possiblement

Si vous ne mangez pas de poisson, vous devez prendre des **graines de lin** régulièrement.

graines de lin _{suite}

contre les cancers hormonodépendants tel celui du sein. La teneur des graines de lin en lignanes est infiniment plus élevée que celle de tout autre aliment végétal.

Comme le poisson, les graines de lin pourraient offrir une certaine protection contre la maladie d'Alzheimer et la dépression. Enfin, si vous souffrez de constipation, prenez des graines de lin car elles sont laxatives.

Trucs culinaires

L'organisme absorbe mieux les lignanes lorsque les graines de lin sont moulues ou écrasées (les graines entières passent tout droit sans être digérées). Par contre, une fois moulues, elles rancissent rapidement. Achetez des graines entières que vous moudrez au fur et à mesure de vos besoins ; elles se garderont un an à la température de la pièce. Gardez les graines moulues au réfrigérateur.

L'huile de graines de lin

Comme les graines, l'huile fournit des oméga-3, mais sans fibres ni lignanes. Si la santé de votre cœur vous préoccupe, vous pouvez inclure dans votre alimentation de l'huile de lin ou de poisson dans le but d'obtenir les bons gras dont vous avez besoin. Par contre, comme le lin éclaircit le sang, discutez-en avec votre médecin, surtout si vous prenez de l'aspirine ou des anticoagulants. Les dosages vont de 1 c. à thé à 1 c. à soupe, une ou deux fois par jour.

Gardez l'huile au réfrigérateur car elle rancit rapidement. Utilisez-la dans les sauces à salades, ajoutez-en sur les légumes vapeur ou les grains cuits, mais ne la faites pas cuire car la chaleur détruit ses nutriments.

Attention, il ne faut pas confondre l'huile de graines de lin, un produit alimentaire, avec l'huile de lin vendue en quincaillerie, qui sert uniquement à traiter le bois et que l'on ne doit absolument pas ingérer.

Magie à la carte

❂ Saupoudrez-en sur des céréales chaudes ou froides.

❂ Ajoutez-en dans le pain de viande, les boulettes de viande, les hamburgers et les plats au four.

❂ Mettez-en dans le yogourt ou le granola.

❂ Ajoutez-en 1 ou 2 c. à soupe aux pâtes à pain, à crêpes, à gaufres et à muffins. Surveillez la cuisson : les graines de lin peuvent faire brunir ces mets plus rapidement.

❂ Garnissez-en une glace ou du yogourt congelé.

❂ Ajoutez-en aux boissons frappées.

❂ Dans les pâtes à muffins ou à crêpes, remplacez le quart de la farine par des graines de lin.

❂ Ajoutez-en aux pommes cuites, à la compote de bleuets ou à d'autres desserts aux fruits.

❂ Saupoudrez-en sur la salade de thon ou de poulet que vous mangez en sandwich.

❂ Ajoutez-en au fromage à la crème ou à un fromage mou et étalez la préparation sur des craquelins de blé entier.

RECETTES

Yogourt fouetté aux baies et graines de lin *208*
Riz brun et graines de lin grillées en pilaf *265*
Riz brun, graines de lin, lime et coriandre en pilaf *265*
Gruau aux pommes et aux graines de lin *193*
Pain de blé entier aux graines de lin *196*

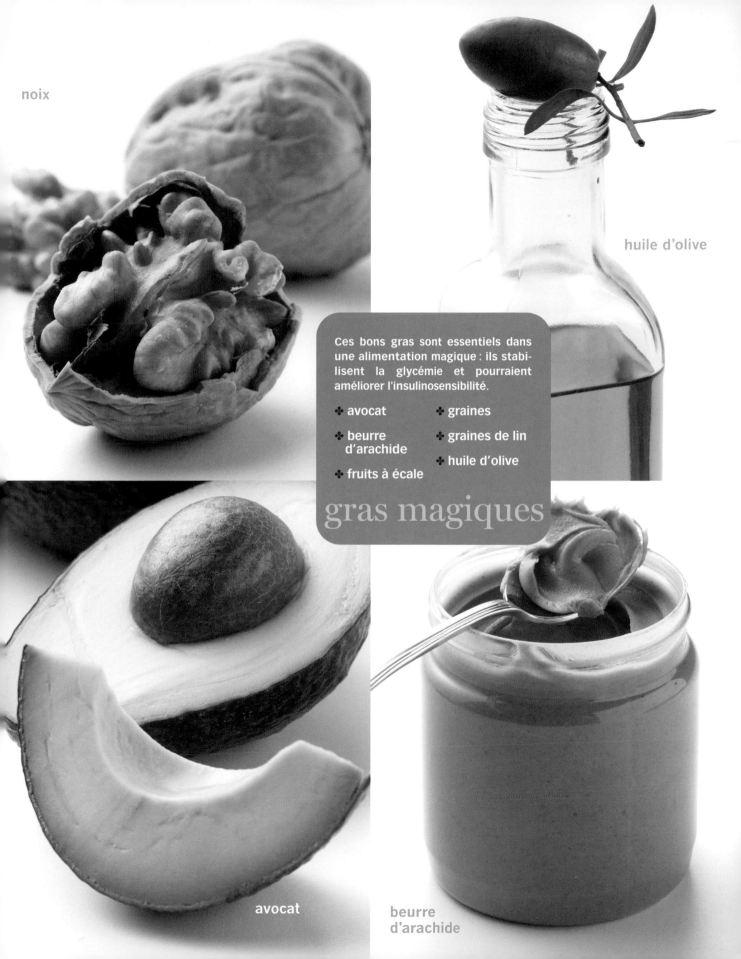

noix

huile d'olive

Ces bons gras sont essentiels dans une alimentation magique : ils stabilisent la glycémie et pourraient améliorer l'insulinosensibilité.

❖ avocat   ❖ graines

❖ beurre d'arachide   ❖ graines de lin

❖ fruits à écale   ❖ huile d'olive

gras magiques

avocat

beurre d'arachide

graines oléagineuses

CG TRÈS BASSE

Comme les noix (ou fruits à écale), les graines oléagineuses sont les étoiles montantes de l'alimentation saine, car elles possèdent le profil nutritionnel idéal pour stabiliser la glycémie.

C'est vrai, elles sont riches en gras (12 à 14 g par portion de 30 g/1 oz), mais ces gras sont essentiellement mono et polyinsaturés, donc bons pour votre cœur. Elles sont aussi riches en protéines (4 à 9 g par portion) et en fibres (2 à 10 g), les graines de citrouille étant celles qui en renferment le plus.

Alors, n'hésitez pas à grignoter des graines de citrouille ou de tournesol à la collation, et à saupoudrer vos plats de graines de sésame ! Ce faisant, vous pourriez même faire baisser votre taux de cholestérol car les graines sont riches en stérols, composés naturels qui mènent une guerre sans merci au cholestérol. (Il est intéressant de savoir que les fabricants de margarine ajoutent d'ailleurs à leurs produits des stérols dérivés d'autres sources).

Dans une étude récente, on a observé que la baisse du taux de mauvais cholestérol (LDL) était supérieure de 10 %, chez les personnes souffrant de cholestérolémie, lorsqu'elles ajoutaient à leur diète 40 g (1,5 oz) de graines de sésame par jour pendant 4 semaines plutôt que lorsqu'elles suivaient la même diète, sans les graines. Leur taux de LDL a d'ailleurs remonté dès qu'elles ont cessé de prendre les graines de sésame.

Dans le cadre d'une autre étude, des chercheurs ont analysé 27 variétés de noix et de graines oléagineuses, et ont découvert que les graines de sésame étaient les plus riches en stérols, les graines de tournesol se classant proche derrière.

Prime santé

À poids égal, les graines de citrouille et de sésame renferment plus de fer que le foie d'animal de boucherie, et une portion de 30 g (1 oz) de graines de sésame renferme presque autant de calcium qu'un verre de lait. Quant aux graines de tournesol, elles sont riches en sélénium, un minéral qui est lié à une incidence plus faible de cardiopathie et de cancer. En outre, la plupart des graines oléagineuses sont riches en vitamine E, nutriment qui protège contre de multiples affections. Ainsi, les graines de tournesol fournissent presque tout l'apport quotidien recommandé en ce nutriment. Les graines sont également de bonnes sources de zinc, un minéral qui stimule le système immunitaire.

Les graines de citrouille sont traditionnellement utilisées pour soigner l'hyperplasie bénigne de la prostate, ce qui, selon des études, pourrait s'expliquer par leur richesse en zinc, vitamine E, sélénium et

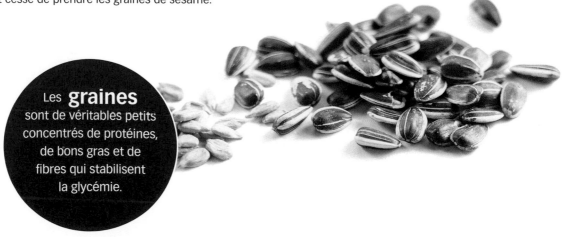

Les **graines** sont de véritables petits concentrés de protéines, de bons gras et de fibres qui stabilisent la glycémie.

stérols. Toutes les graines oléagineuses pourraient d'ailleurs protéger contre le cancer de la prostate.

Substitution futée

Au lieu de manger des croustilles lorsque la fringale vous prend, avalez une poignée de graines ou de noix.

Trucs culinaires

Comme les graines rancissent rapidement, gardez-les au frais dans un contenant hermétique. Elles se conserveront alors quelques mois.

Mise-en-garde : quoique encore relativement rare, l'allergie aux graines de sésame se répand. Si, après en avoir mangé, vous éprouvez des démangeaisons, de l'enflure ou de la difficulté à respirer, il se peut que vous en souffriez.

Magie à la carte

- ✪ Ajoutez-en aux légumes vapeur ou sautés.
- ✪ Saupoudrez du riz brun de graines de sésame.
- ✪ Enrobez des filets de poisson ou des escalopes de poulet d'un mélange de graines de tournesol et de citrouille moulues avant de les passer à la poêle.
- ✪ Ajoutez des graines de citrouille ou de tournesol hachées à une céréale chaude ou froide.
- ✪ Ajoutez des graines de sésame rôties à de la viande hachée pour la confection de boulettes.
- ✪ Mettez des graines de sésame dans vos préparations à pain, à muffins ou à crêpes, ou dans la pâte à tarte.
- ✪ Étalez du tahini sur une rôtie de grain entier.
- ✪ Garnissez vos verdures de graines de citrouille.
- ✪ Mettez des graines de tournesol dans de la salade au thon.
- ✪ Ou mettez-en dans vos œufs brouillés ou votre omelette aux légumes.

PORTION IDÉALE : 1 à 2 c. à soupe

Les graines oléagineuses étant très caloriques, surveillez vos portions. Ainsi, ¼ tasse de graines de tournesol fournit 210 calories. Pour les collations, limitez-vous à une poignée de graines de citrouille et à une plus petite quantité de graines de tournesol. Au repas, 1 c. à s. devrait suffire sur une salade ou des légumes.

- ✪ Garnissez une soupe à la tomate, à la carotte ou à la courge des graines de votre choix.
- ✪ Ajoutez des graines de sésame à vos salades de fruits.

RECETTES

Salade de chou sans mayonnaise *216*

Poulet frit au four *238*

Quinoa aux chilis et à la coriandre *266*

Sandwichs au saumon relevés de mayonnaise au wasabi *220*

Choux de Bruxelles sautés au poivron rouge et aux graines de carvi *273*

Épinards sautés au gingembre et à la sauce de soya *275*

Épinards, avocat et pamplemousse en salade, sauce aux graines de pavot *216*

Des graines rôties à la perfection

Pour faire rôtir vos propres graines de courge, de citrouille ou de melon d'eau, commencez par les séparer de la chair et les rincer, puis laissez-les sécher. Mélangez-les dans un bol avec un peu d'huile végétale et du sel. Étalez-les sur une plaque à pâtisserie sèche et épicez-les à votre goût (cumin, sel de céleri, cannelle, paprika, piment) Faites cuire environ 45 minutes au four à 150 °C (300 °F), en remuant et en retournant les graines de temps à autre pour éviter qu'elles ne brûlent.

haricot sec, pois chiche

CG BASSE

Le haricot, de même que le pois chiche, est bon pour le cœur, on le sait, mais cet aliment lent, riche en glucides complexes, est aussi bon pour la glycémie et mérite certainement de figurer sur la liste des aliments magiques.

En conserve ou secs, blancs, rouges, noirs ou mouchetés, tous les haricots et les pois chiches permettent de réguler la glycémie et l'insulinémie, grâce à leur richesse en fibres. Dans une étude récente, on a observé que la glycémie des hommes et des femmes qui avaient pris un repas comprenant 170 g (6 oz) de pois chiches était inférieure de 40 % au bout d'une heure à celle des personnes qui avaient pris une quantité égale de pain blanc avec de la confiture.

Les fibres solubles des haricots et des pois chiches ralentissent la digestion et, en conséquence, provoquent une élévation lente et régulière de la glycémie plutôt qu'une montée en pic. Les haricots sont également riches en protéines ; on sait que ces dernières n'élèvent pas la glycémie, aidant plutôt l'organisme à utiliser plus efficacement les glucides du repas. C'est possiblement l'aliment idéal pour les diabétiques. Toutefois, il est important de s'en tenir à ½ tasse par repas, car ils contiennent des glucides.

Pour perdre du poids, mangez des haricots et des pois chiches. Non seulement, vous procureront-ils un grand sentiment de satiété, mais ils vous fourniront quantité de nutriments sans être très caloriques pour autant. Mieux encore, une partie de l'amidon qu'ils contiennent est ce qu'on appelle de l'amidon résistant, que l'organisme ne peut digérer et qui, par conséquent, ne fournit pas de calories.

Le haricot est également riche en acide folique, une vitamine B qui pourrait contribuer à atténuer certains des effets nocifs du diabète sur les artères.

Les guides alimentaires officiels recommandent de consommer au moins 3 tasses de haricots (ou autres légumineuses) par semaine, mais nous sommes généralement loin d'atteindre cet objectif : en moyenne, on n'en consomme même pas 1 tasse par semaine.

Prime santé

Selon une étude récente, le haricot fait partie des dix aliments les plus riches en antioxydants. En outre, ses fibres contribuent à faire baisser le taux de cholestérol.

De parfaits compagnons

Le haricot et le riz sont souvent servis ensemble, ce qui est une bonne chose puisqu'ils fournissent ainsi une protéine complète (pris isolément, chacun d'entre eux

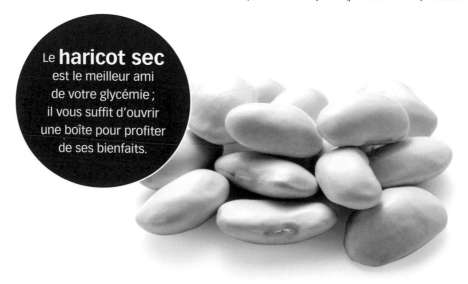

Le **haricot sec** est le meilleur ami de votre glycémie ; il vous suffit d'ouvrir une boîte pour profiter de ses bienfaits.

est déficient en certains acides aminés, les constituants de la protéine). Si la CG du riz blanc est élevée, celle d'un plat combinant riz et haricot l'est beaucoup moins (à la condition de réduire de moitié la quantité de riz bien sûr). Pour abaisser la CG d'un plat de pâtes, pensez à leur ajouter des haricots.

Trucs culinaires

Les haricots en conserve sont habituellement très salés ; rincez-les à l'eau froide avant de les apprêter.

Vous pouvez moudre des pois chiches pour en tirer une farine qui remplacera une partie de la farine blanche dans vos plats. D'après des études, même le pain de blé entier élèvera nettement moins votre glycémie si vous avez remplacé une partie de sa farine par de la farine de pois chiche.

Faites taire la rumeur...

C'est connu, les haricots (et d'autres légumineuses) provoquent des gaz. Cela est dû à leur richesse en certains glucides que l'organisme ne peut digérer mais qui nourrissent les bactéries utiles de l'intestin, produisant des gaz en cours de route. C'est l'une des principales raisons qui font que plusieurs les boudent. Mais il y a moyen d'atténuer le problème de sorte que vous ne soyez pas privé de ces aliments qui sont vraiment bons pour la glycémie.

Faites-les tremper 12 heures ou, si vous manquez de temps, faites-les bouillir 2 minutes, retirez la casserole du feu et laissez-les tremper 2 à 4 heures à couvert. D'une manière ou de l'autre, égouttez-les, rincez-les à deux reprises, couvrez d'eau froide et mettez à cuire.

Ou, prenez un produit à base d'enzymes naturelles (Beano) lorsque vous mangez des légumineuses. Les enzymes digèrent les composés qui provoquent des gaz, vous rendant la vie (et celle des autres), plus facile.

PORTION IDÉALE : ½ tasse

Cette quantité fournit 105 à 147 calories, et sa CG est basse.

Magie à la carte

✿ Servez une purée de haricots ou de pois chiches (hoummous) avec des pointes de pita de blé entier.

✿ Passez au presse-purée des haricots ou des pois chiches cuits et servez cette tartinade sur du pain de grains entiers.

✿ Ajoutez des haricots en conserve dans du bouillon ou une soupe de légumes.

✿ Ajoutez des haricots rouges (ou d'autres haricots) dans vos salades vertes.

✿ La fin de semaine, préparez un gros chili de haricots noirs et congelez les restants.

✿ Préparez une salade originale avec de la mangue, de l'oignon rouge, du piment fort et des haricots noirs. Si désiré, ajoutez des feuilles de coriandre.

RECETTES

Soupe à l'orge et aux haricots *222*

Salade de haricots noirs et d'orge *213*

Burritos haricots noirs et patates douces *263*

Tartinade de haricots noirs à la mexicaine *206*

Dahl aux épinards *261*

Soupe aux pois cassés, croûtons au seigle *223*

Chili lentilles-haricots *262*

Tartinade méditerranéenne aux pois cassés *205*

Salade de thon et cannellini au citron *213*

Chili de dinde et haricots, salsa à l'avocat *243*

Trempette chaude artichauts-haricots *204*

Pâtes de blé entier avec saucisse, haricots et bettes à carde *254*

huile d'olive

CG TRÈS BASSE

Du point de vue de l'alimentation magique, l'huile d'olive est véritablement de l'or liquide.

Elle se situe en tête de liste des bons gras que le 5e secret magique vous encourage à consommer. Autant que possible, consommez-la (ou de l'huile de canola lorsque vous recherchez une saveur neutre) de préférence aux autres huiles.

Les bons gras ont un effet miraculeux sur la glycémie et la santé en général. Contrairement au beurre, ils n'augmentent pas l'insulinorésistance ; de fait, ils pourraient même en renverser le cours.

L'huile d'olive atténue les pics glycémiques en ralentissant la digestion et, consécutivement, la dégradation des glucides en glucose. Rien qu'en assaisonnant votre salade d'une sauce à l'huile d'olive et au vinaigre, vous atténuez l'effet sur la glycémie de tous les autres aliments que vous prenez (pour en savoir plus sur les effets du vinaigre, voir p. 163).

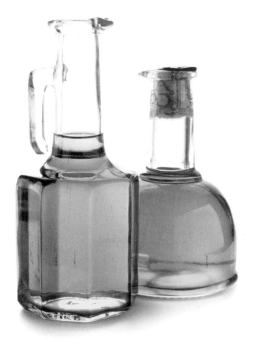

Dans une étude australienne récente, on a observé que l'estomac de 6 hommes auxquels on avait donné de l'huile d'olive, de l'eau ou un mélange des deux avant un repas riche en glucides mettait trois fois plus de temps à commencer à se vider (retardant d'autant l'élévation de la glycémie) lorsqu'ils prenaient de l'huile d'olive. Rappelez-vous ce que nous avons dit au premier chapitre, à savoir que les repas provoquant une élévation rapide de la glycémie vous laissent sur votre faim. Une élévation plus lente procure un sentiment de satiété plus durable, ce qui favorise la perte de poids.

La consommation régulière d'huile d'olive explique en partie la plus faible incidence de cardiopathie et de crises cardiaques chez les personnes qui suivent la diète méditerranéenne. Dans une étude menée auprès de 28 hommes et femmes, on a observé que leur taux de cholestérol total avait baissé de 12 % et leur taux de cholestérol LDL de 16 % après qu'ils aient ajouté 2 c. à soupe d'huile d'olive extra-vierge par jour à leur alimentation pendant six semaines. De nombreuses études ont montré qu'en plus d'abaisser le taux de cholestérol LDL, l'huile d'olive augmentait le taux de cholestérol HDL. Elle est également riche en phénols, antioxydants qui contribuent à protéger les parois artérielles contre l'accumulation de cholestérol.

L'olive, un fruit magique

L'huile d'olive vient, bien sûr, des olives, qu'il convient par conséquent de considérer aussi comme un aliment magique. Achetez-les de préférence fraîches plutôt qu'en conserve : elles sont bien plus savoureuses ainsi. On en trouve aujourd'hui de diverses variétés, tailles et saveurs dans tous les supermarchés.

N'oubliez pas toutefois que les olives sont caloriques (1 olive noire moyenne fournit environ 6 calories) ; utilisez-les donc à la place d'autres gras, pas en surplus.

Prime santé

L'huile d'olive contient un composé anti-inflammatoire tellement puissant que les chercheurs le comparent à de l'aspirine. C'est peut-être une autre des raisons qui expliqueraient que l'incidence de cardiopathie soit si basse chez ceux qui suivent la diète méditerranéenne, cette maladie s'accompagnant d'inflammation. Même chose d'ailleurs pour le diabète de type 2 et d'autres maladies chroniques comme la maladie d'Alzheimer.

Par contraste, une diète riche en huile de maïs, de carthame et de tournesol pourrait favoriser l'inflammation, ce qui peut endommager les artères et mener aux cardiopathies et à d'autres problèmes de santé. Nous ne vous recommandons donc pas de les utiliser comme huiles de cuisson courantes.

L'huile d'olive contient également des lignanes, composés qui pourraient diminuer le risque de cancers du côlon, du sein, de la prostate, du pancréas et de l'endomètre.

Trucs culinaires

À la longue, l'huile d'olive rancit. Conservez-la au frais dans un contenant hermétique et opaque. Si elle devient trouble, jetez-la et achetez-en d'autre.

Magie à la carte

Les grands chefs mettent de l'huile d'olive à peu près partout. Voici quelques suggestions :

❂ Mettez une bonne huile d'olive dans une petite assiette avec du poivre noir fraîchement moulu, et trempez-y votre pain (de grain entier, bien sûr).

❂ Utilisez-la à la place du beurre sur le pain ou dans la purée de pomme de terre, en la mélangeant avec de l'ail rôti (voyez la rubrique sur l'ail).

❂ Servez-vous en comme base de marinade pour le bœuf, le poulet, le poisson ou le porc.

❂ Ajoutez-en dans les pâtes, avec des tomates hachées, de la féta, du basilic haché ou des câpres.

PORTION IDÉALE : 1 c. à soupe

Privilégiez l'huile d'olive autant que possible. Attention toutefois aux quantités : 1 c. à soupe fournit 120 calories, ce qui peut se traduire par des kilos en trop si on n'y prend pas garde.

❂ Mettez-en dans les soupes aux haricots ou aux pois à la place des viandes fumées ou de la saucisse dont on assaisonne habituellement ces plats.

❂ Remplacez le beurre ou la margarine par de l'huile d'olive, à raison de ¾ c. à thé d'huile pour 1 c. à thé de beurre ou de margarine.

❂ Ajoutez des olives tranchées dans les sauces, particulièrement les sauces aux tomates.

❂ Garnissez votre pizza d'olives.

❂ Ajoutez des olives aux salades de légumes, salades de pâtes et sandwichs au thon.

RECETTES

lait

CG TRÈS BASSE

Le lait constitue pour les chercheurs une sorte d'énigme quant au rôle qu'il joue dans la glycémie : d'une part, il la fait à peine bouger, ce qui est compréhensible étant donné qu'il est pauvre en glucides et riche en protéines ; d'autre part, il renferme un composé qui pourrait protéger contre l'insulinorésistance, signe avant-coureur du diabète de type 2.

Deux études menées à l'université Harvard ont montré que, chez les personnes qui prenaient des produits laitiers tous les jours, le risque d'insulinorésistance diminuait de 21 % et le risque de diabète de 9 % pour chaque portion de produits laitiers qu'elles prenaient. Plutôt impressionnant, n'est-ce-pas ? (Toutefois, il semble bien que cette information échappe à certains, comme on peut le voir sur des sites Internet où il est dit que le lait *provoque* le diabète.)

Prenez du lait écrémé de préférence au lait entier ou même au lait à 2 %, qui contient une bonne quantité de gras saturés ; comme on le sait, ces gras augmentent le risque d'insulinorésistance et bouchent les artères.

Prime santé

Bien sûr, le lait est riche en calcium et en vitamine D, deux éléments importants pour la santé des os. Le lait écrémé contient plus de calcium que le lait entier, et c'est virtuellement la seule bonne source de vitamine D que vous trouverez dans votre cuisine. Cette vitamine est essentielle. Les experts se rendent d'ailleurs

ne vous laissez pas prendre

Malgré ce qu'on affirme dans certaines publicités, les produits laitiers ne font pas nécessairement perdre du poids, les études à ce sujet ayant donné des résultats mitigés. La dernière laisse plutôt entendre que ceux qui ont une alimentation riche en produits laitiers n'ont pas plus de facilité que les autres à maigrir. Ce qui ne devrait pas vous empêcher d'en prendre, surtout s'ils sont maigres.

PORTION IDÉALE : 1 tasse

Une tasse (250 ml/8 oz) de lait maigre ou d'autres produits laitiers (yogourt) pourrait suffire à prévenir l'insulinorésistance tout en fournissant presque tout le calcium dont vous avez besoin.

compte que non seulement nos besoins en ce nutriment ont été sous-estimés, mais que, en quantité suffisante, il pourrait jouer un rôle dans la prévention de certains cancers.

Les produits laitiers maigres constituent la pierre angulaire du régime DASH que recommandent les médecins aux patients souffrant d'hypertension.

Trucs culinaires

Si le lait écrémé ordinaire vous semble trop fluide, essayez le lait écrémé, pasteurisé à ultra-haute-température, ou lait UHT, qui a une texture plus crémeuse sans fournir plus de gras ou de calories.

Magie à la carte

- Retombez en enfance et buvez un grand verre de lait écrémé froid au dîner ou au souper.

- Préparez-vous un lait frappé avec des fraises et une banane surgelées, du lait écrémé et une goutte d'extrait de vanille.

- Préparez une « crème » de carotte ou de tomate avec du lait écrémé. Épaississez-la avec un peu de farine.

- De temps autre, remplacez le café par une tasse de chai.

RECETTES

lentille

CG
TRÈS BASSE

Composée de protéines et de glucides complexes, la lentille est l'aliment lent par excellence. Comme elle cuit rapidement et ne nécessite pas de trempage, on n'a aucune excuse pour ne pas l'utiliser dans les soupes, les salades ou comme plat principal, même en semaine. Ajoutez-en au riz, et vous mangerez moins de ce grain, ce qui abaissera sensiblement la CG du plat.

Les fibres solubles constituent l'arme secrète de la lentille contre les pics glycémiques. Elle en contient beaucoup : 1 tasse (cuite) fournit 16 g de fibres, essentiellement solubles. Bien sûr, ces fibres abaissent le taux de cholestérol. Pas étonnant que la lentille soit un aliment de base de la diète méditerranéenne, qui est réputée pour protéger le cœur.

Cet aliment est également riche en protéines (18 g par tasse de lentilles cuites), procurant un sentiment de satiété et favorisant la perte de poids.

Prime santé

Dans une étude, on a observé que le risque de cancer du sein était de 25 % inférieur chez les femmes qui mangeaient des lentilles au moins deux fois par semaine à celui des femmes qui en mangeaient moins d'une fois par mois. Les lentilles sont également riches en acide folique, une vitamine B qui abaisse le taux sanguin d'homocystéine, un acide aminé lié à un risque accru de cardiopathie et de démence. Les fibres contribuent également à la régularité du transit intestinal.

Trucs culinaires

Les lentilles se conserveront six mois au frais, au sec et à l'abri de la lumière. Au-delà de cette période, elles risquent de sécher. Évitez de mélanger des lentilles plus récentes à des lentilles anciennes, car ces dernières mettent plus de temps à cuire.

PORTION IDÉALE : ½ tasse

Comme la CG de la lentille est très basse et que c'est l'un des aliments les plus nutritifs, vous pouvez en prendre un peu plus.

Magie à la carte

✿ Ajoutez des lentilles cuites aux salades vertes ou aux plats de pâtes.

✿ Passez des lentilles cuites au presse-purée et mélangez avec de la salsa fraîche, ou avec de l'ail, du yogourt et du jus de citron. Servez en trempette ou en tartinade sur du pain.

✿ Préparez une soupe maison aux lentilles ou réchauffez le contenu d'une boîte de soupe toute prête. Pensez à combiner en soupe lentilles rouges et tomate, orge et lentilles, bettes à carde et lentilles avec jus de citron, ou ragoût de lentilles au poulet.

✿ Comme plat principal, faites cuire des lentilles avec de la saucisse à la dinde fumée, de l'oignon, des tomates et des herbes.

✿ Faites cuire diverses variétés de lentilles (rouges, vertes, brunes) et servez sur du riz brun ou du riz étuvé.

RECETTES

Soupe aux lentilles rouges et au cari *224*

Dahl aux épinards *261*

Salade de lentilles à la grecque *217*

Chili lentilles-haricots *262*

Saumon à la moutarde et aux lentilles *247*

melon

CG TRÈS BASSE

Bien que très sucré, le melon est étonnamment bon pour la glycémie, ce qui en fait un aliment parfait pour le déjeuner ou les collations, dans les salades de fruits, voire même dans les salsas. C'est vrai que le sucre qu'il contient est rapidement transformé en glucose (le sucre sanguin), mais comme ce fruit est composé plus ou moins à 90 % d'eau, on n'ingère finalement que très peu de sucre. Pour les mêmes raisons, le melon est aussi très peu calorique.

Le melon d'eau illustre parfaitement la différence entre index glycémique (IG) et charge glycémique (CG). D'un côté, le sucre qu'il contient est un sucre rapide, donc à IG élevé, de l'autre, on en ingère si peu que la CG d'une portion normale reste basse.

Le melon (particulièrement le melon brodé) est riche en vitamine C, ce qui en fait un aliment important dans la lutte contre les dommages qu'une glycémie élevée peut causer aux cellules et aux vaisseaux sanguins. En outre, il contient de bonnes quantités de potassium, minéral qui contribue à prévenir l'hypertension artérielle, fréquente chez les diabétiques. Il est également considéré comme l'une des sources les plus riches de lycopène (un composé naturel proche du bêta-carotène), et pourrait donc contribuer à prévenir la maladie cardiaque, qui constitue un risque bien réel pour les diabétiques.

Enfin, le melon (particulièrement le melon brodé) est riche en bêtacarotène, un nutriment important pour la santé de l'œil.

Trucs culinaires

Difficile de savoir si le melon que l'on choisit est mûr à point. Les trucs suivants peuvent vous aider :

Melon d'eau (ou pastèque) : s'il émet un son creux lorsque vous le frappez, il est à point. Vous pouvez aussi le secouer pour savoir si les pépins sont libres, signe qu'il est mûr (quoiqu'on trouve de plus en plus de melons d'eau sans pépins).

Melon brodé (ou cantaloup) : s'il dégage une odeur trop sucrée ou musquée, il est vraiment trop mûr. Contrairement au melon d'eau, le melon brodé continue de mûrir une fois récolté ; si celui que vous avez acheté n'est pas mûr, laissez-le sur le comptoir quelques jours.

Melon miel Honeydew : la pelure doit être lisse et céder légèrement à la pression à l'emplacement de la tige.

Les melons poussent sur le sol et sont donc en contact avec la terre tout au long de leur saison de croissance. Rincez-les avec soin pour éliminer les

Prime santé

Les aliments riches en lycopène comme le melon d'eau pourraient offrir une certaine protection contre divers cancers, notamment les cancers de la prostate, du sein, de l'endomètre, du poumon et du côlon. Les preuves les plus solides portent sur le cancer de la prostate : dans une étude menée auprès de 47 000 hommes, on a observé que le risque de souffrir de ce cancer était inférieur de 26 % chez ceux qui mangeaient 2 à 4 portions de tomates (un autre aliment riche en lycopène) par semaine à celui de ceux qui n'en mangeaient pas.

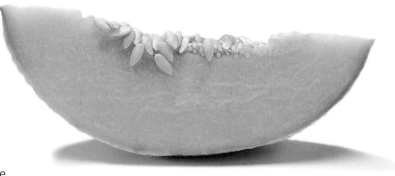

bactéries provenant de la terre, de l'eau ou des animaux, et qui pourraient s'infiltrer dans la chair lorsque vous coupez le melon.

Si vous en mangez souvent, procurez-vous une (ou des) cuiller à melon. Il en existe de plusieurs tailles, qui permettent de servir du melon comme amuse-gueule ou au dessert. Vous pouvez également vous en servir pour enlever le cœur des pommes ou des poires.

Le melon amer – surtout médicinal

Comme son nom l'indique, le melon amer n'a rien de sucré. Botaniquement, c'est un fruit, mais il ressemble plutôt à un concombre verru-queux et sa saveur est extrêmement amère à cause de sa richesse en quinine. Des études animales ont montré que certains de ses com-posés peuvent avoir un effet hypoglycémiant aussi puissant que celui des médicaments d'ordonnance : il stimulerait la production d'insuline, améliorerait la capacité des cellules à absorber le glucose, bloquerait l'absorption du sucre dans l'intestin et inhiberait la libération de glucose par le foie.

Une des études à avoir porté sur l'effet du melon amer dans le diabète de type 2 n'a duré que deux jours, mais on a tout de même observé une baisse sensible de la glycémie chez 100 participants quelques heures après qu'ils aient pris une boisson contenant de la pulpe de melon amer en suspension. D'autres études de plus petite envergure, mais ayant duré plus longtemps, ont donné des résultats semblables.

Pour l'apprêter, coupez le melon en deux, enlevez les graines (ne les mangez pas, elles présentent une certaine toxicité), blanchissez la chair et ajoutez-la aux soupes ou aux sautés. Ou, prenez des suppléments de melon amer !

Magie à la carte

⚙ Ajoutez-en systématiquement à vos salades de fruits.

⚙ Préparez une salade avec des morceaux de melon d'eau et de féta, des feuilles de menthe fraîche et, si désiré, des graines de citrouille ou des pignons rôtis.

⚙ Broyez au mélangeur des morceaux de melon d'eau et de la glace. Ajoutez un peu de miel.

⚙ Garnissez votre assiette d'une tranche de melon d'eau, et mangez-la !

⚙ Servez du melon miel Honeydew avec de la crème glacée à la vanille.

⚙ Ajoutez des petits cubes de melon à une salade de poulet ou de fruits de mer.

⚙ Préparez une salsa en mélangeant du melon d'eau avec de l'oignon doux, des haricots noirs, du piment jalapeño, de la coriandre et de l'ail hachés, et du sel.

⚙ Gardez des cubes ou des boules de melon au réfrigérateur, prêts à servir.

⚙ Mélangez du melon brodé avec du jus d'orange et de lime, et de la cannelle ; servez en soupe froide.

⚙ Passez au mélangeur du melon brodé, du melon miel, du jus de lime et un peu de miel. Buvez !

⚙ À l'apéritif, présentez des morceaux ou des boules de melons de divers types et couleurs sur des brochettes. Si désiré, intercalez des raisins.

⚙ À la collation, prenez une tranche de fromage suisse recouverte d'une fine tranche de melon.

RECETTE

Cantaloup et bleuets au thé vert et à la lime *276*

noix (FRUITS À ÉCALE)

CG
TRÈS BASSE

Les noix, ou fruits à écale, sont riches en protéines et en gras. Elles contribuent donc à maintenir l'énergie à un niveau élevé, d'où leur popularité auprès des amateurs de randonnée. De plus, elles sont bonnes pour la glycémie. Des chercheurs de l'université Harvard ont observé que le risque de diabète de type 2 diminuait de 20 % chez les femmes qui en mangeaient régulièrement (une poignée, 5 fois par semaine) par rapport à celui des femmes qui en mangeaient peu.

Elles sont riches en gras, mais il s'agit surtout de bons gras (environ 85 % en moyenne), qui peuvent réduire l'insulinorésistance. Les noix répondent donc au 5e secret magique : privilégiez les bons gras.

Bien sûr, les bons gras favorisent la santé cardiaque, notamment en stimulant la production de bon cholestérol (HDL). Dans des études, on a observé que le risque de cardiopathies diminuait de 35 % chez les personnes qui mangeaient aussi peu que 150 g (5 oz) de noix par semaine comparativement à celles qui en mangeaient moins d'une fois par mois. (On doit exclure cependant la noix de macadamia, qui est très riche en gras saturés). En fait, dans une étude, on a observé qu'un régime comprenant des gras insaturés provenant de l'amande et de la noix avait pour effet d'abaisser le taux de cholestérol de 10 % de plus que ne le faisaient les régimes traditionnellement recommandés à cet effet.

La consommation régulière de fruits à écale peut également diminuer l'inflammation chronique, ce qui peut contribuer à réduire le risque de diabète et de maladie cardiaque. De plus, la protéine de la plupart de ces fruits est particulièrement riche en arginine, un acide aminé qui détend les vaisseaux sanguins, diminuant le risque de crise cardiaque.

Certains de ces fruits, notamment l'arachide, la noix de Grenoble et l'amande, contiennent des stérols, qui font baisser le taux de cholestérol, ainsi que du resvératrol, composé que l'on trouve aussi dans le vin rouge et réputé pour diminuer le risque de cardio-pathie. Tout comme le poisson, la noix de Grenoble est une bonne source d'oméga-3, acides gras qui contribuent à combattre la maladie cardiaque.

L'arachide n'est habituellement pas classée parmi les fruits à écale puisqu'il s'agit en fait d'une légumineuse, mais elle possède les mêmes propriétés qu'eux (voyez la rubrique « beurre d'arachide », p. 85).

QUANTITÉ DE noix DANS 1 PORTION

Fruit	Portion 30 g (1 oz)
Amande	20 à 24
Arachide	40
Cajou	16 à 18
Noisette	18 à 20
Noix de Grenoble	8 à 11 moitiés
Noix du Brésil	9 ou 10
Pignon	150 à 157
Pistache	45 à 47

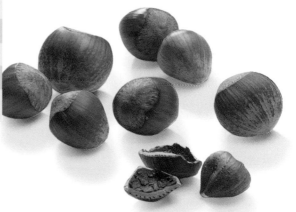

Prime santé

Les noix sont riches en vitamine E, nutriment anti-oxydant d'importance, qui contribue à protéger contre le cancer de la prostate et du poumon. La noix du Brésil fournit de grandes quantités de sélénium, soit 200 fois plus que tout autre fruit à écale. Or, les chercheurs ont établi un lien entre ce minéral et la prévention de ces deux types de cancers, de même qu'avec les cardiopathies. Quant à l'amande, elle fournit du calcium (bon pour les os), tandis que la noisette et la noix de cajou sont les fruits à écale les plus riches en cuivre, un nutriment essentiel pour les diabétiques.

Trucs culinaires

Gardez de préférence les fruits à écale au réfrigérateur dans un contenant hermétique ; ils s'y conserveront 6 mois, 1 an si vous les mettez au congélateur.

Faites-les rôtir pour en faire ressortir la saveur : préchauffez le four à 150 °C (300 °F). Mettez ½ tasse de noix écalées en une seule couche sur une plaque à pâtisserie et faites rôtir 7 à 10 minutes. Surveillez la cuisson pour vous assurer que les noix ne brûlent pas.

Magie à la carte

Vous pouvez ajouter des fruits à écale dans pratiquement n'importe quel plat pour en rehausser la saveur et la valeur nutritive. Voici quelques suggestions :

- ☺ Mettez des noix de Grenoble ou des pacanes hachées dans les plats de riz.
- ☺ Ajoutez des pistaches dans la salade de poulet.
- ☺ Ajoutez des pignons ou des noix de Grenoble hachées dans les plats de pâtes.
- ☺ Préparez du granola avec des fruits séchés, des céréales à haute teneur en fibres et les fruits à écale de votre choix.
- ☺ Ajoutez des noix rôties dans la soupe à la citrouille.
- ☺ Ajoutez les noix de votre choix dans les salades vertes avec des canneberges séchées.

PORTION IDÉALE : 30 g (1 oz)

Les noix étant très caloriques, la portion recommandée est petite. Pour vous faire une idée de ce que cela représente, voyez le tableau « Quantité de noix dans 1 portion » à la page ci-contre. Attention à la noix de macadamia, qui fournit 1 000 calories par tasse !

- ☺ Ajoutez des noix hachées à une pâte à gaufres, à crêpes ou à muffins.
- ☺ Pour la collation, oubliez les croustilles et prenez plutôt une portion des noix de votre choix.
- ☺ Ajoutez des pacanes dans la compote de pommes.
- ☺ Ajoutez des noix dans les plats sautés.

Substitution futée

Remplacez une partie de la farine blanche dans une pâte à tarte ou à gâteau par des noix moulues.

RECETTES

Muffins son-pommes 197

Trempette à l'orientale au beurre d'arachide 204

Boulghour à l'orange et au gingembre 264

Caponata 202

Flan aux cerises et aux amandes 288

Tomates cerise garnies de fromage à la crème au basilic 200

Gâteau au fromage, chocolat et framboises 284

Carrés au fudge 280

Salade au poulet rôti et à l'orange 210

Pommes au four avec sirop d'érable et noix 282

Carrés aux flocons d'avoine et beurre d'arachide 207

Quinoa aux chilis et à la coriandre 266

Amandes épicées 203

Épinards aux pignons et raisins de Corinthe 274

Muffins renversés aux nectarines 199

Salade de grains de blé, d'abricots séchés et de menthe 266

Pâtes de blé entier au poulet, sauce au beurre d'arachide 214

œuf

CG TRÈS BASSE

S'il y a un aliment qui s'est acquis une mauvaise réputation au fil des ans, c'est bien l'œuf. Il est donc temps de remettre les pendules à l'heure.

Tout en étant peu dispendieux, l'œuf est une excellente source de protéines de qualité. De fait, la protéine de l'œuf est telle que les nutritionnistes en ont fait l'étalon d'or permettant de jauger toutes les autres. La raison de cette supériorité est qu'elle contient en proportions adéquates tous les acides aminés essentiels dont l'organisme a besoin.

Composé essentiellement de protéines et de gras, l'œuf n'a aucun effet sur la glycémie, ce qui en fait un bien meilleur choix pour le déjeuner que, disons, une pile de crêpes à la farine blanche. Et comme tous les aliments protéinés, il procure un sentiment de satiété qui dure longtemps. Dans une étude, on a observé que les femmes qui mangeaient 2 œufs avec une rôtie au déjeuner éprouvaient moins la sensation de faim durant l'avant-midi et ingéraient nettement moins de calories durant le reste de la journée que celles qui mangeaient la même quantité de calories sous la forme d'un bagel tartiné de fromage à la crème.

Quant au cholestérol, il est vrai que l'œuf en contient beaucoup (environ 213 mg), et qu'il est concentré dans le

Brouillé, poché ou à la coque, **l'œuf** stabilise la glycémie et fournit de nombreux minéraux et vitamines essentiels.

PORTION IDÉALE : 1 ou 2 œufs

Un gros œuf fournit environ 75 calories et 5 g de gras, dont moins de 2 g sont saturés. Au déjeuner, vous pouvez manger 2 œufs avec une rôtie de grain entier sans craindre l'excès calorique, à la condition de ne pas les « saturer » de beurre et de fromage. Selon des études, pour la plupart des gens, la consommation de 2 œufs par jour n'a pas d'incidence sur le taux de cholestérol. Comme tout le gras et le cholestérol se retrouvent dans le jaune, vous pouvez remplacer 1 des 2 œufs par 2 blancs.

jaune. Il est aussi vrai que si vous avez le diabète, la santé de votre cœur est prioritaire. Cela dit, des dizaines d'études ont montré que ce sont les gras saturés et non le cholestérol d'origine alimentaire qui exercent un effet sur le cholestérol sanguin. On peut donc manger des œufs sans problème, à la condition de le faire de façon modérée. Les experts recommandent toutefois aux personnes ayant un taux élevé de cholestérol ou présentant une sensibilité au cholestérol alimentaire (chez certaines personnes, le taux de cholestérol augmente suite à la consommation d'aliments qui en sont riches) de ne pas consommer plus de 3 ou 4 jaunes d'œuf par semaine. Par contre, le blanc ne contient pas de cholestérol et ne pose donc aucun problème.

Prime santé

Le jaune d'œuf est l'un des rares aliments qui soient naturellement riches en vitamine D, un nutriment déficitaire chez plusieurs d'entre nous. La vitamine D favorise l'assimilation du calcium par l'organisme ; de plus, on a récemment établi un lien entre cette vitamine et une incidence plus faible de divers cancers. L'œuf est aussi une bonne source de vitamine K, qui contribue à la formation osseuse. En outre, Il est riche en lutéine, composé qui contribue à protéger contre la

(suite, p. 130)

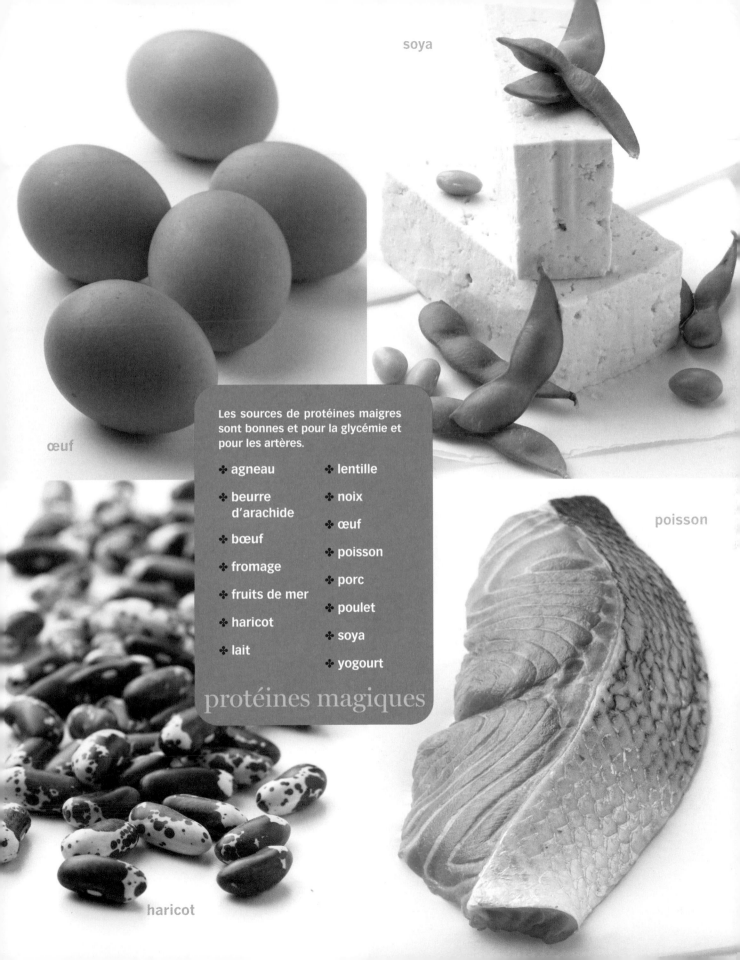

soya

œuf

poisson

Les sources de protéines maigres sont bonnes et pour la glycémie et pour les artères.

- ❖ agneau
- ❖ beurre d'arachide
- ❖ bœuf
- ❖ fromage
- ❖ fruits de mer
- ❖ haricot
- ❖ lait

- ❖ lentille
- ❖ noix
- ❖ œuf
- ❖ poisson
- ❖ porc
- ❖ poulet
- ❖ soya
- ❖ yogourt

protéines magiques

haricot

dégénérescence maculaire, une des principales causes de cécité chez les personnes âgées.

Enfin, l'œuf contient de la choline, un composé qui, selon des études animales, pourrait améliorer la mémoire chez les personnes vieillissantes. Dans des études chez l'animal, l'administration de choline à des rates enceintes a entraîné une amélioration du fonctionnement nerveux de leurs bébés.

Trucs culinaires

Gardez vos œufs dans leur contenant d'origine plutôt que de les mettre dans le casier à œufs du réfrigérateur ; ils se conserveront mieux. N'achetez jamais des œufs qui sont gardés à la température de la pièce : ils perdent rapidement leur fraîcheur (une journée à température ambiante équivaut à plus d'une semaine au réfrigérateur).

Le risque d'empoisonnement à la salmonelle que pose la consommation d'œufs crus est très faible (environ 1 œuf sur 20 000 sont porteurs de la bactérie), mais il vaut mieux ne pas le prendre. Vous avez deux possibilités : ou bien vous ne mangez que des œufs bien cuits (ce qui signifie pas d'œufs au miroir ni salade César faite avec des œufs crus) ou bien vous achetez des œufs pasteurisés, qui ont été chauffés juste assez pour détruire la bactérie de la salmonelle, mais pas assez pour cuire l'œuf.

Magie à la carte

L'œuf est l'un des aliments les plus polyvalents. Voici quelques suggestions :

✪ Gardez des œufs durs au réfrigérateur pour une collation riche en protéines.

✪ Au dîner, prenez un sandwich à la salade d'œufs (avec mayonnaise maigre) sur pain de blé entier. Ajoutez des cornichons au vinaigre hachés, ou un peu de poudre de curcuma.

✪ Servez une frittata (sorte de quiche italienne) au souper. Nous vous proposons une recette à la page 193, mais vous pouvez ajouter ce que vous voulez à ce plat polyvalent (jambon, tomate, épinards, fromage de chèvre). Utilisez 1 à 2 tasses de garniture pour 4 ou 5 œufs.

✪ Préparez des œufs à la diable avec de la mayonnaise légère, des cornichons, du piment ou du paprika en poudre, et de la moutarde en poudre.

✪ Trempez des tranches de pain de blé entier dans un mélange d'œufs battus et de lait aromatisé de cannelle et de vanille ; mettez un peu d'huile dans une poêle et faites-y cuire les tranches de pain doré.

✪ Faites mariner des œufs durs dans du vinaigre, un autre aliment magique.

RECETTES

Les œufs fonctionnels en valent-ils le prix ?

En dehors des enjeux environnementaux et éthiques liés à l'élevage des poules, les œufs du commerce diffèrent peu les uns des autres d'un point de vue nutritionnel, à deux exceptions près : les œufs enrichis en oméga-3 et les œufs pauvres en cholestérol. L'œuf enrichi en oméga-3 (que l'on obtient en donnant une ration de graines de lin aux poules) fournit 150 à 200 mg de ces acides gras essentiels, soit une petite fraction de ce que vous pourriez tirer d'une portion de poisson. L'œuf pauvre en cholestérol (que l'on obtient en nourrissant les poules exclusivement de produits végétaux et d'huile de canola) contient environ 25 % moins de cholestérol qu'un œuf ordinaire.

oignon

En plus d'être un aliment essentiel dans toute cuisine qui se respecte, l'oignon est bon pour vous. Il est particulièrement riche en composés soufrés qui lui donnent son odeur caractéristique et auxquels on attribue ses vertus.

Dans une étude chez l'animal menée en Égypte, on a observé que du jus d'oignon abaissait de 70 % la glycémie de rats diabétiques ! On a effectué peu d'études chez les humains, mais dans l'une d'elles, menée en Inde et datant, il faut le dire, de 30 ans, a permis d'observer que la glycémie baissait sensiblement chez les diabétiques qui mangeaient 60 g (2 oz) d'oignon par jour.

Selon des chercheurs, cet effet serait dû tant aux composés soufrés de ce légume qu'à sa richesse en flavonoïdes, puissants composés antioxydants qui combattent également certains des effets nocifs liés à une glycémie élevée, de même que les cardiopathies.

L'oignon semble même stimuler la production de cholestérol HDL (le « bon »). Dans une étude, on a observé que le risque de cardiopathies diminuait de 20 % chez les personnes qui mangeaient le plus d'oignon et d'autres aliments riches en flavonoïdes. De plus, grâce à ses composés soufrés, l'oignon prévient la formation de caillots sanguins, tout comme le fait l'aspirine. Il est également réputé pour abaisser la pression artérielle, lorsqu'elle est trop élevée.

Enfin, l'oignon est l'une des meilleures sources alimentaires de chrome, un oligo-élément qui améliore la réponse de l'organisme à l'insuline.

Prime santé

Les composés soufrés et les flavonoïdes de l'oignon pourraient contribuer à protéger contre certains cancers. Dans une étude menée en Chine, on a observé que le risque de cancer de la prostate était deux fois moins élevé chez les hommes qui mangeaient au moins 1 c. à soupe d'oignon haché ou de légumes apparentés (ail, oignon vert, ciboulette, poireau) par

jour que chez ceux qui en mangeaient moins de ¼ c. à soupe par jour. On a également établi un lien entre la consommation élevée de flavonoïdes et une incidence moindre de souffrir du cancer du poumon.

Il existe des preuves à l'effet que l'oignon pourrait contribuer à préserver la santé des os et prévenir l'ostéoporose. Les composés soufrés étant fortement anti-inflammatoires, l'oignon pourrait également contribuer à soulager la douleur et l'enflure de l'arthrite.

Il faut noter que les tiges de l'oignon vert sont riches en vitamine C et en bêtacarotène.

Trucs culinaires

Plus l'oignon est piquant, meilleur il est pour la santé. Pour le hacher ou l'émincer sans trop verser de larmes, mettez-le au congélateur une demi-heure et laissez l'extrémité des racines intact : c'est là que se concentrent les composés piquants.

Lavez bien les oignons avant de les couper, surtout si vous comptez les manger crus ; comme ils poussent directement en contact avec la terre, ils peuvent abriter des bactéries pathogènes.

Enfin, conservez-les au frais et au sec, mais pas au réfrigérateur, ni à proximité des pommes de terre, qui dégagent de l'humidité et un gaz accélérant le pourrissement.

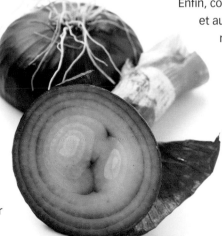

oignon suite

Magie à la carte

Tout comme l'ail, on peut mettre de l'oignon presque partout. Voici quelques suggestions :

☻ Ajoutez-en dans un ragoût ou un plat sauté.

☻ Hachez un oignon et mélangez-le avec des tomates, de l'avocat, du piment jalapeño et de la lime. En le consommant cru, vous profitez de toutes ses vertus.

☻ Faites sauter de l'oignon haché dans de l'huile d'olive et ajoutez-le à un plat de maïs, de pomme de terre ou de pois.

☻ Ajoutez des oignons verts hachés dans un plat de riz.

☻ Ajoutez des oignons émincés dans une salade verte.

☻ Mettez-en dans les salades de poulet, de thon ou d'œufs que vous comptez servir en sandwich.

☻ Préparez des chutneys à la pêche, à la mangue, à la poire, à la pomme ou à l'abricot en ajoutant de bonnes quantités d'oignon haché.

☻ Faites rôtir des oignons entiers : coupez-leur les deux extrémités, puis mettez-les, côté racine en bas, sur une plaque à pâtisserie recouverte de papier d'aluminium. Faites cuire une heure au four à 200 °C (400 °F). Sortez-les du four, pratiquez une entaille en croix sur le dessus et assaisonnez de vinaigre aromatisé, de fines herbes, de sel de mer, de poivre grossièrement moulu et d'huile d'olive.

☻ Régalez-vous de soupe à l'oignon en mettant la pédale douce sur le fromage que vous pouvez remplacer en partie par des croûtons de blé entier.

☻ Pour ajouter de la saveur à un plat de légumes ou de pâtes, ajoutez des oignons caramélisés : émincez les oignons et faites-les cuire 10 minutes à couvert dans 1 c. à soupe d'huile d'olive que vous aurez chauffée dans une poêle épaisse. Remuez régulièrement ; enlevez le couvercle et cuisez 10 minutes de plus, en remuant de temps en temps.

Oignons antioxydants

Choisissez les variétés d'oignon les plus riches en antioxydants : elles sont classées ici en ordre décroissant quant à leur richesse en ces composés actifs. L'échalote sèche, ou « française » fait partie de la liste puisqu'elle est très proche de l'oignon. Une chose à savoir : plus l'oignon est piquant, plus il est riche en antioxydants et à l'inverse, plus il est doux, moins il en contient.

❶ Échalote sèche   ❹ Oignon blanc
❷ Oignon jaune   ❺ Oignon espagnol
❸ Oignon rouge

RECETTES

orge

CG BASSE

En dehors de la soupe à l'orge, que l'on appelait jadis « soupe au barley », on connaît peu cette céréale. Et pourtant, c'est véritablement un aliment magique, quelle que soit la forme sous laquelle on la trouve. Alors, préparez-vous à en découvrir tous les bienfaits!

Contrairement à celle du riz blanc, la CG de l'orge est basse, du fait qu'elle est riche en fibres solubles. À quantités égales, son effet sur la glycémie est 70 % moins élevé. Ajoutez-la aux soupes, utilisez-la à la place de l'arborio (ce riz italien à petit grain est le pire de tous !) dans les risotto, ou servez-la en plat d'accompagnement. Les possibilités sont quasi illimitées.

Comme ses fibres solubles ralentissent le transit des aliments dans l'estomac, l'orge comblera votre appétit sans être pour autant très calorique.

Prime santé

Comme l'orge contient le même type de fibres que l'on retrouve dans l'avoine, la FDA a autorisé les fabricants à alléguer qu'elle pouvait abaisser le taux de cholestérol et diminuer le risque de maladie cardiaque.

Magie à la carte

Quand on pense orge, on pense habituellement soupe, mais il y a bien d'autres usages possibles :

PORTION IDÉALE : ½ tasse

Quantité pour un plat d'accompagnement. Pour le plat principal, vous pouvez prendre ¾ tasse sans faire passer la CG à l'échelon supérieur.

- Remplacez les pilafs au riz par des pilafs à l'orge.

- Ajoutez de l'orge aux plats cuits au four et utilisez-la à la place du riz dans les salades.

- Servez de l'orge et des pommes en cubes avec du poulet rôti au romarin.

- Ajoutez de l'orge cuite et refroidie dans une salade de haricots.

- Pour préparer un condiment, mélangez des grains de maïs et d'orge cuits, et assaisonnez avec de l'huile d'olive, du vinaigre de vin blanc, du basilic frais haché, du sel, du poivre, des tomates, des poivrons et des oignons hachés.

RECETTES

Risotto d'orge aux asperges et au citron *262*

Salade d'orge aux pois mange-tout et vinaigrette au citron *211*

Soupe à l'orge et aux haricots *222*

Salade de haricots noirs et d'orge *213*

Orge et champignons en pilaf *264*

ORGE : glossaire

Comme l'avoine, l'orge se présente sous diverses formes selon le degré de transformation qu'elle subit. Toutes sont bonnes pour la glycémie.

Orge mondé : orge débarrassée de son enveloppe. Le son est intact. C'est la forme la moins transformée et la plus nutritive.

Orge écossaise : le grain a subi plus de transformations, mais il reste une partie du son.

Orge perlé : la forme la plus transformée, car le son est enlevé. Toutefois, comme le grain préserve ses fibres solubles, cela reste un bon choix.

Orge à cuisson rapide : de saveur et valeur nutritives égales à celles de l'orge perlé, mais le grain a été cuit à l'étuvée ; il ne faut donc que 10 minutes pour le cuire plutôt qu'une heure.

Farine d'orge : elle renferme trois fois plus de fibres que la farine blanche. En boulangerie, utilisez-la en mélange avec de la farine de blé, sinon la pâte ne lèvera pas.

Flocons d'orge : grains laminés à la vapeur et séchés, qui servent à préparer une céréale chaude.

pain au levain

CG BASSE

Bien qu'il soit habituellement fait avec de la farine blanche (il en existe à base de grains entiers), le pain au levain exerce un effet relativement faible sur la glycémie, si on le compare aux autres pains blancs.

Le pain au levain, dont l'origine est très ancienne, tire sa saveur acidulée de l'acide lactique qui est produit par les bactéries durant la fermentation de la pâte. On prépare d'abord le levain, un mélange de levures et de bactéries que l'on met à « travailler » dans de la farine additionnée d'eau. Une partie de la pâte obtenue sert à faire le pain, le reste sera remis à fermenter pour les prochaines fournées.

C'est à cause de l'acide produit par la culture bactérienne que le pain au levain est bon pour la glycémie. Dans une étude suédoise menée auprès de 12 personnes en bonne santé, on a observé que l'élévation de la glycémie au bout de 1½ heure était de 27 % moins élevée lorsque les volontaires prenaient un déjeuner comprenant du pain riche en acide lactique (comme celui que l'on trouve dans le pain au levain) plutôt qu'un déjeuner semblable, mais comprenant du pain fait d'un mélange de farine de blé entier et de farine raffinée.

On trouve aujourd'hui, en particulier dans les boulangeries artisanales, divers pains de grains entiers au levain : seigle, blé, épeautre, entre autres.

Prime santé

Dans une étude, on a observé que le pain au levain fait avec des souches bactériennes spécifiques pouvait diminuer l'intolérance au gluten chez les personnes qui y sont sensibles. Cela ne signifie pas que les personnes qui ont reçu un diagnostic d'intolérante au gluten doivent se mettre au pain au levain, mais simplement, il est bon de savoir que ce type de pain est mieux digéré que les autres pains de blé.

PORTION IDÉALE : 30 g (1 oz)

Une portion correspond à une petite tranche. Si vous en mangez deux, par exemple dans un sandwich, la CG passe de basse à moyenne, ce qui reste raisonnable.

Trucs culinaires

Vous pouvez faire votre propre pain au levain en utilisant du levain (*culture starter*) ou vous en procurer à la boulangerie. À noter que le pain de seigle entier est par nature un pain au levain (le blé contient assez de gluten pour faire lever le pain, mais pas le seigle ; on utilise donc du levain pour le faire.)

Dans certains cas, le pain dit au levain est en fait un pain auquel on a ajouté des agents aromatisants aigres. Ces agents exercent peut-être une action positive sur la glycémie (par exemple, si l'agent est du vinaigre), mais contrairement au pain levain, ils n'ont pas fait l'objet d'études permettant de l'affirmer.

Magie à la carte

Malgré sa saveur aigrelette, le pain au levain peut être utilisé partout où l'on utiliserait du pain ordinaire. Servez-vous en pour préparer des sandwichs ou des hamburgers, avec une soupe ou une salade.

RECETTE

Sandwichs à l'aubergine grillée, sauce au poivron rouge et aux noix *220*

pain de seigle

PORTION IDÉALE : 30 g (1 oz)

Une portion correspond à une tranche. Évidemment, il en faudra deux pour un sandwich.

CG BASSE | Pourquoi le seigle ? Parce que les études montrent que, contrairement au pain blanc, le pain de seigle entier (ou les craquelins ou les céréales) peuvent contribuer à atténuer les pics glycémiques, et diminuer ainsi le risque de diabète de type 2. À ce titre, il est même supérieur au pain de blé entier.

Dans une étude, on a observé que la glycémie des participantes était 10 % plus basse les jours où elles consommaient du pain de seigle que les jours où elles n'en consommaient pas. Dans une autre étude, on a découvert que la consommation de pain de seigle entraînait une production moindre d'insuline que la consommation de pain blanc ; ce qui signifie qu'il faut moins d'insuline pour réguler la glycémie quand on mange du pain de seigle que lorsqu'on mange du pain blanc. C'est une bonne chose quand on sait que plus l'organisme doit produire d'insuline, plus le risque d'insulinorésistance est élevé et, par conséquent, le risque de diabète aussi.

Dans une autre étude, on a observé que la glycémie d'un groupe d'hommes qui avaient mangé du pain, des craquelins et des céréales de seigle pendant 4 semaines (ils ont pris de cette façon 18 g de fibres chaque jour durant cette période) avait baissé de 19 % par rapport au début de l'étude.

Qu'a donc le seigle de si spécial ? La structure et la taille de ses particules d'amidon jouent certainement un rôle à cet effet. Ce pourrait aussi être parce que le seigle contient près de trois fois plus de fibres solubles que le blé, contribuant ainsi à abaisser le taux de cholestérol.

Attention toutefois : le pain de seigle du commerce est généralement fait d'un mélange de farine raffinée de seigle et de blé. Or, ces farines ne sont pas aussi riches en fibres et n'offrent pas les mêmes bienfaits que la farine de seigle entier. Vérifiez que l'ingrédient « farine de seigle entier » soit inscrit sur l'étiquette et qu'il figure en tête de liste. Le vrai pain de seigle est lourd et dense, et ne ressemble en rien au pain à sandwich ordinaire.

Prime santé

Le seigle est riche en lignanes, composés qui pourraient contribuer à diminuer le risque de cancer du sein ou de la prostate. En outre, des chercheurs ont découvert que certains des phytoélémentss uniques au grain de seigle favorisaient la santé intestinale. Dans une étude finlandaise, on a observé que les personnes qui mangeaient 4½ tranches de pain de seigle entier par jour présentaient 26 % moins de marqueurs du cancer du côlon que les personnes qui n'en mangeaient pas.

Trucs culinaires

Vous trouverez de la farine de seigle entier dans les magasins de produits naturels ; vous pouvez aussi en commander sur Internet.

Magie à la carte

- Pour vos sandwichs, utilisez du pain de seigle.
- Remplacez les craquelins ordinaires par des craquelins de seigle entier (Ryvita et Wasa, par exemple).
- Remplacez les petits pains mollets blancs par des petits pains de seigle (si vous pouvez en trouver).
- Pour le déjeuner, prenez une céréale chaude multigrains comprenant du seigle. Vous en trouverez dans les magasins de produits naturels.

RECETTES

Soupe aux pois cassés, croûtons au seigle *223*
Canapés au saumon fumé *203*
Sandwich thon-carottes sur pain de seigle *222*

pain pumpernickel

CG BASSE

Le pumpernickel réunit les bienfaits de deux aliments magiques : le pain de seigle et le pain au levain, puisqu'il est fait de farine de seigle grossièrement moulue (avec parfois de la farine de blé) et qu'il est fermenté au moyen de levain. Grâce à l'acide lactique produit par la culture bactérienne (voyez la rubrique « pain au levain », p. 134) et les fibres solubles du seigle (voyez la rubrique « pain de seigle », p. 135), la CG de ce pain est basse, beaucoup plus que celle du pain blanc et même plus que celle du pain de blé entier.

Dans une étude canadienne, on a découvert que le pumpernickel renfermait 4 à 8 fois plus d'amidon résistant que les pains faits avec du blé ou de l'orge. L'amidon résistant est bon pour la glycémie car il n'est pas facilement digéré ; comme les fibres alimentaires, il traverse l'estomac et l'intestin grêle pour se fixer dans le côlon où il est dégradé par les bactéries, puis évacué.

Vous devez faire preuve de vigilance lorsque vous achetez du pumpernickel : très souvent, il tire sa couleur foncée de la mélasse qu'on a ajoutée à la pâte plutôt que des grains de seigle entiers et de la longue cuisson auquel on le soumet traditionnellement. Ce type de pain contient habituellement plus de farine de

Un portion correspond à une petite tranche. Évidemment, il en faudra deux pour préparer un sandwich.

blé que de seigle, et est fait avec de la levure plutôt qu'avec du levain. Certaines boulangeries traditionnelles ou ethniques en fabriquent. On en trouve aussi dans les épiceries sous divers noms de marque (Mestemacher et Rubschlager). Il est souvent importé d'Allemagne.

Prime santé

Le pumpernickel fournit des lignanes, composés naturels qui peuvent contribuer à diminuer le risque de cancer du sein ou de la prostate.

Trucs culinaires

Le pumpernickel traditionnel est exempt de conservateurs chimiques et ne se conserve donc que quelques jours, de préférence dans un sac de plastique.

Magie à la carte

- ❂ À l'apéritif, servez de petits carrés de pumpernickel tartinés de fromage à la crème et garnis de tranches d'oignon et de tomate.

- ❂ Utilisez-le pour les sandwichs, avec des ingrédients très relevés, comme du fromage fort.

- ❂ Préparez un sandwich au fromage suisse et au jambon en n'oubliant pas la moutarde, qui fait très bon ménage avec le pumpernickel.

- ❂ Au lieu de craquelins, prenez-en une tranche en accompagnement d'une soupe ou d'un chili.

RECETTES

Sandwichs au saumon relevés de mayonnaise au wasabi *220*

Canapés au saumon fumé *203*

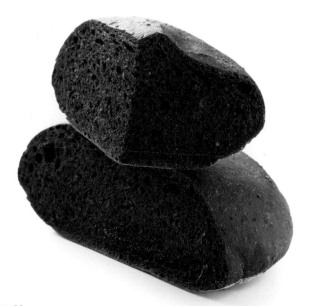

patate douce

CG
MOYENNE

Cette racine sucrée est étonnante. Remplacez une pomme de terre par une patate douce, et votre glycémie s'élèvera d'environ 30 % de moins. Sa CG est beaucoup moins élevée que celle de la pomme de terre, qui est une véritable bombe glycémique. Elle est aussi très riche en nutriments et en fibres (dont près de 40 % sont des fibres solubles, le type qui fait baisser la glycémie et le taux de cholestérol).

La patate douce est très riche en caroténoïdes, des pigments orange qui jouent un rôle dans la réponse de l'organisme à l'insuline. Et aussi invraisemblable que cela puisse paraître, le café (un autre aliment magique) et la patate douce ont un point commun : ils sont tous deux riches en acide chlorogénique, un composé qui pourrait atténuer l'insulinorésistance.

Par ailleurs, la patate douce est riche en vitamine C : c'est important de manger ce type de légume quand on combat l'hyperglycémie étant donné que l'activité antioxydante de la vitamine C peut contribuer à prévenir les dommages aux artères. Cette vitamine peut de plus contribuer à prévenir les maladies cardiaques et les complications du diabète, notamment la rétinopathie et la neuropathie.

C'est vrai, la patate douce est bonne pour vous, en autant que vous ne la recouvriez pas de sirop d'érable, de cassonade, de beurre ou d'autres produits tout aussi discutables du point de vue de la santé. Essayez les idées de préparation et les recettes que nous vous proposons, et évitez les patates douces en conserve, qui baignent générale-ment dans le sirop.

> **PORTION IDÉALE :** **1 moyenne**
>
> Une patate douce moyenne (140 g/5 oz) est assez volumineuse pour combler votre appétit sans faire grimper votre glycémie.

Prime santé

Dans une étude récente menée auprès de 2000 hommes, on a observé que ceux dont l'alimentation était riche en bêtacarotène et en vitamine C (deux nutriments abondants dans la patate douce), avaient plus de chances de survivre à un cancer de la prostate que ceux dont l'alimentation en était pauvre.

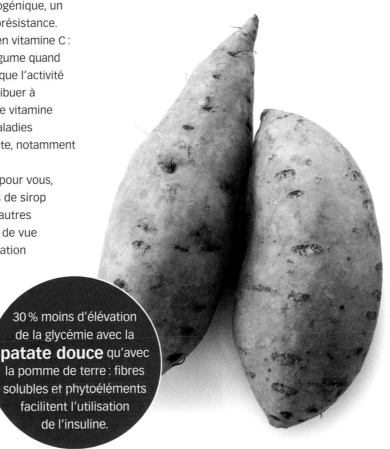

30 % moins d'élévation de la glycémie avec la **patate douce** qu'avec la pomme de terre : fibres solubles et phytoéléments facilitent l'utilisation de l'insuline.

patate douce suite

Patate douce ou igname ?

L'igname est une racine qui présente certaines similitudes avec la patate douce, d'où une certaine confusion entre les deux. Cependant, c'est la patate douce que l'on retrouve habituellement dans les supermarchés au Québec, l'igname se vendant surtout dans les marchés ethniques. La patate douce est soit orange, soit jaune pâle. La chair de la première est plus sucrée et moins sèche que celle de la seconde.

Dans la Nurses' Health Study menée par l'école de médecine de Harvard, on a observé que le risque de cancer du sein diminuait de 25 % chez les femmes qui mangeaient beaucoup d'aliments riches en bêtacarotène.

Si vous faites de l'hypertension, vous feriez bien de manger de la patate douce car elle est riche en potassium, un minéral réputé pour abaisser la pression artérielle. Une racine moyenne en contient plus qu'une banane, fruit pourtant reconnu pour sa richesse en potassium.

Trucs culinaires

La patate douce doit être lourde pour sa taille ; la pelure doit être intacte, sans pourriture. Si vous désirez cuire des patates douces entières, choisissez-les de même taille afin que la cuisson soit uniforme. Pelez-les ou brossez-les d'abord soigneusement. Cette racine se conservera un mois au frais, mais il faut éviter de la mettre au réfrigérateur.

Magie à la carte

On peut apprêter ce légume racine polyvalent de toutes sortes de manières. Laissez aller votre imagination ! Entre-temps, voici quelques suggestions :

❂ Faites cuire une patate douce au four, comme vous le feriez pour une pomme de terre et servez-la avec du bœuf, du poulet, du poisson, du porc ou de l'agneau.

❂ Remplacez une partie de la purée de pomme de terre par de la purée de patate douce.

❂ Un plat, trois aliments magiques : mettez une noix de margarine sans gras trans sur une purée de patates douces (1), ajoutez des pacanes hachées (2) et saupoudrez de cannelle (3).

❂ Faites griller des tranches de patate douce que vous servirez avec des côtelettes de longe de porc.

❂ Recouvrez de tranches de patate douce un plat que vous faites normalement cuire au four. Recouvrez de papier d'aluminium pour préserver leur humidité.

❂ Ajoutez des cubes de patate douce dans les soupes et les ragoûts 30 à 45 minutes avant la fin de la cuisson.

❂ Coupez des patates douces cuites en cubes que vous mettrez dans un plat sauté.

❂ Mélangez dans un bol de l'huile d'olive avec de l'ail émincé, du thym, du sel et du poivre noir grossièrement moulu. Déposez des tranches de patates douces en une seule couche dans un plat à gratiner et enduisez-les du mélange. Faites-les cuire au four à 220 °C (425 °F) jusqu'à ce qu'elles soient tendres et légèrement grillées.

RECETTES

pâtes

CG MOYENNE

On pourrait penser qu'il n'y a rien de pire pour la glycémie que les pâtes. Eh bien, non ! En réalité, leur effet sur la glycémie est modéré. (Par contre, ce n'est pas du tout le cas du pain italien qui les accompagne.)

C'est vrai, les pâtes sont riches en glucides. Mais le type de blé (durum) que l'on utilise pour les fabriquer semble être digéré plus lentement que la farine blanche dont on se sert pour faire le pain. De même, la structure protéinique qui les caractérise contribue au fait que leur CG est moyenne : cette protéine en forme de treillis piège les molécules d'amidon de sorte qu'il faut plus de temps aux enzymes digestives de l'estomac pour les dégrader en glucose. Cependant, plus les pâtes sont cuites, plus l'organisme les dégrade rapidement ; il est donc préférable de les manger à l'européenne, c'est-à-dire *al dente* plutôt que archicuites et molles, comme on le fait trop souvent en Amérique du Nord.

La CG des pâtes restera dans la catégorie moyenne si vous en prenez 1 tasse comme plat principal ou ½ tasse en accompagnement.

Si vous choisissez des pâtes de blé entier au lieu des pâtes ordinaires, vous aurez pris une ou deux de vos portions de grains entiers (petit rappel : vous devriez en prendre 3 par jour pour diminuer le risque de diabète). Et vous aurez ingéré trois fois plus de fibres par portion que si vous prenez des pâtes ordinaires.

Les pâtes sont aussi bonnes, ou aussi mauvaises, pour vous que ce qui les accompagne : ajoutez-leur quantité de légumes comme la tomate, l'épinard ou le brocoli vapeur, ainsi qu'un peu d'huile d'olive et d'ail, et vous avez là un excellent plat, à CG basse. Noyez-les dans une sauce crémeuse et c'est comme si vous mangiez du gâteau au fromage !

Si vous surveillez votre taux de cholestérol, limitez votre consommation de pâtes aux œufs, qui contiennent du cholestérol alimentaire. (Toutefois, comme nous l'avons souligné dans la rubrique « œuf », p. 128, le cholestérol alimentaire n'est pas le principal responsable de l'élévation du taux de cholestérol sanguin). Choisissez alors des pâtes sans œufs.

pour ménager votre glycémie, prenez des **pâtes de grain entier** et surveillez vos portions

pâtes suite

Prime santé

Les pâtes blanches sont enrichies de fer et de vitamines B (mais pas celles qui sont faites de grains entiers). Les pâtes renferment également des protéines, quoique pas complètes puisqu'il leur manque certains acides aminés. Pour y remédier, ajoutez un peu de fromage râpé au plat.

Trucs culinaires

Les pâtes peuvent se conserver trois ans, si vous les gardez dans des contenants bien fermés.

Une fois cuites (elles devraient être fermes sous la dent), égouttez-les aussitôt pour arrêter la cuisson.

Magie à la carte

Les pâtes sont des aliments polyvalents auxquels vous pouvez ajouter des dizaines d'ingrédients : fines herbes, légumes sautés, poulet, légumineuses (particulièrement le haricot). Ajoutez un filet d'huile d'olive, un peu de parmesan râpé, de l'ail et de l'oignon, et votre assiette contiendra six aliments magiques !

Méga-pâtes santé

On trouve désormais dans le commerce des pâtes riches en fibres et en protéines. Elles sont faites de blé durum auquel on a ajouté de la farine de grains entiers : avoine, épeautre ou orge, par exemple. À cause de leur richesse en fibres, leur effet sur la glycémie est moins marqué que celui des pâtes blanches, voire même des pâtes de blé entier. On en trouve qui contiennent des graines de lin, riches en acides gras oméga-3 ; d'autres sont enrichies de farine de soya, de solides du lait ou de blanc d'œuf, augmentant leur teneur en protéines de 40 à 50 %, ce qui les rend meilleures pour votre glycémie. L'une des marques les plus connues à cet égard est Barilla Plus.

☸ Servez-les avec des légumes surgelés que vous aurez cuits au préalable, de l'huile d'olive, de l'ail sauté et un peu de fromage : voilà un repas instantané !

☸ Faites cuire les légumes de votre choix, passez-les au mélangeur et servez cette purée sur les pâtes, en ajoutant fines herbes ou épices au goût.

☸ Servez-les avec des boulettes de poitrine de dinde ou de bœuf extra-maigre et de la sauce tomate non sucrée. Prenez une salade verte en plus.

☸ Ajoutez des pignons ou des noix de Grenoble hachées dans vos pâtes. Ce sont aussi des aliments magiques.

☸ Servez des haricots, des pois chiches ou des lentilles sur une petite portion de pâtes ; ces légumineuses rempliront votre assiette tout en abaissant la CG du repas. Vous en tirerez aussi plus de protéines.

Substitution futée

Remplacez la purée de pomme de terre par des pâtes aux courgettes arrosées d'un filet d'huile d'olive.

RECETTES

Potée aux pâtes à l'orientale *225*

Pâtes et légumes en salade *215*

Lasagne à la grecque *230*

Macaroni au fromage relevé d'épinards *255*

Penne aux asperges, à la ricotta et au citron *252*

Penne en sauce tomate à l'aubergine *256*

Lasagne à la saucisse et aux épinards *253*

Crevettes et orzo au four *251*

Ragoût de dinde aux pâtes et aux épinards *239*

Pâtes de blé entier au poulet, sauce au beurre d'arachide *214*

Pâtes de blé entier avec saucisse, haricots et bettes à carde *254*

pêche, abricot, prune

L'abricot étant de plus petite taille, comptez-en deux par portion.

CG
TRÈS BASSE

Comme la pomme, les agrumes et les baies, les fruits à noyau (pêche, abricot et prune) ont une CG basse, du fait qu'ils sont surtout composés d'eau et sont riches en fibres. Ils conviennent donc particulièrement pour les collations, entrées ou desserts. En plus de ménager votre glycémie, ils sont bons pour votre taux de cholestérol grâce à leur richesse en fibres.

Des trois, la pêche est celle qui a le plus de fibres, et l'abricot, celui qui a le plus de bêtacarotène, un nutriment dont on pense qu'il exerce une action protectrice contre les maladies cardiaques et le cancer. Quant à la prune, c'est une excellente source d'antioxydants ; séchée, elle en contient plus qu'une vingtaine d'autres fruits et légumes couramment consommés, et joue donc un rôle important dans la lutte contre les cardiopathies et la prévention des dommages résultant d'une glycémie élevée. La prune séchée porte le nom de pruneau.

Il est, de loin, préférable de prendre les fruits frais plutôt qu'en conserve. Ainsi, une pêche ne fournit que 35 calories alors que 1 tasse de pêches en conserve baignant dans du sirop en fournit 190. Vous pouvez abaisser le compte calorique si vous achetez des pêches dans leur jus (110 calories par tasse).

Faites une croix sur les nectars ou les mélanges de jus de fruits à la pêche et à l'abricot : ils contiennent habituellement beaucoup trop de sucre ajouté ou de sirop de maïs riche en fructose, et peu ou pas de fibres.

ne vous laissez pas prendre

Si vous avez arrêté de consommer des fruits séchés parce que vous aviez entendu dire qu'ils faisaient monter votre glycémie en flèche, voici de quoi réviser votre jugement : bien que leur IG soit élevé, leur CG dépend de la quantité que vous consommez. Tenez-vous en tout simplement à une portion, qui correspond à 60 g (2 oz) ; ne mangez pas tout le paquet !

Cela en fait de véritables bombes glycémiques. Si vous ne pouvez vous en passer, mélangez le nectar avec une quantité égale d'eau de seltz : votre boisson sera encore sucrée, mais nettement meilleure pour vous. Voyez notre recette de Thé glacé aux pêches, p. 209 ; malgré ses 2 tasses de nectar de pêche, ce thé sert huit personnes, et ne fournit que 52 calories pour 1 tasse. C'est la recette que nous recommandons pour vous aider à vous sevrer des boissons fruitées sucrées.

Prime santé

Les fruits à noyau renferment des composés qui peuvent contribuer à préserver vos yeux de la cataracte. Sans compter que d'innombrables études ont montré que les personnes qui mangent beaucoup de fruits et de légumes jouissent généralement d'une meilleure santé que ceux qui en mangent peu, et souffrent moins de diabète, de cardiopathies, de cancer et d'obésité. Ces fruits sont également riches en potassium, un minéral qui protège contre l'hypertension artérielle et l'AVC. N'oublions pas non plus les effets uniques que les pruneaux ou le jus de pruneau exercent sur les intestins !

Trucs culinaires

L'abricot est délicieux cru, mais l'organisme assimile mieux son bêtacarotène et ses fibres lorsqu'il est cuit. Pensez à faire sauter des abricots dans de l'huile d'olive avec un peu d'ail émincé, et à les servir avec une viande ou de la volaille grillée.

Magie à la carte

✿ Ajoutez aux plats de poulet ou aux ragoût des dés d'abricots ou de prunes, comme cela se fait au Moyen-Orient.

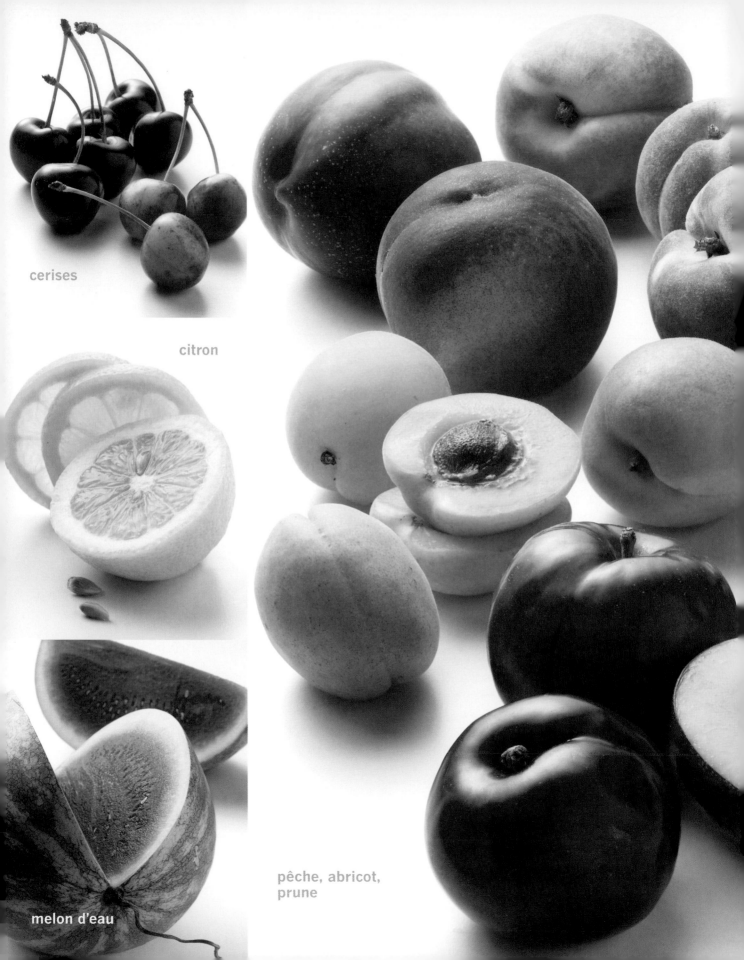

cerises

citron

melon d'eau

pêche, abricot,
prune

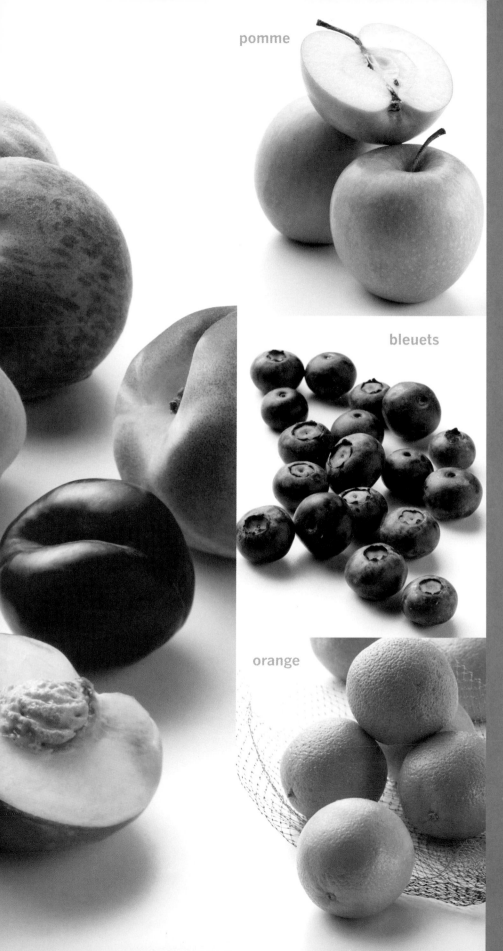

pomme

bleuets

orange

Bien que les fruits soient sucrés, leur CG est généralement basse ; ils conviennent donc à une alimentation magique. Quant au citron, il abaisse carrément la glycémie.

❖ agrumes (autres que le citron)

❖ baies

❖ cerises

❖ citron

❖ melon

❖ pêche, abricot, prune

❖ pomme

fruits
magiques

pêche, abricot, prune suite

- Garnissez des crêpes ou des gaufres de grain entier de tranches de pêche.

- Au dessert, servez des prunes pochées dans du vin rouge et garnies de zeste de citron râpé.

- Saupoudrez de la cannelle et de la muscade sur des tranches de pêche, que vous servirez sur de la crème ou du yogourt glacés.

- Faites sauter des tranches de pêches dans une bonne margarine (Smart Balance, par exemple) aromatisée de gingembre; servez telles quelles ou pour agrémenter un dessert.

- Passez au mélangeur du yogourt maigre à la vanille avec des dés de pêches, des fraises surgelées et de la vanille. Buvez à votre santé !

- Ajoutez des dés de pêches dans une salade de poulet.

- Ajoutez des morceaux de pruneaux dans une farce pour volaille.

- Garnissez du gruau de tranches de pêches, de pruneaux ou de dés d'abricots.

- Ajoutez des morceaux d'abricots séchés dans une céréale froide.

- Pour une collation décadente, trempez des abricots séchés dans du chocolat noir fondu (n'en mangez pas trop, toutefois !).

- Ajoutez des morceaux d'abricot dans du riz sauvage avant de le faire cuire.

les fruits à noyau sont idéaux en collation : riches en fibres, ils ménagent votre glycémie.

- Préparez un muesli avec des noix, des céréales de son et des morceaux d'abricots séchés.

Des prunes !

Ce n'est pas encore très courant, mais on trouve parfois dans le commerce des fruits portant le nom de « plumot ». Qu'en est-il au juste ? Il s'agit en fait d'un hybride entre une prune et un prucot. Un « prucot », avez-vous dit ? Oui, un prucot, hybride entre l'abricot et la prune.

Autre question que vous vous êtes peut-être déjà posée : de quoi est composée exactement l'incontournable sauce aux prunes que l'on vous sert dans les restaurants chinois ? Eh bien, il ne s'agit pas de prunes, mais d'*umeboshi*, ce fruit utilisé dans la cuisine japonaise que l'on qualifie habituellement de prune, mais qui est en en fait une variété d'abricot.

- Préparez une sauce en passant au mélangeur des prunes en conserve avec leur jus, de la cannelle et des épices. Arrosez des blancs de poulet grillés ou du filet de porc de cette préparation.

Substitution futée

Au lieu de tartiner votre pain d'une garniture de fromage à la crème avec confiture, utilisez du Neufchâtel (fromage à la crème maigre) et couvrez de fines tranches de prunes bien mûres.

RECETTES

pois

CG TRÈS BASSE | Si vous recherchez un aliment riche en protéines et peu calorique, optez pour le pois ! Comme on l'associe aux aliments féculents, on est porté à croire que le pois est mauvais pour la glycémie. Au contraire, ce serait vraiment une erreur de s'en priver.

On l'ignore généralement, mais le pois est une très bonne source de protéines, ce qui explique en partie son effet peu marqué sur la glycémie ; ½ tasse fournit 4 g de protéines mais aussi peu que 60 calories. Sa CG est basse du fait de sa richesse en fibres, qui abaissent la glycémie ; ½ tasse en fournit près de 4,5 g, dont le tiers sont des fibres solubles. Une petite portion vous aidera donc à vous rapprocher de l'objectif de 25 g de fibres par jour.

Il est difficile d'avoir meilleure protection cardiaque que celle que fournit ce légume vert. La pectine, qui est le type de fibres solubles qu'il contient, abaisse de façon marquée le taux de cholestérol. Le pois est riche en potassium, minéral qui contribue à faire baisser la pression artérielle, ainsi qu'en acide folique, une vitamine B dont ont pense qu'elle joue un rôle dans la santé des artères, ce qui est capital pour les diabétiques.

Prime santé

Le petit pois est une extraordinaire source de lutéine et de zéaxanthine, caroténoïdes qui diminuent le risque de cataracte et de dégénérescence maculaire, les deux principales causes de cécité chez les personnes âgées.

Trucs culinaires

Les pois surgelés sont très pratiques lorsqu'on est pressé. Par contre, il vaut mieux éviter les pois en conserve, qui sont habituellement trop salés et manquent de saveur. Et ne vous laissez pas tenter par les pois surgelés qui nagent dans une sauce crémeuse ou riche en fromage, beaucoup trop caloriques.

Faites cuire les pois dans très peu d'eau jusqu'à ce qu'ils soient tendres, sans plus, afin de préserver leurs nutriments. Idéalement, cuisez-les à la vapeur.

PORTION IDÉALE : ½ tasse

La CG du pois étant très basse, n'hésitez pas à en prendre plus que la portion recommandée.

Magie à la carte

- Servez-les avec des carottes, plat d'accompagnement classique, mais délicieux.

- Ajoutez-en dans une soupe à base de pâtes ou d'autres grains : ils forment avec ces aliments une protéine complète.

- Mettez-en dans les salades.

- Mettez-en dans les ragoûts ou les plats cuits au four.

- Préparez une salade en mélangeant des petits pois avec des oignons verts, des piments doux et de la pomme hachés ; assaisonnez d'une sauce à la crème sure maigre et au jus de citron, salez, poivrez. Ou mélangez-les avec des amandes grillées, des oignons verts, du fromage féta, de la mayonnaise maigre et du vinaigre balsamique.

- Mettez-en dans les pâtes.

- A la collation, grignotez des pois mange-tout : ils sont moins riches en protéines que les pois écossés mais leur cosse fournit des fibres supplémentaires.

RECETTES

Salade d'orge aux pois mange-tout et vinaigrette au citron *211*

Tourte au poulet, croûte de blé entier *236*

Chou-fleur et petits pois aux épices *272*

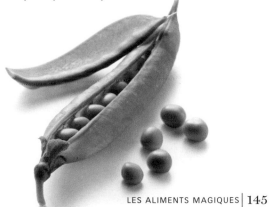

poisson

TRÈS BASSE

Bien que les Inuits du Groenland aient une alimentation très riche en gras et pauvre en légumes, leur incidence de cardiopathie est étonnamment basse, ce que l'on attribue au poisson gras qu'ils mangent et qui leur fournit des acides gras oméga-3. Vous savez certainement que les oméga-3 protègent contre les maladies cardiaques, qui constituent un risque pour vous si votre glycémie se trouve constamment dans les hauteurs.

Dans une étude menée à l'école de santé publique de Harvard auprès de femmes diabétiques, on a observé que le risque de mourir de cardiopathie des femmes qui prenaient du poisson une fois par semaine était inférieur de 40 % à celui des femmes qui en mangeaient moins d'une fois par mois.

En plus de protéger le cœur, les oméga-3 préviennent l'inflammation, trouble qui contribue de façon marquée à de nombreuses maladies chroniques liées à l'âge, dont l'insulinorésistance et le diabète et, possiblement, la maladie d'Alzheimer et certains cancers.

Comme il est riche en protéines, le poisson n'a pratiquement pas d'impact sur la glycémie. Nous vous recommandons donc d'en manger une ou deux fois par semaine, à la place du poulet ou du bœuf. Vous pouvez le cuire au four, le griller, le faire revenir dans la poêle ou l'apprêter en plat mijoté. Évitez toutefois de le paner et de le cuire à haute friture, ou de le servir en hamburger, ces plats étant beaucoup trop riches en mauvais gras. Dans une étude, on a observé que le poisson frit et les hamburgers au poisson ne contribuaient aucunement à la santé cardiaque.

Tous les poissons contiennent des oméga-3, mais les poissons gras tels que le thon germon, le maquereau, le saumon, le touladi, le hareng et la sardine en sont particulièrement riches (voyez l'encadré ci-contre).

Prime santé

Les études ont bien identifié les bienfaits du poisson sur la santé cardiaque. Le poisson peut aussi diminuer le risque de cancer de la prostate et préserver les facultés mentales à long terme. Enfin, le poisson gras pourrait également protéger contre la dépression.

Trucs culinaires

Votre poisson doit être le plus frais possible. Voici quelques conseils pou vous aider à le choisir:

Poisson entier

- Achetez-le dans un commerce achalandé où le roulement des marchandises est élevé.
- L'œil doit être clair, non laiteux.
- L'intérieur des ouïes doit être rouge vif, mais pas gris ou rose.
- Le poisson frais a une odeur musquée rappelant celle du concombre ou du melon.

ALLEZ À LA PÊCHE AUX
Oméga-3 !

Certains poissons sont plus riches que d'autres en oméga-3 comme le montre le tableau suivant.

Poisson	oméga-3 g par portion de 85 g (3 oz)
Hareng	1,71 à 1,81
Saumon de l'Atlantique d'élevage	1,09 à 1,83
Sardine	0,98 à 1,70
Maquereau	0,34 à 1,57
Saumon quinnat	1,48
Saumon du Pacifique d'élevage	1,04 à 1,43
Truite arc-en-ciel d'élevage	0,98
Truite arc-en-ciel sauvage	0,84
Thon blanc en conserve dans l'eau	0,73
Saumon rouge ou saumon kéta	0,68
Flet/plie	0,42
Thon à chair pâle en conserve dans l'eau	0,26

Source: Circulation, *19 novembre, 2002.*

Du saumon plus sain

Le saumon et les autres poissons gras, comme le thon et l'espadon, accumulent dans leur graisse du mercure et d'autres polluants environnementaux. Les chercheurs se sont penchés sur la question de savoir si les bienfaits qu'apportent ces poissons compensent les risques qu'ils présentent, et si le poisson sauvage est préférable au poisson d'élevage.

Ils ont analysé plusieurs échantillons de poisson et en ont conclu qu'il était préférable de choisir, si possible, du saumon sauvage du Pacifique plutôt que du saumon d'élevage, dont la chair contient des teneurs assez élevées en divers contaminants chimiques. Si vous préférez le saumon d'élevage, plus riche en oméga-3 et moins cher, optez pour celui qui vient du Chili, moins pollué. Le saumon en conserve est généralement sauvage, donc moins contaminé.

Filets

- ⚜ Ils doivent être humides et fermes.

- ⚜ La chair doit se tenir d'un seul morceau, sans fendillements, signe de manque de fraîcheur.

- ⚜ Ils ne doivent pas sentir l'ammoniaque.

Le poisson frais se conservera un ou deux jours au réfrigérateur, mais il est préférable de le cuire le plus tôt possible ou de le mettre au congélateur (six mois).

Les filets (plie, morue, saumon) surgelés et emballés sous vide n'ont rien à envier aux filets frais.

Magie à la carte

Le poisson est un mets que l'on peut manger en semaine puisqu'il se prépare très rapidement.

- ⚜ Faites cuire du poisson à la poêle avec du romarin après l'avoir arrosé de jus de citron. Servez avec un pilaf de riz brun.

PORTION IDÉALE : 85 g (3 oz)

Si vous le servez lors de votre repas principal de la journée, vous pouvez en prendre 170 g (6 oz).

- ⚜ Il est délicieux grillé, le saumon tout particulièrement. Enduisez-le d'un peu d'huile d'olive et profitez-en pour faire griller des légumes, par exemple des courgettes. Servez avec du boulghour ou un autre plat de grains entiers.

- ⚜ Enveloppez une truite dans du papier d'aluminium avec des tranches de citron, de l'aneth, du thym, du sel et du poivre, et cuisez au four. Servez sur du quinoa.

- ⚜ Farcissez une tomate d'une salade faite de thon, de mayonnaise ou yogourt maigre, d'œufs durs, de pommes hachées, de céleri et d'oignon. Servez avec des craquelins de blé entier.

- ⚜ Faites sauter de l'oignon et de l'ail dans l'huile d'olive, ajoutez une boîte de sardines en sauce tomate, réchauffez et servez sur des pâtes avec un filet de jus de citron et du parmesan râpé.

- ⚜ Très riche en oméga-3 (voyez la page ci-contre), le hareng mariné mérite de figurer au menu. Servez-le en amuse-gueule sur des petits morceaux de pain de seigle grillé ; assaisonnez de persil haché et de paprika fort.

RECETTES

pomme

CG BASSE

La pomme peut-elle vraiment préserver de la maladie, comme le veut l'adage ? Chose certaine, elle peut contribuer à la régulation de la glycémie et, par conséquent, à tous les effets positifs qui en résultent. Dans une étude, des chercheurs ont observé que le risque de diabète de type 2 était inférieur de 28 % chez les femmes qui mangeaient au moins une pomme par jour, comparativement à celles qui n'en mangeaient pas. C'est probablement parce que la pomme, quelle qu'en soit la variété, est très riche en fibres solubles, substances qui, plus que toute autre, atténuent les pics glycémiques. Une pomme moyenne fournit 4 g de fibres, essentiellement sous la forme de pectine, qui est également réputée pour abaisser le taux de cholestérol.

Si votre but est de diminuer votre tour de taille (la graisse abdominale étant mauvaise pour la glycémie), mangez trois petites pommes par jour. Dans une étude menée à l'université de Rio de Janeiro, on a observé que cette habitude alimentaire, lorsqu'elle faisait partie d'un régime hypocalorique, aidait non seulement les femmes à perdre plus de poids, mais avait une action hypoglycémiante plus marquée que lorsqu'on remplaçait les pommes par un autre aliment.

Pour en tirer tous les bienfaits, mangez ce fruit avec sa peau. La CG varie d'une variété à l'autre : ainsi celle de la Braeburn est plus basse que celle de la Golden Delicious, moins acide et plus sucrée. La CG de la compote de pommes non sucrée est un peu plus élevée, mais cela reste un très bon choix. Par contre, il vaut mieux éviter le jus de pommes, qui n'est guère mieux pour vous que de l'eau sucrée aromatisée à la pomme.

Prime santé

La pomme n'est pas particulièrement riche en vitamines et en minéraux, ce qui ne l'empêche pas d'être excellente pour votre santé, car elle abonde en flavonoïdes, des composés antioxydants qui pourraient diminuer le risque de cancer et de cardiopathie. Dans une étude, on a observé que l'activité antioxydante et anticancérogène d'une petite pomme avec sa peau équivalait à celle de 1500 mg de vitamine C.

PORTION IDÉALE : 1 pomme

Une pomme moyenne ne fournit que 80 calories ; c'est donc la collation par excellence.

Magie à la carte

- À la collation, prenez une moitié de pomme garnie d'un peu de beurre d'arachide (un autre aliment magique).

- Ajoutez de fines tranches de pommes dans vos sandwichs.

- En collation dans la matinée, prenez un mélange de pommes hachées, de yogourt maigre et de germe de blé.

- Ajoutez à de la salsa commerciale des pommes, des concombres, des oignons et des piments jalapeño hachés, ainsi que du jus de lime.

- Faites cuire à la poêle des pommes tranchées, du chou râpé, de la saucisse de dinde maigre, des oignons hachés, du vinaigre de cidre et du persil frais.

- Coupez des pommes en dés et faites-les cuire à feu doux dans un peu d'eau. Assaisonnez de cannelle.

Substitutions futées

Remplacez les raisins secs dans votre gruau par des tranches de pommes ; elles auront moins d'effet sur votre glycémie.

Remplacez l'huile ou le beurre (environ les trois-quarts) dans une préparation à biscuits, à gâteau ou à carrés par de la compote de pomme non sucrée.

RECETTES

Muffins son-pommes *197*

Croustillant aux pommes et aux canneberges *286*

Sauté de poulet aux pommes *235*

Pommes au four avec sirop d'érable et noix *282*

Gruau aux pommes et aux graines de lin *193*

porc

Comme les autres aliments protéinés, le porc n'élève pas la glycémie et, si vous choisissez les bonnes coupes, il est pratiquement aussi maigre que le poulet.

Au cours des 20 dernières années, des changements au niveau de la sélection génétique et de l'alimentation des cochons ont permis d'obtenir une viande beaucoup plus maigre qu'elle ne l'était auparavant. Le porc peut donc figurer en toute légitimité sur la liste des aliments magiques. Car qui dit moins de gras, dit moins de calories, moins de risque d'embonpoint et meilleure régulation de la glycémie.

Prime santé

Comme tous les aliments d'origine animale, le porc est une bonne source de vitamines B_6 and B_{12}, qui contribuent à maintenir le taux d'homocystéine à des niveaux acceptables (on sait que cet acide aminé augmente le risque de cardiopathie et de démence). Le porc est également riche en riboflavine (vitamine B_2), qui joue un rôle important dans le métabolisme des glucides et la production de globules rouges.

Trucs culinaires

Débarrassez le porc de son gras avant de le cuire et évitez la cuisson prolongée, au risque que la chair devienne coriace et ne se dessèche. Pour réduire davantage encore ce problème et pour abaisser la CG du repas, faites mariner la viande dans un mélange contenant du vinaigre, du vin ou du jus d'agrume. L'acidité assouplira les tissus, rendant la viande plus juteuse et plus goûteuse.

Autrefois, on craignait que la consommation de porc n'entraîne la trichinose, maladie causée par des parasites colonisant les intestins du cochon. Mais les changements apportés aux méthodes d'élevage et à l'alimentation de cet animal ont permis de diminuer considérablement le risque. Une cuisson appropriée, c'est-à-dire menée jusqu'à ce que la température interne atteigne 70 °C (160 °F), détruira tout parasite qui pourrait être présent.

PORTION IDÉALE : 85 g (3 oz)

Si c'est votre seul repas de viande de la journée, vous pouvez en prendre 170 g (6 oz). Choisissez une coupe maigre.

Magie à la carte

Toutes les recettes de poulet ou de bœuf conviennent au porc. Les possibilités sont illimitées.

- Faites sauter des languettes ou des cubes de porc avec beaucoup de légumes.

- Faites griller du filet sur le barbecue.

- Préparez une soupe avec des cubes de longe de porc, des haricots blancs, des pois chiches, du riz sauvage cuit, de l'oignon haché, du bouillon de poulet, de l'huile d'olive, du cumin, du persil haché et de la coriandre fraîche.

- Préparez un chili avec des cubes de porc, des haricots noirs, des poivrons rouges hachés, des tomates en dés, de la salsa, de l'ail émincé et de la poudre de chili. Faites cuire 7 heures à la mijoteuse.

- Faites griller un morceau de porc maigre avec des tranches de courge d'été et des moitiés de tomate.

- Pour vos pains de viande, vos boulettes ou vos hamburgers, utilisez du porc haché maigre à 97 % à la place du bœuf haché maigre ou extra-maigre. Vous devrez peut-être vous rendre dans un magasin d'aliments diététiques pour l'acheter, ou le commander sur Internet, mais cela en vaut la peine car il est sensiblement plus maigre que le porc étiqueté maigre ou extra-maigre du commerce.

- Montez sur des brochettes des cubes de porc, des tomates cerise et des morceaux d'oignon et de poivron jaune.

RECETTES

Côtelettes de porc au chou à l'étouffée 232

Filet de porc en croûte d'épices, sauce crue aux pêches 233

poulet ET DINDE

CG
TRÈS BASSE

« Je veux qu'il n'y ait si pauvre paysan en mon royaume qu'il n'ait tous les dimanches sa poule au pot. » Cette phrase que le roi Henri IV aurait prononcée au début du XVIIe siècle, témoigne de l'importance du poulet (à l'époque, de la poule) dans l'alimentation et justifie qu'on l'ait inclus dans la liste des aliments magiques. En plus d'être riche en protéines et pauvre en gras, il est polyvalent et présente l'avantage de cuire rapidement. C'est donc l'aliment pratique par excellence.

Comme vous le savez déjà. les aliments protéinés n'élèvent pas la glycémie. Par ailleurs, le poulet est moins gras et moins calorique que le bœuf. Une portion de poitrine de 85 g (3 oz) sans la peau fournit 95 % moins de gras saturés qu'une portion égale de filet de bœuf, et 40 % de calories en moins. (On sait que l'excès calorique augmente le tour de taille, ce qui contribue à l'insulinorésistance et rend difficile la régulation de la glycémie.)

Comme les aliments protéinés mettent un certain temps à être digérés, ils ralentissent la digestion de tous les autres mets du repas, y compris des aliments glucidiques (par exemple, la purée de pomme de terre qui accompagne votre poulet rôti ou le pain de votre sandwich à la dinde), empêchant une élévation trop rapide de la glycémie. En outre, les aliments protéinés procurent un sentiment de satiété à long terme, ce qui favorise la perte de poids. En conséquence, servez du poulet comme plat principal aussi souvent que vous le désirez et n'hésitez pas à en ajouter dans les salades et les pâtes pour les enrichir de protéines.

Faites-le griller, cuire au four, sauter ou rôtir mais évitez de le frire car vous risquez alors d'ingérer plus de gras que de poulet. Une poitrine de poulet extra-croustillant, par exemple, peut contenir près de la moitié de la quantité de gras recommandée pour la journée (28 g), y compris 8 g de gras saturés et 4,5 g de gras trans, de quoi menacer sérieusement la santé de vos artères et de votre cœur. Si vous aimez le goût du poulet frit, essayez notre recette de poulet frit au four (p. 238).

Quant à la dinde, vous devriez vraiment la mettre au menu plus souvent, si vous ne le faites pas déjà car c'est une volaille particulièrement maigre. De fait, la poitrine de dinde contient moins de gras et de cholestérol, et plus de protéines que la poitrine de poulet. Remplacez une partie du bœuf haché par de la dinde hachée dans vos pains de viande, boulettes et chili, et vous couperez dans les gras. Assurez-vous toutefois d'acheter de la *poitrine* hachée, la dinde hachée ordinaire étant beaucoup plus grasse.

> Les aliments protéinés maigres comme le **poulet** équilibrent ceux qui sont riches en glucides et favorisent la perte de poids.

Prime santé

Le poulet est une bonne source de sélénium, minéral aux propriétés antioxydantes. On a établi un lien entre de bas taux de sélénium et une mauvaise régulation de la glycémie ainsi qu'une incidence élevée des complications chez les diabétiques. Le sélénium pourrait offrir une certaine protection contre les dommages causés par une élévation excessive de la glycémie.

Le poulet est également une bonne source de vitamines B, qui jouent un rôle dans la prévention et le traitement de nombreuses maladies, y compris l'asthme et la neuropathie, et contribuent à la santé immunitaire.

Ce n'est pas un mythe, le bouillon de poulet peut soulager un rhume. Des chercheurs ont découvert qu'il pouvait stimuler la production des cellules immunitaires qui combattent l'inflammation, diminuant possiblement l'intensité et la durée du rhume.

Trucs culinaires

Afin que sa chair reste humide, cuisez le poulet avec sa peau, puis enlevez-la au moment de servir.

Magie à la carte

Le poulet se prête à d'innombrables préparations. Voici quelques suggestions :

- Faites mariner votre poulet dans un mélange d'huile d'olive, de jus de citron (ou de lime) et d'ail émincé, trois autres aliments magiques ; si désiré, ajoutez des poivrons verts hachés. Laissez mariner au moins 2 heures, puis faites griller ou sauter.

- Faites sauter des languettes de poulet dans de l'huile d'olive et de l'ail, et garnissez-en de la pizza.

- Gardez de la poitrine de poulet grillé ou des tranches de dinde dans le réfrigérateur ; vous pourrez en ajouter à une salade verte pour un dîner rapide et protéiné.

- Faites sauter du poulet et ajoutez un ou plusieurs des aliments magiques suivants : poudre de cari (à cause du curcuma qu'elle contient), brocoli, pêche, pomme, amande, arachide, cajou, graines de sésame, épinard, tomate, oignon et ail.

- Pour préparer une version plus saine du riz frit au poulet, mélangez du riz brun avec des languettes de poitrine de poulet, un œuf, du poivron rouge et des oignons verts hachés, du gingembre moulu et de l'ail émincé. Faites sauter dans de l'huile de canola.

PORTION IDÉALE : 85 g (3 oz)

Si c'est votre seul plat de viande de la journée, vous pouvez prendre 170 g (6 oz). Pour vous aider à évaluer vos portions, prenez des languettes de poulet ; elles sont idéales pour les plats sautés. En moyenne, trois de ces languettes correspondent à la portion de 85 g (3 oz) qui est recommandée. Complétez avec quantité de légumes et servez avec du riz brun.

- Préparez une salade au poulet en remplaçant la moitié de la mayonnaise par du yogourt maigre. Ajoutez des oignons verts hachés, de l'aneth, de la moutarde et du jus de citron. Servez sur de la laitue.

Substitutions futées

Remplacez le bœuf dans vos boulettes par de la dinde hachée ; elles seront tout aussi délicieuses mais moins caloriques et moins grasses.

Au lieu d'un chili au bœuf, préparez un chili à la dinde.

RECETTES

riz brun

CG MOYENNE La CG du riz brun, ou riz entier, n'est pas aussi basse que celle d'autres grains, par exemple l'orge ou l'avoine, mais cet aliment est tout de même bien meilleur pour votre glycémie que le riz blanc. Par conséquent, si vous tenez absolument à mettre du riz au menu, choisissez de préférence le brun (ou le rouge, qui est aussi un riz entier).

Le riz brun possède les nombreuses qualités que l'on est en droit d'attendre d'un aliment magique. Non seulement est-il six fois plus riche en fibres que le riz blanc, mais c'est également une très bonne source de vitamines, minéraux et autres composés protecteurs. En tant que grain entier, il fait partie des aliments qui diminuent les risques de diabète et de maladies cardiaques, et satisfait au principe énoncé dans le 2e secret magique : trois de vos portions de glucides devraient être des grains entiers. Il offre donc une certaine protection contre le syndrome métabolique, le diabète, la cardiopathie, l'AVC et le cancer.

Le riz brun prend environ 35 minutes à cuire. Si vous manquez de temps, choisissez du riz étuvé plutôt que

---

RIZ: glossaire

Le petit monde du riz est très complexe. Ce glossaire vous aidera à vous y retrouver dans le labyrinthe des nombreux termes servant à le désigner.

CG MOYENNE **Riz brun :** contient le germe et le son du grain entier et est donc aussi nutritif que tout autre grain entier. Il est riche en fibres. Sa cuisson est assez longue. Il possède une saveur de noisette et beaucoup de texture.

Riz étuvé : il est cuit à la vapeur avant d'être décortiqué ; les grains absorbent donc une partie des nutriments de l'enveloppe. Il nécessite le même temps de cuisson que le riz à long grain.

Riz sauvage : il ne s'agit pas de riz à proprement parler, mais d'une graminée qui pousse dans les eaux peu profondes en Amérique du Nord. Il est riche en protéines et en diverses vitamines B, et possède une saveur minérale.

CG ÉLEVÉE **Basmati :** riz blanc aromatique à long grain, qui pousse dans l'Himalaya. Les grains cuits sont secs et bien séparés. On en trouve aussi à grain entier et dont la CG se rapproche de celle du riz brun.

Riz blanc à long grain : c'est le plus commun. Il est dépourvu du son et du germe et, par conséquent, d'une bonne partie de ses fibres et autres composés utiles. Comme c'est le cas pour la plupart des grains raffinés, on lui a rajouté certains nutriments, particulièrement du fer, de la thiamine, de la niacine et de l'acide folique. Sa saveur est neutre.

Riz à long grain, cuisson rapide : il est précuit puis déshydraté, de sorte qu'il ne faut que 10 à 15 minutes pour le cuire. On en trouve du blanc et du brun.

CG TRÈS ÉLEVÉE **Riz glutineux :** malgré son nom, il ne contient pas de gluten. C'est une variété à grains courts blancs qui collent ensemble à la cuisson (d'où son autre nom de « riz collant »). Sa saveur est plutôt neutre.

Riz Arborio : riz à grain blanc court beaucoup moins collant que le précédent. Il absorbe les saveurs des aliments avec lesquels on le cuit, d'où sa popularité dans le risotto.

Riz au jasmin : riz blanc à long grain et possédant un arôme subtil de fleur, d'où son nom.

du riz blanc ou brun instantané, qui a été partiellement cuit puis déshydraté et dont la CG est plus élevée. Le riz blanc étuvé a une CG semblable à celle du riz brun et renferme également plusieurs de ses nutriments. Bien sûr, le riz brun devrait toujours constituer votre premier choix, car il est plus riche en fibres et en nutriments, mais lorsque ce n'est pas possible, privilégiez le riz étuvé.

Au départ, tous les riz sont bruns (ou rouges, ou noirs), le riz blanc étant raffiné, c'est-à-dire débarrassé du son et du germe. Sa CG varie en fonction du type d'amidon qu'il contient (voyez le tableau ci-contre). Évitez autant que possible le riz au jasmin, le riz Arborio et le riz glutineux, tous à CG très élevée.

Prime santé

En plus d'être riche en fibres, le riz brun contient beaucoup de magnésium, de sélénium et de manganèse. Le premier de ces minéraux est essentiel pour la santé osseuse tandis que les deux autres favorisent la santé immunitaire.

Trucs culinaires

Comme il contient des gras, le riz entier ne se conserve pas indéfiniment ; il se gardera 6 mois dans la dépense. Pour une plus longue période, mettez-le au réfrigérateur.

Menu magique

✪ Remplacez le riz blanc des plats au four, sautés, etc., par du riz brun ; il abaissera la CG du repas tout en conférant à vos plats une agréable saveur de noisette et une texture marquée.

RECETTES

Riz brun, graines de lin, lime et coriandre en pilaf *265*

Riz brun et graines de lin grillées en pilaf *265*

PORTION IDÉALE : ½ tasse

Tenez-vous en à une portion de ½ tasse par repas, car c'est un aliment riche en glucides.

CG DES DIVERS TYPES DE riz

Le riz se présente sous de multiples formes, textures et saveurs, et sa CG varie tout autant de même que ses effets sur la glycémie.

Type de riz	Charge glycémique pour ⅔ tasse (150 g)
Moyenne	
Riz blanc étuvé	16
Riz brun	18
Riz sauvage	18
Mélange de riz cajun	19
Mélange de riz long et de riz sauvage	20
Mélange de riz à la mexicaine	22
Élevée	
Basmati	23
Riz blanc à long grain	23
Riz à long grain, cuisson rapide	27
Très élevée	
Riz glutineux (celui des suchis)	31
Riz Arborio pour risotto	36
Riz au jasmin	46

son

CG BASSE Le son est excellent pour vous. À quantité égale, la CG d'une céréale de son n'atteint que le tiers de celle des flocons de maïs (voyez le tableau, p. 156). Ce qui signifie que votre glycémie ne s'élèvera également que du tiers et chutera beaucoup moins (on sait que ce sont ces chutes rapides qui causent des problèmes et provoquent la faim à nouveau).

Il n'y a guère meilleure façon de prendre l'une de vos portions de grains entiers que de commencer la journée avec une céréale de son. Ajoutez des baies, et vous voilà bien lancé sur la voie de l'alimentation magique.

Le son est en quelque sorte le «manteau» des grains d'avoine, de blé ou de riz, pour ne nommer qu'eux. Il est plus concentré en fibres que toute autre partie du grain (12 g dans ½ tasse de son de blé ou de riz, 7 g dans ½ tasse de son d'avoine). Comme vous le savez déjà, les fibres comblent votre appétit et vous aident à perdre du poids.

En outre, le son atténue les pics glycémiques consécutifs aux repas. Dans une étude au cours de laquelle des chercheurs ont donné à des enfants obèses une solution sucrée ou une solution sucrée contenant 15 g (environ 4 c. à soupe) de son de blé, on a observé que la glycémie était beaucoup plus basse lorsqu'ils avaient pris du son. Si vous prenez régulièrement du son, vous pourriez faire baisser votre glycémie à long terme de près de 22 %. C'est du moins le pourcentage de baisse observé dans une étude au cours de laquelle des sujets avaient consommé du son de riz pendant deux mois dans le cadre d'un régime sain.

ne vous laissez pas prendre

On a l'impression que les muffins au son sont bons pour la santé, mais ce n'est habituellement pas le cas, car ils sont excessivement sucrés, gras et caloriques. Préparez-les vous-même en suivant notre recette Muffins son-pommes, p. 197.

PORTION IDÉALE : ½ tasse

Cette quantité de céréale de son devrait vous rassasier. Avec du yogourt, prenez-en moins.

Le son d'avoine est riche en fibres solubles, autre avantage pour la glycémie. Ajoutez-en à vos pâtes à crêpes, à muffins ou à biscuits, et l'effet de ces aliments sur votre glycémie sera sensiblement différent. Des chercheurs ont découvert que pour chaque gramme de bêta-glucane (le type de fibres solubles que l'on trouve dans le son d'avoine) que l'on ajoutait à des barres-collation, l'index glycémique (IG) de la barre baisse de 4 points : ceci entraîne forcément une chute de la charge glycémique (CG) et, en conséquence, une élévation moindre de la glycémie. Il ne faut que ⅓ tasse de son d'avoine pour fournir 1,5 g de bêta-glucane.

Prime santé

Le son d'avoine peut faire baisser le taux de cholestérol et diminuer le risque de maladies cardiaques ; la FDA, aux États-Unis, a d'ailleurs autorisé les fabricants à faire des allégations à cet effet sur les emballages des produits à l'avoine. Dans une étude, on a observé que le risque de cardiopathie était inférieur de 30 % chez les hommes qui consommaient le plus de son de blé (environ 9 g par jour) comparativement à ceux qui en consommaient le moins (moins de 2 g par jour).

Le son de riz peut également faire baisser le taux de cholestérol ; des études préliminaires menées sur des animaux indiquent qu'il pourrait aussi contribuer à la régulation de la glycémie. Les huiles que contient cet aliment pourraient bien constituer sa composante magique. En outre, le son de riz ne contient pas de gluten, un avantage pour les personnes qui y sont sensibles.

Le son de blé pourrait diminuer le risque de cancer du côlon et du sein. Et, bien sûr, le son de tous les grains favorise la régularité intestinale.

(suite p. 156)

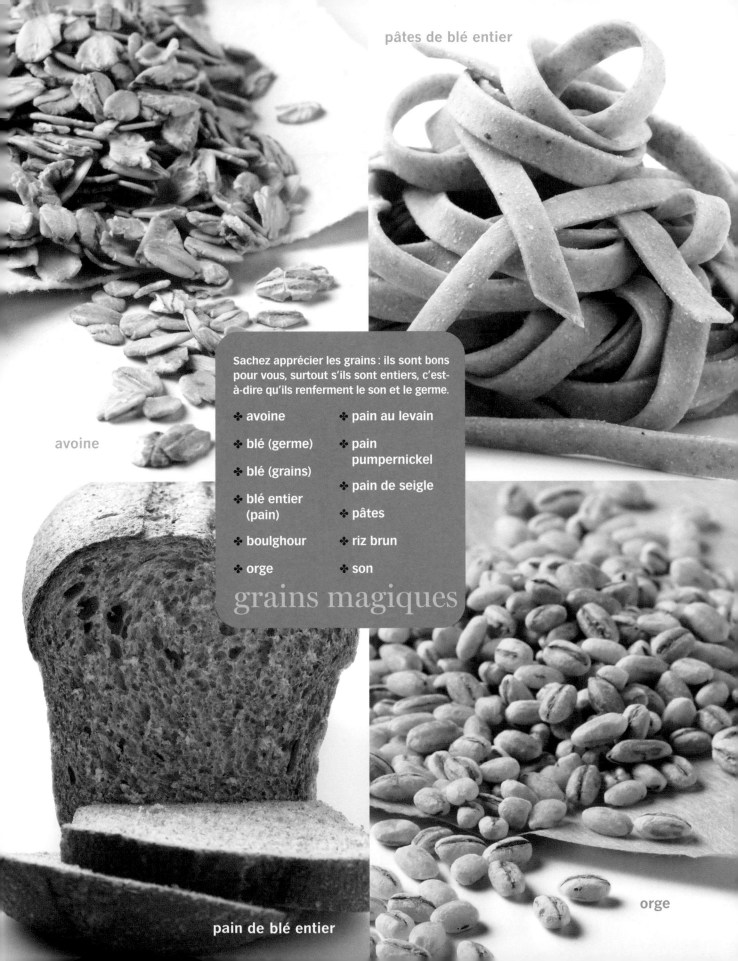

pâtes de blé entier

avoine

Sachez apprécier les grains : ils sont bons pour vous, surtout s'ils sont entiers, c'est-à-dire qu'ils renferment le son et le germe.

❖ avoine

❖ blé (germe)

❖ blé (grains)

❖ blé entier (pain)

❖ boulghour

❖ orge

❖ pain au levain

❖ pain pumpernickel

❖ pain de seigle

❖ pâtes

❖ riz brun

❖ son

grains magiques

pain de blé entier

orge

son suite

cg DES céréales

Il y a des céréales qui sont dites rapides, c'est-à-dire qu'elles font monter la glycémie en flèche, tandis que d'autres sont digérées plus lentement et ont donc moins d'effet sur la glycémie. Les plus lentes de toutes sont les céréales à base de son.

Céréale	Portion (30 g)	Charge glycémique
Son d'avoine de Quaker	1/16 tasse	3
All-Bran de Kellogg's	1/3 tasse	7
All-Bran de Kellogg's	1/2 tasse	9
Raisin Bran de Kellogg's	1 tasse	12
Bran Flakes de Kellogg's	1 tasse	13
Special K de Kellogg's	1 tasse	14
Cheerios de General Mills	1 tasse	15
Crème de blé de Nabisco	1 tasse	17
Crème de blé instantanée de Nabisco	1 tasse	22
Crispix de Kellogg's	1 tasse	22
Rice Krispies de Kellogg's	3/4 tasse	22
Corn Flakes de Kellogg's	1 tasse	24

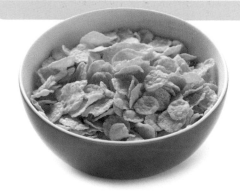

Trucs culinaires

Comme le son renferme des huiles qui peuvent rancir, il est préférable de le garder au réfrigérateur ou de le congeler une fois que vous l'avez entamé. Par contre, les céréales au son contiennent habituellement des préservateurs qui permettent de les garder quelques mois dans la dépense.

Magie à la carte

☼ Remplacez la mie de pain par du son dans vos pains de viande. Il atténuera l'effet des glucides rapides (par exemple la purée de pomme de terre) sur votre glycémie.

☼ Saupoudrez des flocons de son sur vos plats cuits au four.

☼ Remplacez la moitié de la farine par du son dans votre préparation à muffins. Si vous n'en avez pas à portée de la main, utilisez une céréale au son. Certains fabricants proposent même des recettes sur les boîtes. Ajoutez des fruits et des noix.

☼ Commencez votre journée avec une céréale de son chaude ou froide. De toutes les céréales, ce sont celles qui ont la CG la plus basse.

☼ Faites des crêpes ou des gaufres avec de la farine de riz et du son de riz, ou expérimentez divers types de son jusqu'à ce que la saveur et la texture vous plaisent. Ajoutez des bleuets frais ou surgelés.

Substitution futée

Remplacez la crème de blé par un bol de céréale de son cuite et garnie de canneberges séchées ou de fraises fraîches.

RECETTES
Muffins son-pommes *197*
Carrés au fudge *280*

soya (produits à base de)

CG TRÈS BASSE

À volume égal, le soya renferme plus de protéines que le bœuf, tout en étant extrêmement pauvre en gras saturés ; de plus, sa CG n'est que de 1, ce qui est très bas. Il mérite donc de figurer sur la liste des aliments magiques sous toutes ses formes (voyez le glossaire à la page suivante).

Dans une étude récente menée auprès de personnes en surpoids auxquelles on avait donné des boissons substituts de repas, on a observé que celles qui prenaient les boissons à base de soya perdaient un peu plus de poids que celles qui prenaient des produits à base de lait. De plus, leur glycémie avait baissé, contrairement aux personnes qui prenaient du lait.

Cette action pourrait être due au type de protéine que contient le soya. Dans une étude suédoise, au cours de laquelle on a donné à des sujets des repas protéinés contenant du poisson (morue), des produits laitiers (fromage cottage) ou du soya, on a observé que le soya faisait moins fluctuer la glycémie que les deux autres sources de protéines.

Comme bien d'autres aliments, il est préférable de prendre le soya nature autant que possible : ainsi, les barres protéinées au soya et le lait aromatisé contiennent habituellement beaucoup trop de sucre ou de gras ajoutés. Certains laits de soya contiennent 6 c. à thé de sucre par tasse (250 ml/8 oz), ce qui est énorme !

Prime santé

Il semblerait que le soya n'a pas un effet aussi élevé qu'on a pu le croire sur le taux de cholestérol, mais il n'en reste pas moins qu'il est bon pour votre cœur, compte tenu de sa richesse en bons gras, en fibres et en stérols, composés qui abaissent le taux de cholestérol.

La consommation de soya peut également contribuer à réduire le risque de néphropathie, complication du diabète qui affecte les reins. Dans une étude menée auprès de diabétiques de type 2 atteints de néphropathie, on a observé que l'excrétion urinaire d'albumine avait diminué de 9,5 % chez ceux à qui on avait donné le tiers des protéines sous la forme de soya, signe que leurs reins fonctionnaient mieux. Dans une autre étude, on a observé que les reins des participants filtraient mieux le sang lorsqu'ils suivaient une diète à base de soya pendant huit semaines.

Les résultats d'études épidémiologiques indiquent que le soya diminue le risque de souffrir de divers cancers (prostate, sein et endomètre) et soulage les malaises de la ménopause, probablement grâce à sa richesse en isoflavones, substances apparentées aux œstrogènes. Toutefois, il faudra d'autres études avant que l'on puisse faire des recommandations précises quant aux quantités à prendre.

Trucs culinaires

Gardez le tofu et le tempeh au réfrigérateur et utilisez-les au plus tard trois jours après les avoir entamés. Une fois le paquet ouvert, le tofu doit être conservé dans de l'eau qu'il faut changer tous les jours. Le miso se conservera plusieurs mois au réfrigérateur. Les edamames frais doivent être consommés le jour de leur achat ou le lendemain. Les grains rôtis se garderont six mois au frais et au sec.

Magie à la carte

Si le soya est nouveau pour vous, expérimentez !

Edamames

- Faites-les cuire dans leur cosse, puis écossez-les. Ajoutez-les aux salades de grains ou de légumes.

- Gardez-en un sac au congélateur ; pour les collations, faites-en cuire à la vapeur.

Grains de soya rôtis

- Prenez-en à la collation ou ajoutez-en aux sautés. Ils sont moins gras que les fruits à écale et plus riches en fibres (surveillez tout de même vos portions !).

> **PORTION IDÉALE : ½ tasse de tofu**
>
> Une portion de grains verts frais sans la cosse équivaut à ½ tasse. Une portion de grains rôtis, plus caloriques, équivaut à ¼ tasse.

soya suite

Burgers de soya

✿ Remplacez la viande dans la sauce pour les pâtes par un burger de soya émietté.

Tofu velouté

✿ Trempette : mélangez avec de la crème sure maigre.

✿ Soupe : remplacez toute la crème ou même une partie de la crème par du tofu velouté.

✿ Boisson protéinique : passez du tofu au mélangeur avec de la banane, de la pêche et un peu de miel.

Tofu

✿ Remplacez une partie du fromage d'un macaroni ou d'une lasagne par des dés de tofu.

✿ Faites-le mariner dans une sauce à barbecue peu sucrée et faites cuire ensuite sur le gril.

✿ Écrasez-en avec du fromage cottage, assaisonnez au goût et servez sur des craquelins de seigle entier.

✿ Remplacez le bœuf dans les ragoûts par du tofu extra-ferme.

✿ Apprêtez-le à l'orientale en le faisant sauter avec du poivron rouge, des carottes et des pois mange-tout.

✿ Faites-en sauter dans de l'huile de canola et servez avec : laitue romaine, grains de maïs, avocat, tomate et feuilles de coriandre hachées. Garnissez de graines de citrouille rôties et de jus de lime.

✿ Faites-en sauter et servez-le en cari avec des languettes de poivrons rouges, des pois chiches, des graines de sésame et de la poudre de cari (un aliment magique grâce au curcuma), accompagné de riz brun ou étuvé.

Lait de soya

✿ Utilisez-le à la place du lait de vache dans les boissons frappées, les céréales et tout autre recette de votre choix. Choisissez-le maigre et non sucré.

RECETTES

SOYA : glossaire   Le soya est une légumineuse dont on tire de nombreux sous-produits.

Edamames : grains de soya verts offerts en cosse ou écossés. Vous pouvez les manger crus, mais on les préfère généralement cuits à la vapeur avec un peu de sel. Les cosses ne sont pas comestibles.

Grains de soya : ce sont les grains mûrs de la plante. On en trouve en conserve : rincez et ajoutez aux plats cuits au four, soupes ou chilis.

Grains de soya rôtis : grains rôtis que l'on consomme généralement en collation.

Tofu : sorte de « fromage » de soya, obtenu à partir du lait que l'on tire des grains de soya, mis à cailler et égoutté. Il en existe de différentes consistances allant du plus mou (velouté) au plus ferme (extra-ferme).

Tempeh : produit tiré de grains de soya qui ont été fermentés. Très malléable, on peut lui donner la forme que l'on veut, y compris celle de différents morceaux de viande ou de volaille, qu'il remplace à merveille.

Miso : purée de soya fermenté, qui sert d'assaisonnement, particulièrement pour la soupe du même nom.

Lait de soya : liquide blanc crémeux qui est extrait des grains de soya cuits puis pressés.

thé

TRÈS BASSE

Des études menées en laboratoire par le ministère de l'Agriculture aux États-Unis (USDA) montrent que le thé, noir, vert ou oolong, peut multiplier par 15 la production d'insuline, ce qui, bien sûr, signifie glycémie plus basse. Cet effet est attribuable en grande partie à la richesse du thé en un composé antioxydant, l'épigallocatéchine gallate (EGCG).

Par contre, il vaut mieux ne pas mettre de lait dans votre thé, car il peut diminuer de 90 % son pouvoir anti-oxydant. Non pas que le lait soit mauvais, mais il se lie avec l'EGCG, empêchant son assimilation.

Le thé pourrait être utile aux diabétiques en traitement. Dans une étude menée à Taïwan auprès de 20 diabétiques sous médication hypoglycémiante, la consommation de six tasses (250 ml/8 oz par tasse) de thé oolong par jour a été associée à une baisse de 29 % de la glycémie. Pour la plupart d'entre nous, c'est beaucoup trop (le thé a un effet diurétique), mais même à raison de 1 ou 2 tasses, le thé devrait procurer certains bienfaits.

Les résultats d'études indiquent que le thé pourrait même accélérer le métabolisme et favoriser la perte de poids, ce qui, en soi, pourrait contribuer à abaisser le risque d'insulinorésistance et de diabète de type 2. Dans un groupe de 10 hommes en santé, l'administration d'un extrait de thé vert fournissant l'équivalent en composés actifs de ce que l'on trouve dans 2 tasses de thé a augmenté la combustion calorique de 4 % sur une période de 24 heures, comparativement à la

ne vous laissez pas prendre

Certains entretiennent la croyance que le thé vert est le seul à fournir de bonnes quantités d'antioxydants, ce qui n'est pas exact. On a étudié le thé sous toutes ses formes et toutes ses coutures, et bien qu'il présente des différences d'un type à l'autre, tous sont riches en composés antioxydants naturels.

PORTION IDÉALE : pas de limite

Vous pouvez en prendre quelques tasses par jour car il ne fournit ni glucides ni calories (à condition de ne pas le sucrer). Si vous êtes sensible à la caféine cependant, ne prenez qu'une tasse de thé par jour.

combustion calorique observée lorsqu'on n'a pas administré l'extrait. Dans une autre étude, on a observé que les personnes qui buvaient du thé au moins une fois par semaine avaient 20 % de tissu adipeux en moins que celles qui en buvaient rarement. Et on a tenu compte, dans l'étude, des facteurs de style de vie, comme l'alimentation et l'exercice.

Si vous voulez en tirer encore plus de bienfaits, prenez-le sous forme de chaï, boisson indienne à base de thé et d'épices, notamment de cannelle, un autre aliment magique. Attention toutefois aux chaï latte que l'on trouve dans le commerce (par exemple, chez Starbucks) : ils contiennent du lait et sont habituellement très sucrés. Demandez plutôt un sachet de chaï et une tasse d'eau chaude, et n'y ajoutez rien d'autre (à la rigueur, un sachet de sucre).

Si vous aimez le thé sucré, essayez les thés noirs aromatisés, par exemple au gingembre et à la pêche, ou à la menthe ; cela calmera votre envie de sucre. À noter que le thé renferme environ la moitié moins de caféine que le café.

Prime santé

Pour ce qui est de la teneur en antioxydants, le thé surpasse les meilleurs des légumes. C'est un aspect important à considérer quand on sait que les anti-oxydants protègent contre de nombreuses maladies, depuis le cancer jusqu'à l'AVC en passant par la maladie cardiaque.

Dans une étude, 15 hommes et femmes ayant bu cinq tasses (80 ml/6 oz par tasse) de thé noir par jour trois fins de semaine de suite ont vu leur taux de mauvais cholestérol (LDL) diminuer de 11 % et leur taux de cholestérol total de 6,5 %. Encore une fois, cela fait beaucoup de thé, mais il se peut que la consommation

THÉ : glossaire

Le thé vient de la plante Camellia sinensis, dont vous trouverez les diverses variétés ci-dessous. Les infusions faites avec d'autres plantes n'exercent pas les mêmes effets sur la glycémie.

Thé blanc : on récolte les bourgeons avant qu'ils n'ouvrent ; ils sont couverts d'un duvet blanc. C'est le thé le moins transformé ; il contient moitié moins de caféine que le thé noir (15 mg par tasse).

Thé vert : les feuilles sont récoltées, séchées, puis passées à la vapeur ou à la poêle afin d'empêcher leurs enzymes de transformer les composés antioxydants, ce qui fait virer le thé au noir.

Thé oolong : les feuilles sont séchées plus longuement que pour le thé vert, ce qui permet aux enzymes d'exercer une action plus forte. En termes de transformation, le thé oolong se situe à mi-chemin entre le thé vert et le thé noir.

Thé noir : les feuilles sont séchées encore plus longuement, de manière à oxyder les composés et à produire un thé plus foncé. C'est le thé qui contient le plus de caféine (environ 40 mg par tasse).

Chai : on se sert habituellement de thé noir pour le préparer et on lui ajoute des épices telles que la cardamome, la cannelle, le clou de girofle et le poivre.

de une ou deux tasses par jour ait des effets. Dans une autre étude, on a observé que le taux de mortalité consécutive à une crise cardiaque des sujets qui buvaient du thé de façon modérée était inférieur de 28 % à celui des sujets qui n'en prenaient pas du tout.

Trucs culinaires

Pour préserver sa saveur et ses arômes, le thé doit être conservé de façon adéquate. Gardez le thé en vrac, de même que les sachets, dans un contenant hermétique à l'abri de la lumière, de l'humidité et des aliments ou produits particulièrement odorants.

Magie à la carte

Bien qu'on le prenne généralement sous la forme d'une boisson chaude, le thé est assez polyvalent et se prête à toutes sortes d'autres préparations.

❂ Mélangez des feuilles de thé oolong moulues avec du poivre blanc ; saupoudrez ce mélange sur du poulet ou du porc.

❂ Il fait des merveilles dans les marinades : ajoutez simplement des feuilles moulues au mélange.

❂ Ajoutez des feuilles de thé dans du bouillon de poulet pour lui donner une saveur orientale.

RECETTES

tomate

CG
TRÈS BASSE

La tomate est vraiment excellente pour la glycémie. Très peu calorique et pauvre en glucides (une tomate moyenne fournit 22 calories et 5 g de glucides), ce légume-fruit juteux est riche en vitamine C et en lycopène, un caroténoïde proche du bêtacarotène.

Le lycopène pourrait jouer un rôle dans la prévention du diabète. Des chercheurs des Centres de contrôle et de prévention des maladies aux États-Unis ont suivi 1665 hommes et femmes diabétiques et non diabétiques ; ils ont observé que le taux sanguin de lycopène de ceux qui avaient un problème de tolérance au glucose (prédiabète) était inférieur de 6 % à celui des personnes en bonne santé ; chez ceux qui venaient de recevoir un diagnostic de diabète, il était inférieur de 17 %. On a trouvé des corrélations semblables dans deux autres études.

Prime santé

Dans une étude menée à Harvard, on a observé que le risque de cancer de la prostate était inférieur de 24 à 36 % chez les hommes qui mangeaient des tomates, de la sauce tomate ou de la pâte de tomate au moins deux fois par semaine.

Les résultats d'études indiquent que la consommation de tomates pourrait diminuer le risque de souffrir d'ostéoporose et d'asthme, améliorer la circulation sanguine et diminuer l'inflammation.

Trucs culinaires

Gardez les tomates hors du réfrigérateur, car celui-ci détruit leur texture et leur saveur.

Magie à la carte

Servez les tomates crues pour profiter de leur vitamine C, ou cuites dans un peu d'huile pour tirer le meilleur parti possible de leur lycopène (l'huile aide l'organisme à l'absorber). Mangez-les entières en conserve, en sauce ou en pâte, mais évitez le ketchup, qui est sucré, et le jus, beaucoup trop salé.

PORTION IDÉALE : 1 moyenne

La tomate est peu calorique et sa CG est très basse : vous pouvez en manger plus.

⚙ Mettez des quartiers de tomate ou des tomates cerise dans les salades (vertes ou de pâtes).

⚙ Préparez une salsa de tomates fraîches.

⚙ Faites mariner des tomates pelées dans : huile d'olive, jus de citron, ail émincé, sel, poivre et origan. Servez en entrée ou en accompagnement.

⚙ Servez des tranches de tomate avec de la mozzarella maigre, du vinaigre balsamique et de l'huile d'olive en collation ou en entrée.

⚙ Enduisez un pain pita de blé entier d'huile d'olive, recouvrez de tranches de tomate et d'oignon, saupoudrez de basilic et de fromage parmesan et faites cuire cette pizza improvisée au four.

⚙ L'été, gâtez-vous avec un gaspacho bien froid.

RECETTES

Soupe à l'orge et aux haricots *222*

Caponata *202*

Tomates cerise garnies de fromage à la crème au basilic *200*

Dahl aux épinards *261*

Pâtes et légumes en salade *215*

Lasagne à la grecque *230*

Chili lentilles-haricots *262*

Salade d'edamames à la grecque *215*

Penne en sauce tomate à l'aubergine *256*

Lasagne à la saucisse et aux épinards *253*

Darnes de poisson grillées, sauce tomate aux olives *246*

Crevettes et orzo au four *251*

Estouffade de bœuf aux légumes *228*

Chou-fleur et petits pois aux épices *272*

Salade de thon et cannellini au citron *213*

Chili de dinde et haricots, salsa à l'avocat *243*

Pâtes de blé entier avec saucisse, haricots et bettes à carde *254*

topinambour

CG TRÈS BASSE | À plusieurs égards, le topinambour est unique dans le monde des aliments végétaux. Ce membre de la famille des tournesols, dont on mange le tubercule, a remplacé la pomme de terre dans les périodes de disette ou durant la guerre. Mais contrairement à elle, il exerce une action positive sur la glycémie, le type d'amidon dont il est composé étant peu ou pas digéré (il s'agit de fructanes, plus précisément d'inuline et d'oligofructose).

Comme ce type d'amidon ne peut être dégradé dans l'intestin grêle, il transite vers le côlon, où il est digéré par les bactéries intestinales avant d'être évacué. Au bout du compte, il n'apporte que 40 % environ des calories que fournissent les autres glucides. Sa CG est donc très basse.

En outre, grâce à l'inuline, le topinambour pourrait avoir pour effet d'empêcher l'élévation de la glycémie et de l'insulinémie après le repas. On mène présentement des études préliminaires pour savoir si des doses plus élevées d'inuline pourraient également augmenter le sentiment de satiété, ce qui permettrait de réduire l'apport calorique.

Prime santé

Le topinambour améliore la santé du côlon, les fructanes agissant comme prébiotiques, c'est-à-dire qu'ils fournissent de la nourriture aux bactéries intestinales utiles. Les fructanes contribuent également à augmenter la quantité d'eau et de bactéries dans les selles, soulageant la constipation.

Toujours grâce aux fructanes, le topinambour pourrait également favoriser la santé cardiaque, en diminuant la production de triglycérides et d'acides gras par le foie (on le sait, ces gras obstruent les artères).

Trucs culinaires

On trouve le topinambour d'octobre à avril, quoique certaines épiceries en tiennent toute l'année. Il doit être bien ferme, sans meurtrissures ; évitez ceux qui

PORTION IDÉALE : ½ tasse

Une demi tasse ne fournit que 57 calories et très peu de glucides agissant sur la glycémie.

sont mous au toucher, semblent desséchés ou ont des germes apparents. Frottez-les avec une brosse à légumes pour enlever la terre et le sable. Vous pouvez les peler ou leur laisser leur peau. Si vous les coupez, arrosez-les d'un peu de jus de citron pour éviter qu'ils n'oxydent.

Mise en garde : ajoutez progressivement ce légume à votre alimentation car l'inuline peut causer de la flatulence.

Magie à la carte

- Faites bouillir des topinambours et passez-les au presse-purée, ou mélangez-les avec des pommes de terre pour en abaisser la CG.

- Mettez de fines tranches crues dans les salades.

- Tranchez-les et utilisez-les dans les sautés à la place des châtaignes d'eau.

- Faites cuire des cubes ou des tranches sur le poêle ou au micro-ondes, puis arrosez d'un filet d'huile d'olive et de jus de citron.

- Râpez du topinambour et servez en salade avec d'autres légumes râpés.

- Tranchez des topinambours et servez-les avec d'autres crudités et une trempette.

Substitutions futées

Remplacez les pommes de terre râpées par du topinambour râpé dans les recettes de crêpes aux pommes de terre.

Remplacez la pomme de terre par du topinambour pour épaissir les soupes.

RECETTE

Crêpes aux topinambours *268*

vinaigre

CG
TRÈS BASSE

Certains ne jurent que par le vinaigre, qui serait censé soigner à peu près n'importe quoi, depuis les coups de soleil aux maux d'estomac, en passant par la chevelure terne. Toutefois, il possède une vertu qui est rarement mentionnée : en l'ajoutant à un plat, vous pouvez abaisser de 19 à 55 % l'effet du repas sur votre glycémie.

Dans une étude menée en Italie auprès de 5 sujets, on a observé que lorsqu'ils avaient pris 1 g d'acide acétique (l'équivalent de 1⅓ c. à soupe de vinaigre) avec de l'huile d'olive (plus ou moins une vinaigrette, quoi !) avant d'ingérer 50 g de glucides tirés du pain blanc (soit l'équivalent de quatre petites tranches), l'élévation de leur glycémie était inférieure de 31 % à ce qu'elle était lorsqu'ils ne mangeaient que du pain.

Dans une autre étude menée par des chercheurs de l'université de l'Arizona, on a observé que l'élévation de la glycémie chez des sujets qui avaient pris 4 c. à thé de vinaigre de cidre avant de prendre un repas à indice glycémique (IG) élevé – un bagel avec du beurre, et du jus d'orange – était inférieure de 55 % au bout d'une heure à ce qu'elle était lorsqu'ils avaient bu de l'eau édulcorée à la saccharine avant le repas. Dans une autre étude menée par les mêmes chercheurs, l'insulinosensibilité de personnes insulinorésistantes qui avaient consommé du vinaigre avant de prendre un repas comprenant un bagel avait augmenté en moyenne de 34 %, ce qui, bien entendu, se traduit par une meilleure régulation de la glycémie.

Enfin, dans une autre étude menée cette fois au Japon, on a observé que lorsque le vinaigre faisait partie intégrante d'un repas, il abaissait l'index glycémique du riz blanc de 20 à 40 %.

On explique en partie cet effet par le fait que l'acide du vinaigre ralentit le transit des aliments dans l'estomac et, en conséquence, la transformation des glucides ingérés en glucose sanguin. Les résultats d'études animales indiquent également que l'acide acétique pourrait contribuer à augmenter les réserves de glycogène (la forme sous laquelle le glucose sanguin est stocké pour les besoins énergétiques ultérieurs)

PORTION IDÉALE : 3 ou 4 c. à thé

Les résultats d'études indiquent que, à cette dose, le vinaigre peut abaisser sensiblement la réponse glycémique de l'organisme au repas.

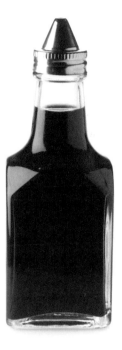

dans le foie et les muscles squelettiques, l'évacuant ainsi du flux sanguin.

Prime santé

Le vinaigre peut contribuer à augmenter votre sentiment de satiété, un atout pour quiconque cherche à perdre du poids. Il est également antibactérien et anti-fongique, d'où sa popularité comme remède maison contre l'otite des piscines.

Trucs culinaires

Ne vous limitez pas au vinaigre blanc distillé. Essayez le vinaigre de vin blanc ou rouge, de riz ou de cidre, ou l'un des nombreux vinaigres aromatisés que l'on trouve dans le commerce. Ou préparez-en un vous-même (Voyez l'encadré « Aromatisez votre vinaigre », p. 164).

Menu magique

- Commencez votre souper avec une salade aux épinards assaisonnée de vinaigre balsamique et d'huile.

- Ajoutez du vinaigre de vin rouge dans une soupe aux lentilles.

- Préparez une salade à l'orientale avec des carottes et du chou rouge râpé, des fèves germées, du bok choy haché, de l'huile d'olive et de sésame, du vinaigre de riz, de la coriandre hachée et des graines de sésame grillées.

vinaigre suite

- Faites mariner environ 20 minutes des tranches de betterave dans du vinaigre balsamique, du romarin, de l'ail émincé et des herbes de Provence. Enveloppez les betteraves et leur marinade dans du papier d'aluminium, fermez hermétiquement et faites cuire sur le grill jusqu'à tendreté.

- Faites bouillir du vinaigre balsamique, du vin rouge et un peu de miel jusqu'à ce que la préparation épaississe. Versez sur du saumon grillé.

- Faites mariner du poulet dans du vinaigre de cidre et de l'huile de canola avant de le cuire au four ou sur le gril.

- Faites sauter de l'ail et des échalotes dans de l'huile d'olive, ajoutez des tomates hachées, du vinaigre blanc distillé, de la sauce soya, du miel, du sel et du poivre. Mélangez, ajoutez du blanc de poulet cuit et augmentez la chaleur ; remuez de temps en temps, jusqu'à ce que le mélange épaississe.

- Dans une casserole, mélangez 1 tasse de vinaigre distillé, 2 c. à soupe de sucre, 1 c. à thé de sel, du poivre au goût et ⅔ tasse d'eau. Amenez à ébullition, retirez du feu et laissez refroidir légèrement. Coupez huit carottes en dés, mettez-les dans des contenants stérilisés et recouvrez de la solution vinaigrée. Fermez et réfrigérez 12 heures.

- Au dessert, servez des fraises tranchées arrosées d'un peu de vinaigre balsamique et assaisonnées d'un soupçon de sucre.

RECETTES

Aromatisez votre vinaigre

Pour aromatiser votre propre vinaigre :

1. Prenez des bouteilles ou des pots intacts et propres que vous pouvez fermer avec un bouchon de liège ou un couvercle vissable.

2. Choisissez du vinaigre blanc pour les herbes de saveur délicate ; du vinaigre de cidre pour les fruits ; du vinaigre de vin ou de champagne pour les herbes de saveur discrète et les fruits au goût peu prononcé ; et du vinaigre de vin rouge pour les épices et herbes très aromatiques comme le romarin.

3. Dans une casserole, réchauffez le vinaigre sans le faire bouillir (88-90 °C/190-195 °F).

4. Pour ½ litre (environ 18 oz) de vinaigre: mettez dans le pot ou la bouteille trois ou quatre tiges de fines herbes fraîches, 3 c. à soupe d'herbes séchées, 1 ou 2 tasses de fruits ou de légumes, ou l'écorce d'un citron ou d'une orange. Froissez les herbes fraîches pour libérer leur saveur.

5. Versez le vinaigre chaud sur les ingrédients. Fermez le pot hermétiquement et laissez reposer trois ou quatre semaines au frais et à l'abri de la lumière.

6. Filtrez à travers deux épaisseurs de coton à fromage ou un filtre à café, puis versez dans un pot ou une bouteille en verre propre.

Gardez vos vinaigres aromatisés dans des contenants hermétiques au frais et à l'abri de la lumière, et non sur votre comptoir (évitez de consommer un vinaigre que vous aurez laissé trop longtemps au soleil). Ils se conserveront 3 mois dans ces conditions ou 6 à 8 mois au réfrigérateur. Le vinaigre blanc distillé non aromatisé se conserve indéfiniment.

yogourt

CG BASSE La CG du yogourt est basse, comme celle du lait duquel il provient. Le composé qu'il reste encore à isoler dans le lait et auquel les chercheurs attribuent une action préventive contre l'insulinorésistance, est également présent dans le yogourt. En outre, comme il est fermenté par des bactéries, le yogourt contient un acide qui, comme nous l'avons vu dans la rubrique sur le vinaigre, contribue à abaisser la glycémie.

Vous pouvez prendre votre yogourt sous forme de boisson frappée ou le manger avec des fruits frais. Autre avantage : le yogourt peut remplacer une partie ou toute la mayonnaise dans les salades, et la crème sure dans les plats cuits au four, les soupes et les trempettes.

Le yogourt est habituellement mieux toléré que le lait par les personnes qui souffrent d'intolérance au lactose, grâce aux bactéries qu'il contient et qui produisent de la lactase, l'enzyme nécessaire à la digestion du lactose.

Choisissez de préférence du yogourt maigre. Évitez les produits « avec fruits au fond », qui sont en général très sucrés. Ajoutez plutôt vos propres fruits.

À cette quantité, sa CG reste basse et il fournit amplement de calcium.

Prime santé

Le yogourt est riche en calcium et contribue donc à la santé des os. Il en fournit la même quantité que le lait : 300 mg par tasse de 250 ml (8 oz). Il fait aussi partie de la réputée diète DASH dont on a démontré qu'elle pouvait faire baisser l'hypertension artérielle.

Grâce à sa richesse en bactéries utiles, cet aliment contribue à la santé de diverses manières : il stimule le système immunitaire, soulage la diarrhée résultant d'une infection ou d'un traitement aux antibiotiques, de même que la constipation, et pourrait diminuer le risque de cancer du côlon. Nombreuses sont les personnes qui en prennent à la suite d'un traitement antibiotique afin de refaire leur flore intestinale, détruite par la médication.

L'effet du yogourt sur le système immunitaire s'explique par le fait que 70 % des défenses de l'organisme s'exercent au niveau du système digestif. En y favorisant le développement des populations bactériennes utiles, on contribue vraisemblablement à stimuler la production de composés importants du système immunitaire et ainsi, à conférer à l'organisme une certaine résistance aux virus.

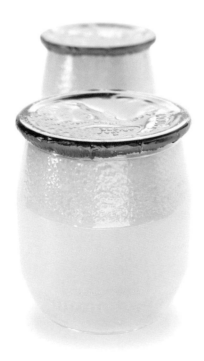

ne vous laissez pas prendre

Le yogourt glacé peut sembler presque aussi bon que le yogourt ordinaire, mais c'est rarement le cas. D'abord, il est presque toujours sucré et aromatisé, même s'il s'agit de yogourt maigre. De plus, la teneur en bactéries utiles varie considérablement d'un produit à l'autre, d'autant plus que, dans certains cas, on le chauffe après avoir ajouté les cultures bactériennes, ce qui les rend inutiles d'un point de vue santé. Dans d'autres cas, les bactéries sont ajoutées après que le produit ait été congelé.

yogourt suite

On dispose également de preuves scientifiques à l'effet que les femmes qui mangent régulièrement du yogourt riche en bactéries vivantes de type *Lactobacillus acidophilus* sont moins sujettes aux infections à levure.

Pour profiter de tous ses bienfaits, le yogourt que l'on achète doit porter la mention « contient des bactéries vivantes et actives ». Toutefois, certains produits sont pasteurisés après l'introduction des bactéries, ce qui a pour effet de détruire celles-ci (ils devraient porter la mention « traités à la chaleur après inoculation bactérienne »).

Trucs culinaires

Pour tirer le meilleur parti possible du yogourt, consommez-le avant qu'il ne soit périmé (la date de péremption est inscrite sur le contenant), les bactéries utiles étant détruites à la longue. À noter aussi que la cuisson les détruit. Toutefois, même dans ce cas, il reste bon pour vous, puisque sa CG est basse.

La cuisson du yogourt sur la cuisinière est délicate, car il peut cailler lorsqu'on le fait bouillir. Pour prévenir ce problème, mélangez-le avec un peu de fécule de maïs (1 c. à thé par tasse) avant de l'incorporer dans un plat chaud et ne l'ajoutez qu'à la fin de la cuisson.

Magie à la carte

❂ Remplacez la crème sure par du yogourt dans les plats cuits au four ou dans les trempettes.

❂ Remplacez la moité de la mayonnaise par du yogourt dans les sauces à salade crémeuses.

❂ Utilisez du yogourt dans les crèmes de courge ou de carotte. Diluez-le d'abord avec du lait écrémé et ajoutez ce mélange par cuillerées dans les assiettes de soupe en formant, si désiré, des motifs avec la pointe d'un couteau ou un cure-dent.

❂ Mettez-en une cuillerée dans le chili à la place de la crème sure.

❂ Préparez une soupe froide avec du yogourt maigre, des pêches et des fraises tranchées, du jus d'orange et du miel. Passez au mélangeur et garnissez de feuilles de menthe fraîche.

❂ Préparez une salade avec des carottes et des concombres râpés, des dés d'oignon, de l'aneth haché, du yogourt maigre, du sel et du poivre.

❂ Servez des tranches de fruits avec du yogourt ou faites un parfait : refroidissez d'abord des verres à parfait, puis mettez en alternance des couches de yogourt, de bleuets frais et de muesli à l'avoine et aux noix.

❂ À la collation, trempez des morceaux de pommes dans du yogourt.

❂ Préparez de l'*ayran,* une boisson turque traditionnelle en passant au mélangeur du yogourt et de l'eau froide à parts égales ; assaisonnez d'une pincée de sel et servez sur de la glace pilée.

❂ Pour faire un fromage, mettez du yogourt dans un tamis doublé de coton à fromage et déposé dans un bol ; réfrigérez pendant six heures ou toute une nuit. Jetez le liquide qui s'est accumulé dans le bol. Utilisez ce fromage blanc à la place du fromage à la crème ou de la crème sure. Ajoutez-y des oignons verts hachés, des herbes fraîches hachées et de l'ail émincé, et vous avez là une superbe tartinade.

RECETTES

Yogourt fouetté aux baies et graines de lin *208*

Dahl aux épinards *261*

Pâtes et légumes en salade *215*

Yogourt glacé instantané aux fraises *277*

Soupe aux baies et aux fruits à noyau *276*

Salade de chou sans mayonnaise *216*

Gruau aux pommes et aux graines de lin *193*

Prunes rôties laquées à l'orange *282*

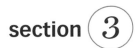

Repas revisités

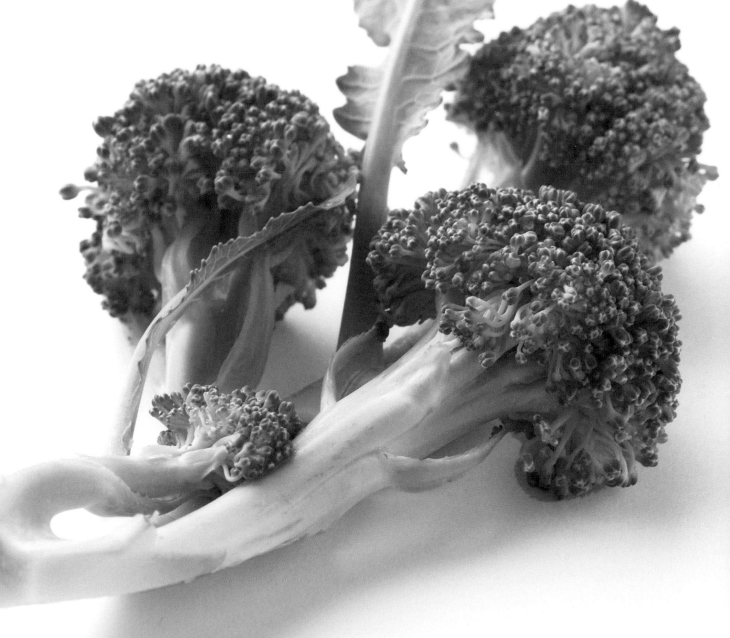

DÉJEUNERS **revisités**

Si, dans votre esprit, déjeuner équivaut à bagel, bol de flocons de maïs ou pile de crêpes ou de gaufres, nous avons quelques suggestions à vous faire.

Rien ne sabote autant les efforts que l'on fait pour bien manger que de commencer la journée avec un déjeuner à CG élevée, ce que nous faisons la plupart du temps. Le déjeuner est habituellement notre repas le plus riche en glucides (hydrates de carbone) et, par conséquent, celui qui élève le plus notre glycémie. Cela ne veut pas dire qu'il faut cesser de manger des aliments glucidiques, mais plutôt qu'il faut passer aux glucides lents, et en manger moins. Vous devriez également prendre des protéines au déjeuner.

Nos 5 conseils POUR LE DÉJEUNER :

1 Limitez votre consommation d'aliments glucidiques à une portion : 1 tranche de pain plutôt que 2, un demi bagel (ou un mini) plutôt qu'un entier, ¾ à 1 tasse de céréale froide (ou ½ à ¾ tasse de céréale chaude) plutôt qu'un gros bol.

2 Choisissez une céréale à CG basse, c'est-à-dire de grain entier, fournissant au moins 5 g de fibres par portion (voyez La CG des céréales, p. 156). Les céréales de son telles que All Bran, Bran Buds et Son 100 % constituent de bons choix, de même que les céréales riches en fibres et en protéines telles que Kashi GoLean, et les céréales à l'avoine telle que Barbara's Shredded Oats.

3 Éliminez les aliments « blancs », y compris les Pop-Tarts, les rôties de pain blanc avec de la confiture, les muffins à base de farine blanche.

4 Remplacez certains de vos aliments glucidiques par des fruits et des aliments protéinés : tranches d'orange avec vos œufs, noix et baies sur vos céréales, pamplemousse avec bagel ou rôtie au beurre d'arachide. Vous ménagerez votre glycémie et vous sentirez plus rassasié.

5 Prenez un petit verre de jus. Le jus est bon pour vous, à la condition d'en boire de façon modérée. En trop grande quantité, sa CG passe de moyenne à élevée, et il fournit alors beaucoup trop de calories.

À bien des égards, le déjeuner est le plus important des 3 repas quotidiens. Si vous débutez la journée avec un déjeuner magique, vous avez plus de chances que votre glycémie reste stable toute la journée et vous mangerez moins.

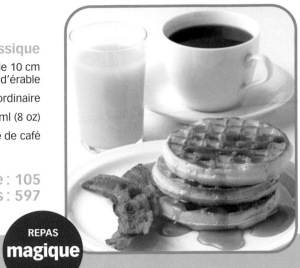

Déjeuner classique

3 gaufres de farine blanche de 10 cm (4 po) avec 3 c. à soupe de sirop d'érable

2 tranches de bacon ordinaire

1 jus d'orange de 250 ml (8 oz)

1 tasse de café

CG totale : 105
Total des calories : 597

REPAS magique

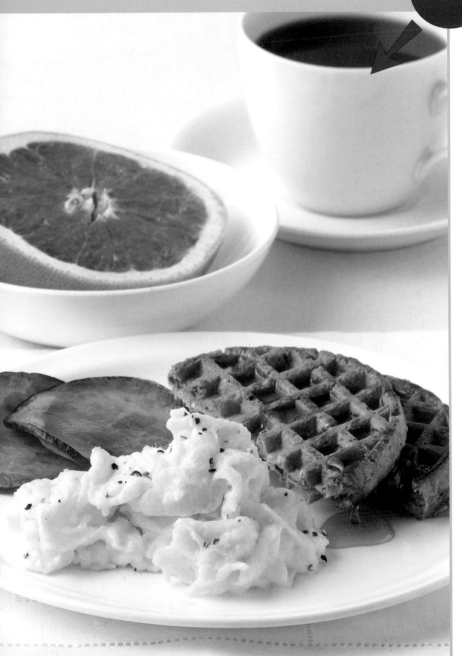

DÉJEUNER **magique**

1 gaufre multigrain de 10 cm (4 po) (recette, p. 192) avec 1 c. à soupe de sirop d'érable

2 gros œufs brouillés

2 tranches de bacon de dos

½ pamplemousse de taille moyenne

1 tasse de café ou de thé

CORRECTIFS

- On a remplacé les gaufres à base de farine blanche par une gaufre de grains entiers riche en fibres, afin d'abaisser la CG.

- On a fait passer le nombre de gaufres de trois à une.

- On a ajouté des œufs, riches en protéines, pour remplacer 2 gaufres.

- On a réduit la quantité de sirop (moins de calories, CG plus basse).

- On a remplacé le bacon ordinaire par du bacon de dos, beaucoup moins riche en gras saturés.

- On a remplacé le jus d'orange par une moitié de pamplemousse, plus riche en fibres et à CG plus basse.

CG totale : 15
Total des calories : 337

ENCORE mieux : remplacez la gaufre par une rôtie de pain de seigle.

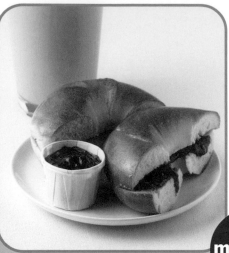

Déjeuner classique

1 gros bagel blanc grillé avec
2 c. à soupe de confiture ou gelée

1 boisson caféinée à la vanille
de 341 ml (12 oz)

CG totale : 46
Total des calories : 612

REPAS
magique **DÉJEUNERS** REVISITÉS **DÉJEUNERS** REVISITÉS

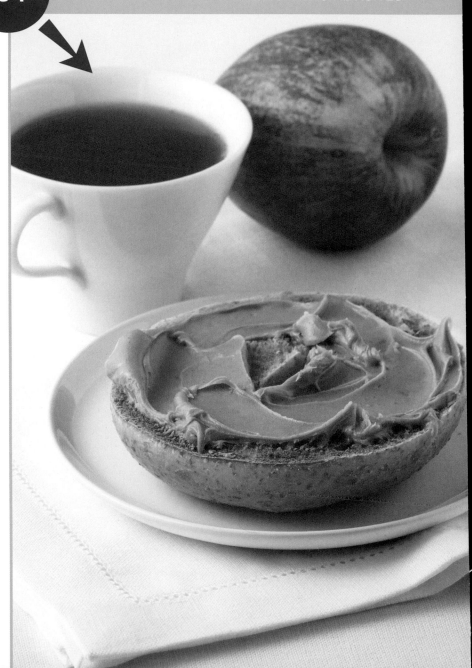

DÉJEUNER **magique**

½ bagel de blé entier grillé avec
  1 c.à soupe de beurre d'arachide

1 pomme moyenne

1 tasse de café ou de thé

CORRECTIFS

⚬ On a remplacé le bagel blanc par un bagel de blé entier, plus riche en fibres et à CG plus basse.

⚬ On a coupé la portion du bagel de moitié pour limiter l'apport en glucides.

⚬ On a ajouté du beurre d'arachide, source de protéines et de bons gras, et qui n'augmente pas la CG.

⚬ On a remplacé la boisson caféinée très calorique et à CG élevée par du thé ou du café noir.

CG totale : 17
Total des calories : 275

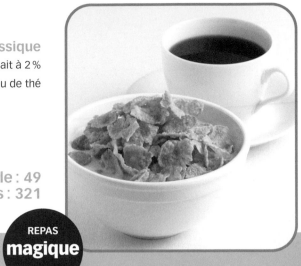

Déjeuner classique

2 tasses de flocons de maïs avec 1 tasse de lait à 2 %

1 tasse de café ou de thé

CG totale : 49
Total des calories : 321

REPAS magique

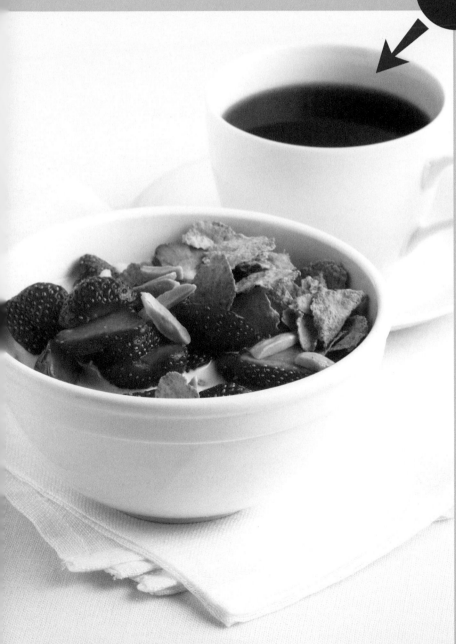

DÉJEUNER **magique**

¾ tasse de Grape-Nuts Flakes avec :
   ½ tasse de lait écrémé
   ½ tasse de fraises
   14 g (½ oz) d'amandes en julienne

1 tasse de café ou de thé

CORRECTIFS

- On a remplacé la céréale à CG élevée par une autre à CG plus basse.

- On a diminué la portion de céréales pour abaisser davantage la CG.

- On a remplacé le lait à 2 % par du lait écrémé, réduisant ainsi les calories et les gras.

- On a ajouté des fruits et des amandes. Les fruits fournissent des vitamines supplémentaires et des phyto-nutriments, tandis que les amandes fournissent de bons gras qui ont pour effet d'atténuer la réponse glycémique.

CG totale : 19
Total des calories : 258

ENCORE mieux : prenez des All Bran plutôt que des Grape-Nuts Flakes.

DÎNERS **revisités**

Pas toujours facile de prendre un bon dîner (lunch) quand on est à la course et qu'il n'y a pas d'endroits où bien manger à proximité de son lieu de travail ! Cependant, où que vous soyez, il est possible de limiter les dégâts en faisant des choix qui ménageront votre glycémie.

Nos 6 conseils POUR LE DÎNER :

1 Si possible, préparez votre dîner à la maison et apportez-le au travail. Vous pourrez ainsi décider entièrement de ce que vous mangerez. Si ce n'est pas possible, voici quelques recommandations qui vous permettront de limiter les dégâts sur votre glycémie :

2 Si vous commandez un sandwich, demandez du pain de blé ou de seigle entier, ou du pumpernickel ; à défaut, demandez du pain blanc au levain ; les acides qu'il contient contribueront à en abaisser la CG.

3 Demandez que l'on remplace la mayonnaise par de la moutarde, meilleure pour vous à cause du vinaigre et du curcuma qu'elle contient.

4 Prenez un fruit. Le dîner est l'occasion idéale pour prendre une ou deux de vos portions quotidiennes de fruits.

5 Prenez une salade qui soit conforme aux principes de l'alimentation magique, c'est-à-dire qui contient un aliment protéiné (œufs, poulet, thon, haricots, tofu ou fromage maigre) et qui est assaisonnée d'une vinaigrette, non d'une sauce crémeuse.

6 Oubliez la boisson gazeuse. La CG de ces boissons est excessivement élevée, à moins que vous ne preniez la version diététique ou que vous vous en teniez à 250 ml (8 oz), soit moins d'une canette. Prenez plutôt de l'eau minérale ou du thé glacé non sucré. Si vous préférez le jus, assurez-vous qu'il soit composé à 100 % de jus et qu'il ne soit pas sucré (attention aux boissons fruitées qui sont abondamment édulcorées au sirop de maïs à haute teneur en fructose); tenez-vous en à 180 ml (6 oz) ou moins, ou diluez-le avec de l'eau de seltz.

Enfin, prenez une collation dans l'après-midi afin de maintenir votre glycémie à des niveaux stables. Voyez nos collations revisitées, p. 178.

Dîner classique

2 tranches de pain blanc avec 2 tranches de dinde grillée,
2 tranches de fromage fondu, 1 c. à s. de mayonnaise

1 banane moyenne

3 ou 4 biscuits Graham

495 ml (16 oz) de jus de pomme

CG totale : 59
Total des calories : 891

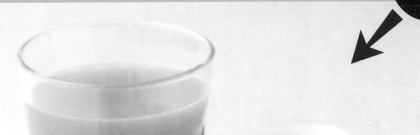

DÎNER **magique**

2 tranches de pain de grain entier avec :
   2 tranches de dinde rôtie
   1 tranche de fromage fondu
   Laitue
   2 tranches de tomate
   1 c. à soupe de moutarde

12 cerises

30 g (1 oz) d'amandes recouvertes
   de chocolat noir

180 ml (6 oz) de jus de pamplemousse
   non sucré

CORRECTIFS

- On a remplacé le pain blanc par du pain de grain entier pour augmenter la teneur en fibres et diminuer la CG.

- On a remplacé la mayonnaise par de la moutarde, coupant ainsi 60 calories.

- On a remplacé le jus de pomme par du jus de pamplemousse, de CG plus basse, et on a réduit la quantité.

- On a remplacé la banane par des cerises qui, comme tous les fruits à noyau, ont une CG plus basse.

- On a remplacé les biscuits Graham par des amandes recouvertes de chocolat noir. Les amandes fournissent des protéines, des bons gras, des vitamines et des fibres, ce que n'apportent pas les biscuits Graham, qui ont, de plus, une CG plus élevée.

CG totale : 17
Total des calories : 452

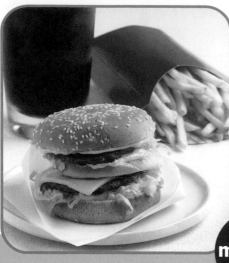

Dîner classique

1 Big Mac de McDonald

1 grosse portion de frites

1 boisson gazeuse de 732 ml (32 oz)

CG totale : 109
Total des calories : 1427

DÎNER **magique**

1 Quart de livre de McDonald

180 ml (6 oz) de baies avec du yogourt, ou parfait au yogourt

eau en bouteille

CORRECTIFS

⚙ Le Quart de livre a moins de pain et plus de viande que le Big Mac. On a omis le fromage pour couper dans les calories.

⚙ On n'a pas pris les frites, véritables petites bombes glycémiques, et on a commandé à la place des baies avec du yogourt (ou un parfait au yogourt) pour couper dans les calories et les gras et augmenter la valeur nutritive du repas..

CG totale : 10
Total des calories : 550

ENCORE mieux : prenez un simple hamburger avec une salade assaisonnée de vinaigrette.

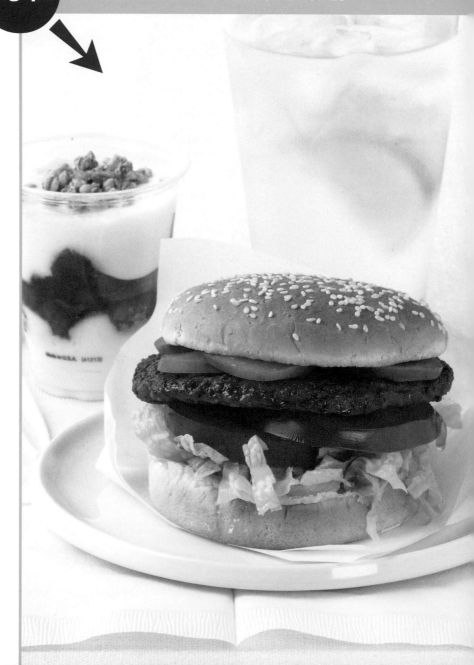

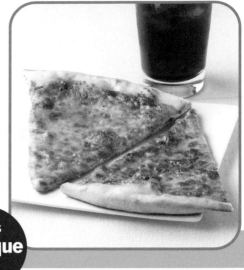

Dîner classique
2 pointes de pizza au fromage
1 boisson gazeuse de 730 ml (32 oz)

CG totale : 86
Total des calories : 580

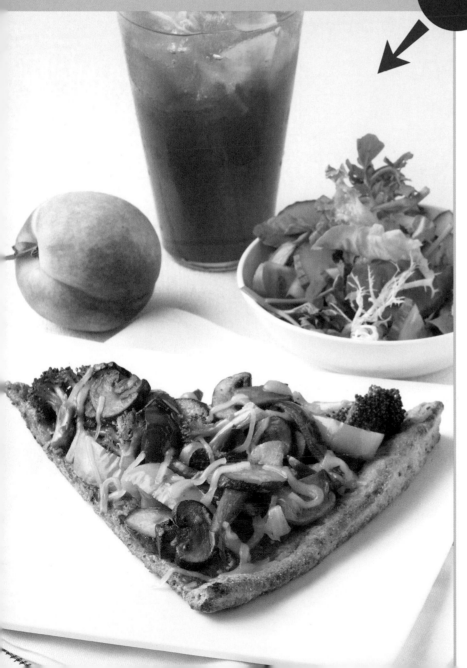

DÎNER **magique**

1 pointe de pizza de blé entier avec fromage et légumes

1 tasse de salade avec laitue, tomate et concombre, et 1 c. à soupe de vinaigrette

1 pêche moyenne

1 thé glacé non sucré de 495 ml (20 oz)

CORRECTIFS

⚙ On a coupé dans les glucides, les gras et les calories en ne prenant qu'une pointe de pizza.

⚙ On a augmenté l'apport en fibres en remplaçant la croûte blanche par une croûte de blé entier et en ajoutant des légumes.

⚙ On a remplacé la deuxième pointe par une salade et un fruit, deux aliments nutritifs à CG basse.

CG totale : 14
Total des calories : 333

ENCORE mieux : faites votre propre pizza à la maison en couvrant un pain pita de grain entier de 2 c. à soupe de sauce tomate, 60 g (2 oz) de mozzarella partiellement écrémée et quantité de légumes.

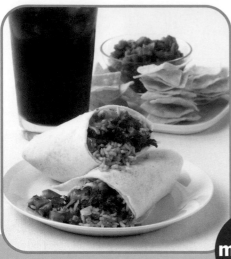

Dîner classique

1 gros burrito composé d'une tortilla de farine blanche de 33 cm (13 po),1 tasse de riz blanc, 60 g (2 oz) de bœuf, 30 g (1 oz) de fromage cheddar, 2 c. à soupe de salsa

(45 g (1,5 oz) de croustilles de maïs

¼ tasse de salsa

1 boisson gazeuse de 730 ml (32 oz)

CG totale : 120
Total des calories : 1422

DÎNER **magique**

1 petit burrito composé d'une tortilla
  de blé entier de 15 cm (6 po)
  ½ tasse de haricots noirs
  42 g (1,5 oz) de poulet rôti
  beaucoup de laitue
  tomate et salsa
  15 g (½ oz) de fromage cheddar

½ mangue

eau en bouteille

CORRECTIFS

⚙ On a coupé dans les glucides et abaissé la CG en remplaçant la grosse tortilla de farine blanche par une plus petite tortilla de farine de blé entier.

⚙ On a abaissé sensiblement la CG en ajoutant des fibres et en remplaçant le riz blanc par des haricots noirs.

⚙ On a remplacé les croustilles de maïs par un fruit, riche en fibres et en vitamines, et à CG basse.

CG totale : 22
Total des calories : 519

ENCORE mieux : prenez une salade au poulet ou au bifteck grillé, sans la coquille de taco. S'il n'y en a pas au menu, demandez la simple garniture du burrito, sans la tortilla.

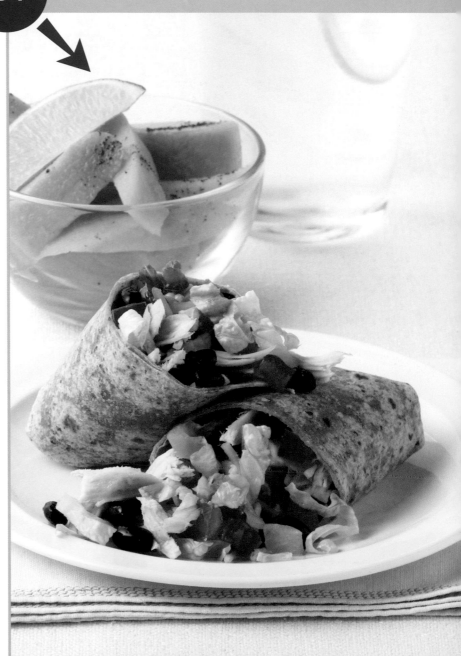

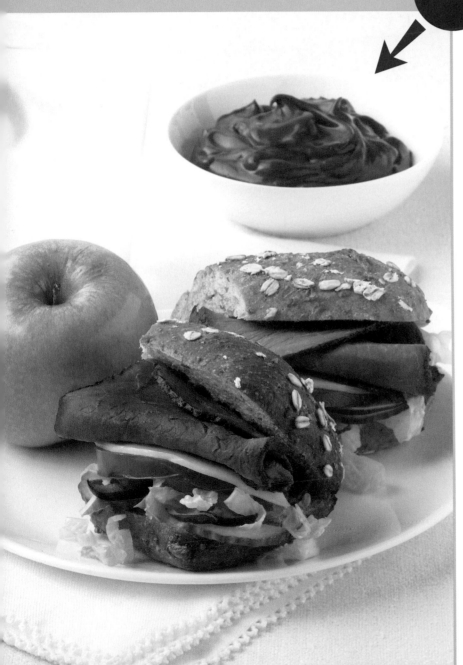

Dîner classique

1 pain blanc allongé avec 4 tranches de salami,
4 tranches de prosciutto, 2 tranches de provolone,
1 c. à soupe de mayonnaise

1 sac de croustilles de 60 g (2 oz)

1 gros biscuit aux pépites de chocolat

1 boisson gazeuse de 730 ml (32 oz)

CG totale : 150
Total des calories : 1972

REPAS
magique

DÎNER **magique**

½ pain à sous-marin de grain entier avec
2 tranches de rôti de bœuf maigre
1 tranche de fromage provolone
huile et vinaigre, laitue, tomate,
concombre, oignon et olives

1 pomme moyenne

125 ml (4 oz) de pouding au chocolat
allégé

eau minérale avec citron

CORRECTIFS

⚙ On a remplacé le pain blanc par du
pain de grain entier, plus riche en
fibres, et réduit de moitié la portion
pour couper dans les glucides.

⚙ On a remplacé les charcuteries riches
en gras saturés par une viande plus
maigre, réduit la quantité de viande
et de fromage, et ajouté une bonne
quantité de légumes.

⚙ On a remplacé les croustilles par un
fruit, moins gras et plus nutritif.

⚙ On a coupé dans les gras saturés et
les calories en remplaçant le biscuit
par un pouding allégé qui, en outre,
fournit du calcium.

CG totale : 38
Total des calories : 588

ENCORE mieux : prenez une salade
du chef avec une viande froide, du
fromage et des légumes.

COLLATIONS revisitées

Il est 15 h, votre énergie est à la baisse et vous cognez des clous. Vous ne pensez qu'à une chose: faire une incursion du côté des distributrices. D'abord, sachez qu'il est bon de prendre une collation ; lorsque vous restez trop longtemps sans manger, votre glycémie chute, ce qui peut ruiner tous vos efforts de la journée. Par contre, il vaut mieux éviter les distributrices, qui n'ont rien de bon à offrir.

Nos 3 conseils POUR LA COLLATION :

1 Apportez une collation (goûter) avec votre dîner : bâtonnets de carotte ou de céleri, raisins, tomates cerises, yogourt, noix.

2 Évitez les croustilles et mettez la pédale douce sur les bretzels, qui ne sont rien d'autre que de la farine blanche, sans la moindre protéine en vue pour équilibrer le tout.

3 Pensez protéines : beurre d'arachide, noix, yogourt, œuf à la coque.

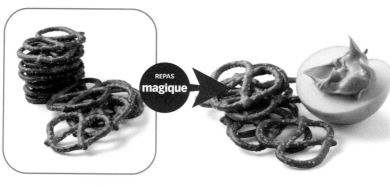

60 g (2 oz) de bretzels

CG totale : 33
Total des calories : 216

20 g (¾ oz) de bretzels
½ pomme avec 1 c. à s. de beurre d'arachide

CG totale : 14
Total des calories : 208

CORRECTIFS

◌ On a diminué le nombre de bretzels de plus de moitié pour limiter l'apport en glucides raffinés.

◌ On a ajouté un fruit accompagné de beurre d'arachide, ce qui a pour effet de stabiliser la glycémie et de procurer un sentiment de satiété.

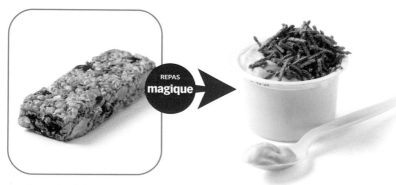

1 barre de céréales aux baies

CG totale : 26
Total des calories : 140

125 ml (14 oz) de yogourt maigre avec baies et 2 c. à soupe de All Bran

CG totale : 9
Total des calories : 148

CORRECTIFS

◌ On a remplacé la barre de céréales par du yogourt pour abaisser la CG. Comme ces barres contiennent des céréales, on suppose qu'elles sont bonnes pour nous, mais elles sont généralement plus pauvres en fibres et plus sucrées que les céréales elles-mêmes.

◌ On a ajouté des céréales All Bran pour leur croquant et le grain entier dont elles sont faites.

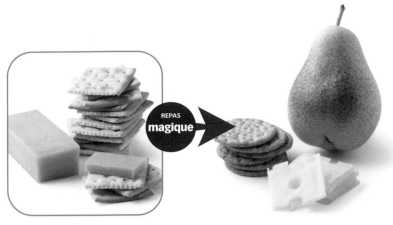

15 craquelins blancs salés
85 g (3 oz) de fromage cheddar
CG totale : 22
Total des calories : 624

6 craquelins de blé entier
30 g (1 oz) de fromage suisse, 1 petite poire
CG totale : 13
Total des calories : 299

CORRECTIFS

⚙ On a remplacé les craquelins blancs par des craquelins de blé entier et réduit la portion de plus de la moitié pour abaisser la CG.

⚙ On a réduit la quantité de fromage et, de ce fait, les gras saturés. Le fromage est un aliment magique à la condition de ne pas en abuser.

⚙ On a ajouté une poire pour sa richesse en fibres et en eau ; elle vous rassasiera mieux que les craquelins.

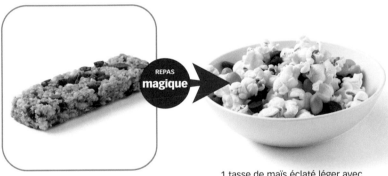

1 barre de céréales
aux pépites de chocolat
CG totale : 14
Total des calories : 163

1 tasse de maïs éclaté léger avec 10 arachides et 1 c. à soupe de pépites de chocolat mi-amer
CG totale : 8
Total des calories : 160

CORRECTIFS

⚙ On a remplacé la barre de céréales, beaucoup trop sucrée, par du maïs éclaté, un grain entier riche en fibres, pour abaisser la CG.

⚙ On a ajouté des arachides, dont les protéines et les bons gras stabilisent la glycémie et combleront votre petit creux.

⚙ Les pépites de chocolat sont là pour satisfaire votre envie de sucré.

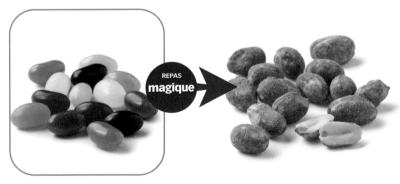

14 bonbons haricot
CG totale : 27
Total des calories : 150

15 arachides rôties à sec
CG totale : 1
Total des calories : 84

CORRECTIF

⚙ On a ramené la CG à pratiquement zéro en remplaçant les bonbons haricot, qui ne contiennent pratiquement que du sucre, par des arachides, tout aussi satisfaisantes et riches en protéines, en fibres et en bons gras.

SOUPERS **revisités**

Le souper est souvent le moment le plus agité de la journée. Vous êtes fatigué, les enfants ont faim et vous êtes pressé de mettre quelque chose sur la table. Pas de panique : vous pouvez préparer un souper magique sans avoir à y consacrer votre soirée.

Nos 5 conseils POUR LE SOUPER :

1 Limitez les portions de glucides à une ou deux. Une portion équivaut à ½ tasse de pâtes, pommes de terre, riz ou farce : 1 tasse donne deux portions.

2 Remplissez le reste de votre assiette de légumes. Même si vous prenez une salade, mangez au moins ½ tasse de légumes en plus, par exemple des carottes ou des haricots verts sautés. Si vous manquez de temps, optez pour des légumes surgelés et des verdures lavées et préemballées.

3 Laissez tomber le pain. Non pas qu'il soit mauvais pour vous mais si vous avez pris un sandwich au dîner, vous avez probablement consommé toute votre ration de pain pour la journée. D'autant plus qu'il remplacera très certainement d'autres aliments plus sains et que vous serez tenté de le manger avec du beurre, sans compter qu'il augmente la CG.

4 Choisissez des aliments protéinés maigres, par exemple des boulettes de dinde plutôt que du bœuf, du bifteck de bavette plutôt que du bœuf haché, du poulet sans la peau plutôt que du poulet frit. Le tofu, les légumineuses, le poisson et les crevettes sont aussi de bonnes sources de protéines.

5 Comme boisson, prenez de préférence de l'eau ou du lait écrémé. Vous pouvez prendre du vin à l'occasion si votre médecin l'autorise, mais évitez les boissons gazeuses et les jus, qui ajoutent des calories sans être vraiment nutritifs. En général, nous ne buvons pas assez d'eau au cours de la journée et sommes souvent déshydratés. Prenez un grand verre d'eau au souper.

Servez le repas à la cuisine, directement dans les assiettes plutôt que d'apporter les plats de service sur la table, où chacun peut se servir à loisir. Vous mangerez probablement moins ainsi. Enfin, une fois le repas terminé, rangez tous les plats et fermez la cuisine pour y éviter les incursions tardives, car c'est souvent dans la soirée que l'on commet le plus d'excès caloriques.

Souper classique

200 g (7 oz) de bifteck de surlonge grillé

1 pomme de terre cuite au four avec 1 c. à s. de beurre

1 tasse de salade avec 1 c. à s. de sauce Ranch

1 tranche de pain baguette avec 1 c. à s. de beurre

1 verre de vin rouge de125 ml (4 oz)

CG totale : 64
Total des calories : 1003

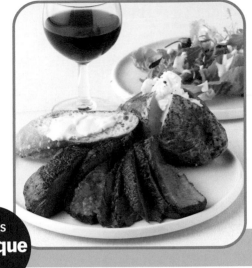

SOUPERS REVISITÉS SOUPERS REVISITÉS **REPAS magique**

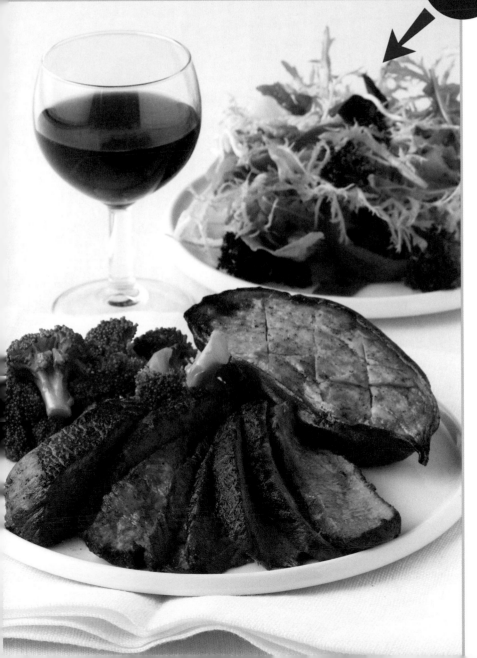

SOUPER **magique**

200 g (7 oz) de bifteck de surlonge grillé

½ patate douce cuite au four avec :
  ½ c. à s. de bonne margarine
  cannelle
  muscade

½ tasse de brocoli vapeur

2 tasses de verdures mélangées avec
  du poivron rouge et jaune rôtis
  2 c. à s. de vinaigrette (vinaigre/huile)

1 verre de vin rouge de 125 ml (4 oz)

CORRECTIFS

✿ On a remplacé la pomme de terre par une demi-patate douce pour abaisser la CG. Mangez la peau, riche en fibres.

✿ On a doublé le volume de la salade ; sa CG est basse, elle est nutritive et elle rassasie.

✿ On a remplacé la sauce Ranch par une vinaigrette à l'huile et au vinaigre pour réduire la quantité de gras saturés et apporter de l'acidité, ce qui abaissera la CG du repas.

✿ On a remplacé le pain par du brocoli, pour ajouter des vitamines et des fibres, et abaisser la CG.

CG totale : 12
Total des calories : 481

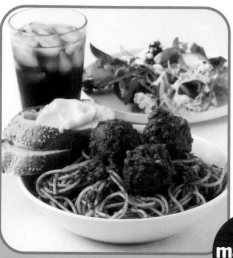

Souper classique

2 tasses de spaghettis ordinaires cuits avec
1 tasse de sauce tomate, 100 g (3,5 oz) de boulettes de bœuf

2 petites tranches de pain italien avec 1 c. à s. de beurre

1 tasse de salade avec du concombre, de la tomate,
1 c. à s. de sauce au fromage bleu

1 boisson gazeuse de 250 ml (8 oz)

CG totale : 62
Total des calories : 1170

SOUPER **magique**

1 tasse de spaghettis de blé entier avec :
  ½ tasse de sauce tomate
  100 g (3,5 oz) de boulettes de dinde
    (dinde hachée maigre à 90 %)

2 tasses de salade avec :
  tomate, concombre, olives
    et oignon rouge
  2 c. à soupe de vinaigrette

250 ml (8 oz) de thé glacé non sucré

CORRECTIFS

⚙ On a remplacé les spaghettis blancs
  par des spaghettis de blé entier et
  réduit la portion de moitié afin
  d'ajouter des fibres et d'abaisser
  la CG.

⚙ On a laissé tomber le pain et doublé
  la quantité de salade, remplaçant les
  calories vides par des fibres et des
  vitamines, et abaissant la CG.

⚙ On a remplacé la sauce au fromage
  bleu par une vinaigrette à l'huile et
  au vinaigre, pour couper dans les gras
  saturés et faire jouer l'effet acide sur
  la glycémie.

CG totale : 14
Total des calories : 550

ENCORE mieux : choisissez des
pâtes enrichies de protéines, de fibres et
d'oméga-3, par exemple des Barilla Plus.

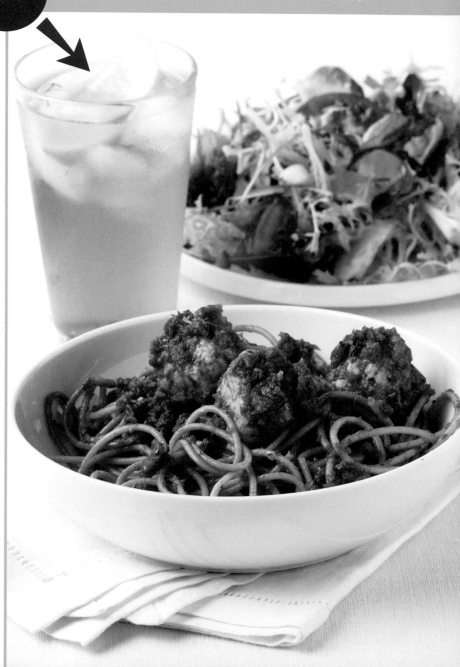

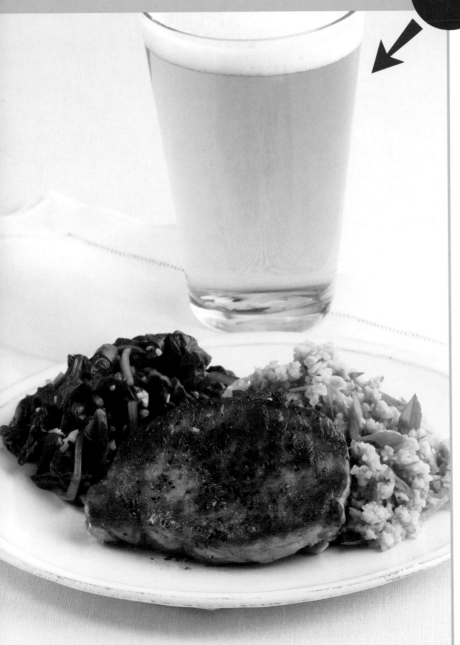

Souper classique

1 côtelette de porc de 125 g (4 oz)

1½ tasse de fettucines cuits avec
1 c. à soupe de beurre, 1 c. à soupe de parmesan,
1 c. à soupe de persil

1 gros pain mollet blanc avec 1 c. à s. de beurre

1 bière de 341 ml (12 oz)

CG totale : 33
Total des calories : 665

SOUPERS REVISITÉS **SOUPERS** REVISITÉS

REPAS
magique

SOUPER **magique**

1 côtelette de porc de 125 g (4 oz)

½ tasse de Boulghour à l'orange et
au gingembre (recette, p. 264)

Épinards sautés au gingembre et à la
sauce de soya (recette, p. 275)

1 bière légère de 341 ml (12 oz)

CORRECTIFS

◌ On a remplacé les fettucines par du
boulghour. Les pâtes ne sont pas
mauvaises pour vous, mais elles ont
moins de fibres que le boulghour et
une CG plus élevée.

◌ On a laissé tomber le gros pain mollet
qui n'ajoute rien au repas sauf des
points à sa charge glycémique.

◌ On a ajouté des épinards sautés ;
riches en fibres et en nutriments,
ils sont moins caloriques et ont une
basse CG.

◌ On a remplacé la bière ordinaire
par une bière légère, moins riche
en glucides et moins calorique.

CG totale : 17
Total des calories : 627

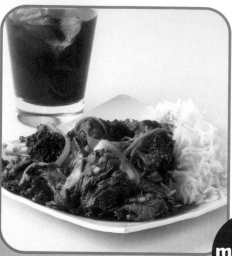

Souper classique

1½ tasse de sauté de bœuf et de brocoli

1 tasse de riz blanc

boisson gazeuse de 250 ml (8 oz)

CG totale : 49
Total des calories : 1223

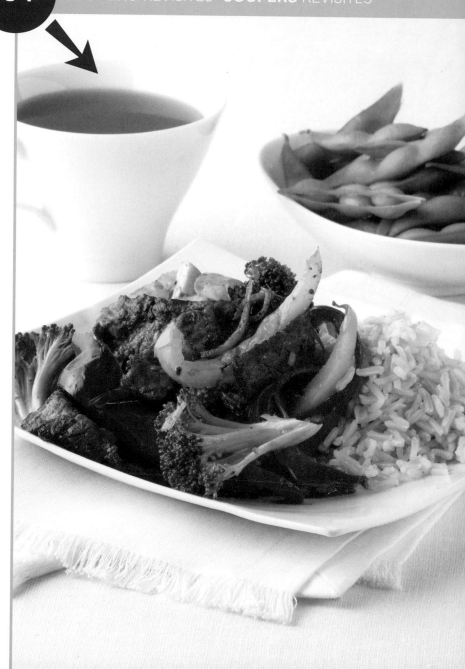

SOUPER **magique**

1 tasse d'edamames en cosses

1½ tasse de Sauté de bœuf à l'orange, au brocoli et au piment rouge (recette, p. 226)

½ tasse de riz brun

thé noir ou vert

CORRECTIFS

✸ On a remplacé le sauté rapporté du restaurant par un sauté préparé à la maison, avec du bœuf plus maigre, moins d'huile et plus de légumes. Le plat est moins calorique et moins riche en gras saturés, lesquels bouchent les artères et affectent l'insulinosensibilité.

✸ On a remplacé le riz blanc par du riz brun, et coupé la portion de moitié pour abaisser substantiellement la CG du repas.

✸ On a commencé le repas avec des edamames (grains verts de soya) vapeur, riches en fibres et en protéines et à CG basse. Autre avantage : ce légume se mange lentement car il faut sortir à mesure les grains de leur cosse.

✸ On a remplacé la boisson gazeuse à CG élevée par du thé à CG nulle.

CG totale : 14
Total des calories : 612

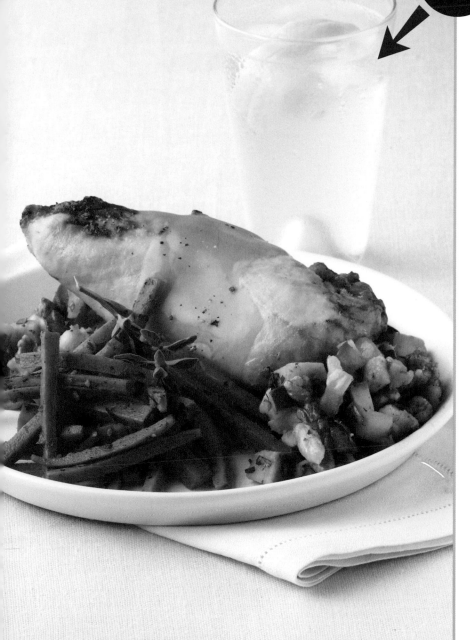

Souper classique

1 poitrine de poulet rôtie avec la peau

1 tasse de purée de pomme de terre

½ tasse de sauce

1 tasse de farce

eau minérale avec citron

CG totale : 51
Total des calories : 1053

REPAS magique

SOUPER magique

1 poitrine de poulet rôti sans la peau

⅓ tasse de sauce

1 tasse de farce pomme-noix

¾ tasse de Carottes épicées à la marocaine (recette, p. 274)

eau minérale avec citron

CORRECTIFS

- On a laissé de côté la peau du poulet, source non négligeable de gras saturés et de calories.

- On a remplacé la purée de pomme de terre, pas du tout magique, par des carottes pour augmenter l'apport en fibres et en vitamines, et abaisser substantiellement la CG du repas.

- On a ajouté des pommes et des noix à la farce pour en abaisser la CG (des noix et des pommes, cela veut dire moins de pain) et améliorer le profil lipidique (les gras des noix sont de bons gras).

CG totale : 28
Total des calories : 760

DESSERTS **revisités**

Tout le monde aime les desserts, mais dans aucun autre mets les démons de la farine blanche, du sucre et des gras saturés convergent-ils autant pour provoquer une tempête glycémique qui frise la catastrophe. En termes de charge glycémique et de calories supplémentaires, les desserts n'ont pas leur égal. Ce n'est pas une raison pour vous en priver entièrement. Par exemple, prenez la moitié d'un morceau de gâteau et garnissez-le de baies.

Nos 4 conseils POUR LE DESSERT

1 Optez pour les fruits. Ils sont sucrés, rafraîchissants et peuvent entrer dans une multitude de plats qui se préparent rapidement et sont vraiment délicieux. (Pour vous en convaincre, reportez-vous aux recettes de desserts à la Section 4.)

2 Surveillez les portions. En fait, vous pouvez manger presque n'importe quoi à la condition de prendre de petites portions. Pour servir la crème glacée ou d'autres desserts riches, utilisez une petite assiette qui vous donnera une impression de plénitude malgré la petitesse des portions. Ou utilisez une plus grande assiette et complétez votre dessert avec quantité de fruits frais.

3 La plupart des pâtisseries et autres desserts au four sont faits avec de la farine blanche, mais vous pouvez changer cela. Reportez-vous à nos recettes de desserts de la Section 4, qui font ample usage d'avoine, de farine de blé entier et autres grains entiers. Votre glycémie ne s'en portera que mieux.

4 Attention aux gras. Achetez ou confectionnez des versions maigres de crème glacée ou de gâteau au fromage pour éviter les gras saturés, qui affectent la capacité de votre organisme à maîtriser la glycémie.

Enfin, considérez le dessert comme une gâterie occasionnelle plutôt que comme quelque chose que vous mangez au quotidien. Prenez-en deux fois par semaine pour satisfaire votre envie de sucre. Le reste de la semaine, finissez plutôt votre repas par une marche rapide.

Dessert classique

1 pointe de tarte aux pommes
avec ½ tasse de crème glacée

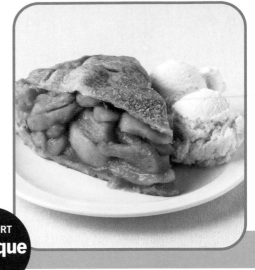

CG totale : 29
Total des calories : 363

**DESSERT
magique**

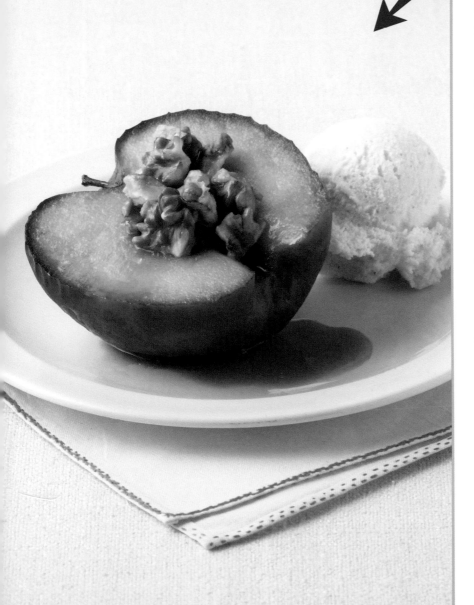

DESSERT **magique**

Pomme au four avec sirop d'érable et
noix, et crème glacée (recette, p. 282)

CORRECTIFS

- On a gardé la pomme, mais éliminé
  la croûte ainsi que le sucre de la
  garniture aux pommes. Ces deux
  ingrédients élèvent la CG du dessert.
  (De plus, la croûte est riche en gras
  saturés et très calorique.)

- On a ajouté des noix, riches en
  protéines et en bons gras, qui
  contribuent à vous rassasier et à
  abaisser la CG du dessert.

- On a réduit la portion de crème glacée
  à une petite boule et choisi une
  marque faible en gras, pour limiter
  l'apport en gras saturés.

CG totale : 17
Total des calories : 207

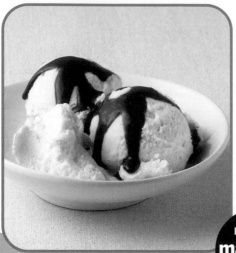

Dessert classique
1 tasse de crème glacée à la vanille avec
⅓ tasse de sauce chaude au chocolat sucré

CG totale : 39
Total des calories : 329

DESSERT **magique**

½ tasse de crème glacée à la vanille avec :
    ½ tasse de fraises
    5 moitiés de noix de Grenoble rôties

CORRECTIFS

- On a réduit la portion de crème glacée, très sucrée et riche en gras saturés (qui affectent l'insulinosensibilité), et à CG élevée.

- On a laissé tomber la sauce au chocolat hypersucrée, abaissant la CG en conséquence.

- On a ajouté des noix de Grenoble et des fraises pour remplir le bol de service et fournir des fibres, des nutriments et des gras sains (provenant des noix) pour aider à améliorer l'insulinosensibilité.

CG totale : 12
Total des calories : 224

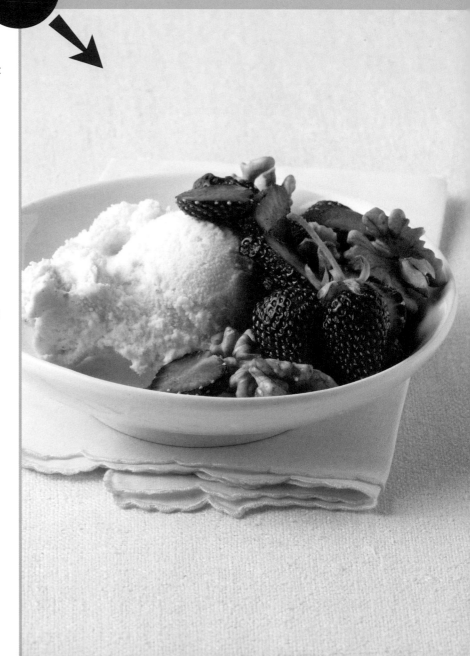

Dessert classique

1 gros morceau de gâteau au chocolat avec glaçage

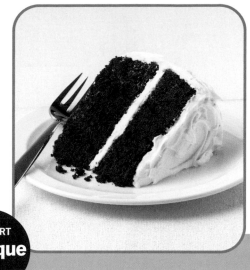

CG totale : 23
Total des calories : 439

DESSERT
magique

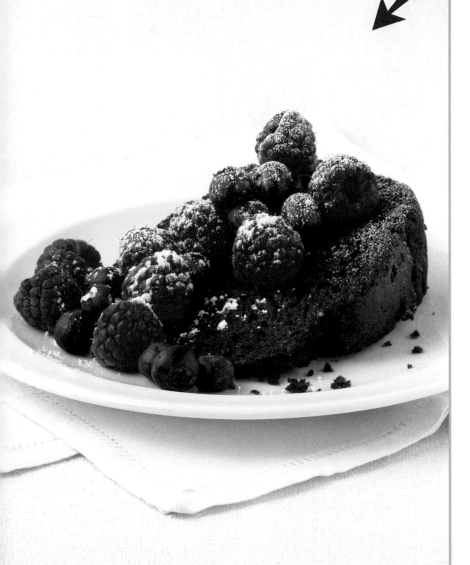

DESSERT **magique**

1 petit morceau de gâteau au chocolat sans glaçage saupoudré de sucre à glacer

½ tasse de bleuets et framboises mélangés

CORRECTIFS

✲ On a diminué la portion de gâteau pour couper dans les glucides raffinés et, par conséquent, abaisser la CG.

✲ On a laissé tomber le glaçage, qui a une CG élevée.

✲ On a ajouté des baies pour augmenter la valeur nutritionnelle du dessert et réduire la portion de gâteau tout en laissant un sentiment de satisfaction.

CG totale : 12
Total des calories : 309

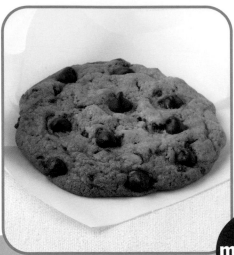

Dessert classique
1 gros biscuit aux pépites de chocolat

CG totale : 19
Total des calories : 196

DESSERT **magique**

1 Carré aux flocons d'avoine et au
  beurre d'arachide (recette, p. 207)

CORRECTIF

⚙ On a remplacé le biscuit, composé
des trois démons que sont le sucre,
le beurre et la farine blanche, par un
délicieux carré fait de grains entiers
(riches en fibres) et de beurre
d'arachide (riche en protéines et en
bons gras), afin d'abaisser la CG du
dessert et vous procurer un sentiment
de satiété à long terme. Les fruits
séchés apportent également des
nutriments supplémentaires.

CG totale : 13
Total des calories : 175

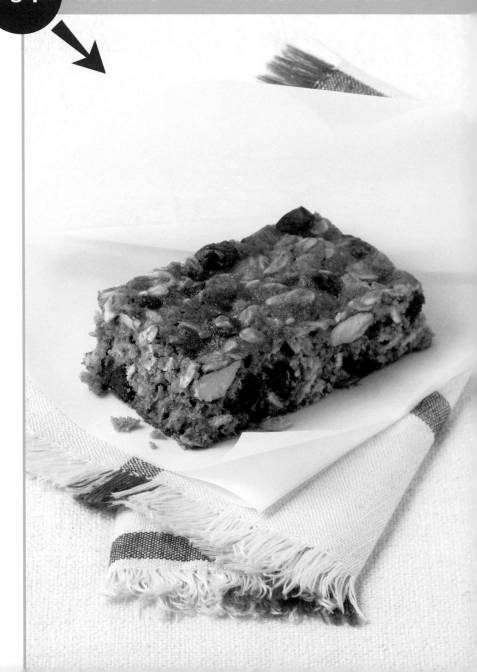

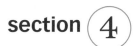

Recettes magiques
et menus

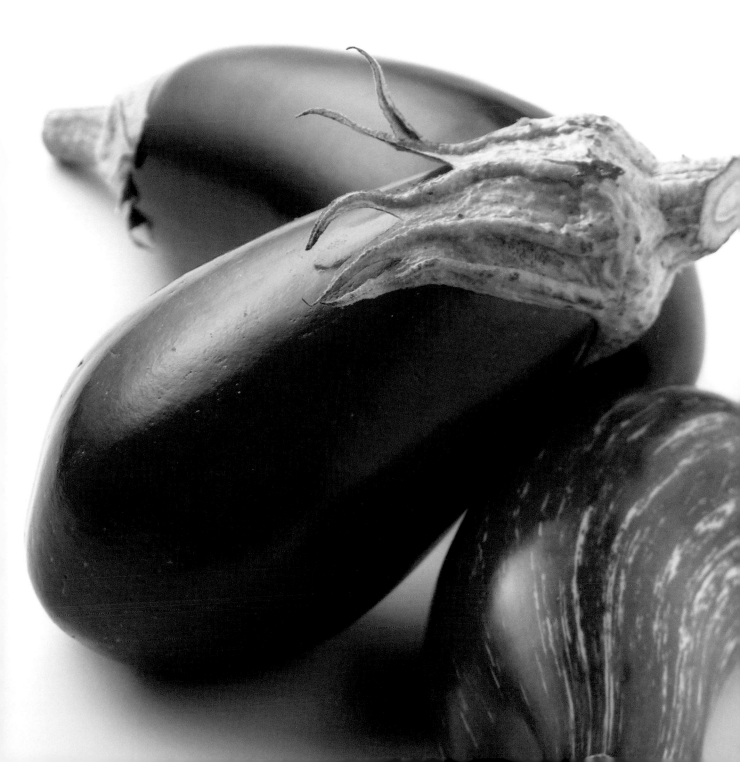

PETITS DÉJEUNERS

Crêpes ou gaufres multicéréales

8 portions | **Préparation : 20 minutes**
_____
| **Cuisson : 15 à 20 minutes**

Les crêpes n'ont rien de magique, mais ici, elles ont été entièrement renouvelées. L'insipide farine blanche cède en partie le pas à la farine de blé entier, aux flocons d'avoine et à une touche inattendue de cannelle hypoglycémiante. Le germe de blé fournit des gras sains, un supplément de fibres et une délicieuse saveur de noix. _Photo, p. 195._

2 tasses de babeurre léger (voir Conseil, p. 198)

½ tasse de **flocons d'avoine** à l'ancienne

⅔ tasse de **farine de blé entier**

⅔ tasse de farine tout usage

¼ tasse de **germe de blé** grillé

1½ c. à thé de levure chimique

½ c. à thé de bicarbonate de sodium

¼ c. à thé de sel

1 c. à thé de **cannelle**

2 gros **œufs**

¼ tasse de cassonade brune bien tassée

1 c. à soupe d'huile de canola

2 c. à thé d'extrait de vanille

1 tasse de sirop d'érable, tiédie

1½ tasse de **fraises** ou de **bleuets** tranchés

1. Mélangez le babeurre et les flocons d'avoine dans un petit bol. Laissez reposer 15 minutes.

2. Dans un grand bol, mélangez au fouet la farine de blé entier, la farine tout usage, le germe de blé, la levure chimique, le bicarbonate de sodium, le sel et la cannelle.

3. Fouettez ensemble les œufs, le sucre, l'huile et la vanille dans un bol moyen ; ajoutez-les au babeurre. Versez le tout dans les ingrédients secs et remuez à la spatule de caoutchouc pour humecter ceux-ci, sans plus.

4. Cuisson des crêpes : Vaporisez une grande poêle antiadhésive d'enduit antiadhésif et réchauffez-la à feu moyen. Versez ¼ tasse de pâte par crêpe et faites cuire environ 3 minutes jusqu'à ce que le dessous soit doré et que de petites bulles se forment à la surface. Retournez les crêpes et prolongez la cuisson de 1-2 minutes. Elles doivent être dorées et cuites de part en part. (Réglez la chaleur en conséquence.) Gardez-les au four à 200 °F (90 °C) pendant que vous faites cuire les autres crêpes.

Cuisson des gaufres : Vaporisez le gaufrier d'enduit antiadhésif ; allumez-le. Versez-y assez de pâte pour en couvrir les trois quarts. Fermez et laissez cuire 4-5 minutes ou jusqu'à ce que les gaufres soient croustillantes et dorées. Gardez-les au four à 200 °F (90 °C) pendant que vous faites cuire les autres gaufres.

5. Garnissez de sirop d'érable et de baies. On compte 2 crêpes ou 2 gaufres par portion. S'il en reste, enveloppez chacune dans de la pellicule de plastique : elles se gardent 2 jours au réfrigérateur et 1 mois au congélateur. Réchauffez-les au grille-pain ou au four grille-pain.

Par portion : 292 kcal, 8 g protéines, 60 g glucides, 3 g fibres, 3 g lipides, 1 g graisses saturées, 56 mg cholestérol, 331 mg sodium.

Gruau aux pommes et aux graines de lin

4 portions | Préparation : 5 minutes
Cuisson : 10 minutes

Quoi de mieux pour démarrer la journée qu'un bol fumant de gruau ? Ce plat tout simple renferme ni un, ni deux, mais bien *six* aliments magiques pour stabiliser le sucre sanguin et calmer l'appétit jusqu'à l'heure du lunch.

2 tasses de **lait** 1 % ou de **lait de soya** vanillé

¾ tasse de **flocons d'avoine** à l'ancienne (cuisson *non* rapide)

1 **pomme** moyenne, pelée, vidée et hachée

⅓ tasse de canneberges séchées ou de raisins secs

½ c. à thé de **cannelle**

¼ tasse de **graines de lin** entières, moulues (voir Conseil, p. 197), ou ⅓ tasse de farine de graines de lin

¼ tasse de **yogourt** écrémé, nature ou à la vanille

¼ tasse de sirop d'érable tiédi ou 2 c. à soupe de cassonade

1. Réchauffez à feu moyen-vif, en remuant le lait, les flocons d'avoine, la pomme, les canneberges séchées (ou les raisins secs) et la cannelle dans une casserole moyenne à fond épais.

2. Quand le mélange mijote, réglez le feu à moyen-doux et laissez cuire 3-5 minutes en remuant souvent : il deviendra crémeux et épais.

3. Incorporez les graines de lin. Dressez le gruau dans des bols individuels ; couronnez d'un tourbillon de yogourt et aspergez de sirop d'érable. On compte ⅔ tasse par portion. Les restes se gardent 2 jours dans un plat couvert au réfrigérateur. Réchauffez au micro-ondes.

Par portion : 282 kcal, 10 g protéines, 47 g glucides, 6 g fibres, 7 g lipides, 1 g graisses saturées, 8 mg cholestérol, 84 mg sodium.

Frittata aux courgettes

2 portions | Préparation : 15 minutes
Cuisson : 8 à 12 minutes

Les œufs, un de nos aliments magiques préférés, sont une source bon marché et complète de protéines qui n'augmentent pas le sucre sanguin. Parfumée au basilic, cette frittata (ou omelette à l'italienne) s'agrémente de courgettes : bonne façon de manger plus de légumes.

3 c. à thé d'**huile d'olive,** en tout

1 petit **oignon** tranché mince (½ tasse)

1 petite **courgette** râpée (1½ tasse)

2 gousses d'**ail**, hachées fin

4 gros **œufs**

½ c. à thé de sauce au piment rouge (comme la sauce Tabasco)

⅛ c. à thé de sel ou au goût

Poivre noir du moulin

½ tasse de **parmesan** râpé

⅓ tasse de basilic frais haché

1. À feu moyen, réchauffez 2 c. à thé d'huile dans une poêle antiadhésive de 25 cm (10 po) allant au gril. Faites-y revenir l'oignon 1½ à 2 minutes en remuant souvent. Ajoutez la courgette et l'ail et faites-les cuire en remuant souvent jusqu'à ce que la courgette soit tendre et ait perdu beaucoup de son eau, soit 2-3 minutes. Retirez ; laissez tiédir. Lavez et essuyez la poêle.

2. Dans un bol moyen, fouettez à la fourchette les œufs, la sauce piquante, le sel et le poivre ; ajoutez la courgette, le parmesan et le basilic.

3. Allumez le gril. Huilez la poêle avec le reste de l'huile et réchauffez-la sur un élément réglé à moyen-doux. Versez-y les œufs battus et faites cuire 3-4 minutes pour que le dessous soit doré. De temps à autre, soulevez le bord de l'omelette avec une spatule de caoutchouc résistant à la chaleur et inclinez la poêle pour que les œufs non cuits coulent dessous.

4. Mettez la poêle sous le gril et prolongez la cuisson de 2-4 minutes pour que l'omelette se raffermisse en surface. Faites-la glisser dans une assiette et détaillez-la en pointes.

Par portion : 219 kcal, 17 g protéines, 9 g glucides, 2 g fibres, 13 g lipides, 4 g graisses saturées, 18 mg cholestérol, 580 mg sodium.

Omelette aux épinards et au chèvre

1 portion | **Préparation** : 10 minutes
| **Cuisson** : 2 minutes

L'omelette à la française, pliée en deux, est un plat riche en protéines et rapide à préparer, un choix idéal quand on est seul à table. Les garnitures sont illimitées. Essayez nos variantes ou improvisez en utilisant les restes que vous avez sous la main. *Photo, p. 195.*

2 tasses de bébés **épinards,** lavés

2 c. à soupe de **fromage** de chèvre ou de féta, égrené

1 c. à soupe d'**oignon vert** haché

1 gros **œuf**

2 gros blancs d'**œufs**

¼ c. à thé de sauce au piment rouge (comme la sauce Tabasco)

1 pincée de sel

1 pincée de poivre noir du moulin

1 c. à thé d'**huile d'olive**

1. Faites bouillir 2,5 cm (1 po) d'eau dans une grande casserole et faites-y tomber les épinards 30 secondes. Égouttez-les, essorez-les entre les mains et hachez-les grossièrement. (Ou encore, mettez-les dans un plat à micro-ondes, couvrez de plastique troué et faites cuire à puissance maximum 1-2 minutes.) Réservez-les dans un petit bol et ajoutez le fromage et l'oignon vert.

2. Dans un bol moyen, fouettez à la fourchette l'œuf, les blancs d'œufs, la sauce piquante, le sel et le poivre. Réchauffez l'huile dans une poêle antiadhésive de 18-25 cm (7-10 po) à feu moyen-élevé. Inclinez-la pour distribuer l'huile. Versez les œufs battus. Remuez-les pendant quelques secondes avec une spatule ou une fourchette de caoutchouc résistant à la chaleur. Puis, avec la spatule, ramenez au centre les parties cuites et inclinez la poêle pour que les œufs non cuits coulent tout autour. Répartissez les épinards sur l'omelette et laissez cuire pour que l'omelette se raffermisse et que le dessous soit doré. Il suffit de 1 minute de cuisson à ce stade.

3. Avec la spatule, repliez le tiers de l'omelette sur la garniture. Inclinez la poêle et avec la spatule, dressez l'omelette pliée en trois dans une assiette, pli dessous.

Par portion : 235 kcal, 20 g protéines, 4 g glucides, 1 g fibres, 15 g lipides, 6 g graisses saturées, 228 mg cholestérol, 471 mg sodium.

VARIANTES
Omelette forestière

Supprimez épinards, fromage de chèvre et oignon vert. À l'étape 1, réchauffez 1 c. à thé d'huile à feu moyen-vif dans une poêle antiadhésive moyenne et faites revenir ½ tasse de champignons tranchés 3-4 minutes en remuant souvent. Quand ils sont dorés, ajoutez 1 c. à soupe de persil et une pincée de sel et de poivre. À l'étape 2, étalez les champignons sur l'omelette.

Omelette brocoli-fromage

Dans la garniture, remplacez les épinards, le fromage de chèvre et l'oignon vert par 2 c. à soupe de brocoli cuit et 2 c. à soupe de gruyère ou de cheddar râpé.

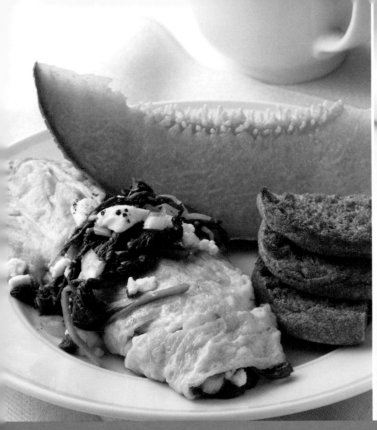

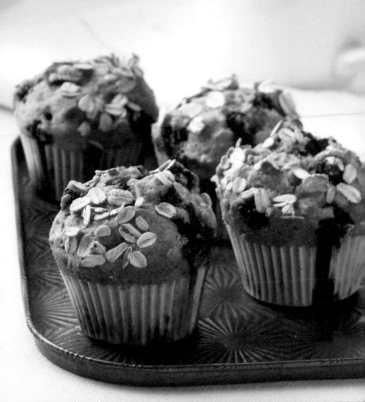

Omelette aux épinards et au chèvre *page 194*
épinards • fromage • oignon vert • œuf
• huile d'olive

Muffins aux flocons d'avoine et aux bleuets *page 198*
farine de blé entier • cannelle • flocons d'avoine • œuf
• bleuets

Crêpes ou gaufres multicéréales *page 192*
flocons d'avoine • farine de blé entier • germe de blé
• cannelle • œuf • petits fruits

Pain de blé entier aux graines de lin *page 196*
farine de blé entier • graines de lin • lait • huile d'olive

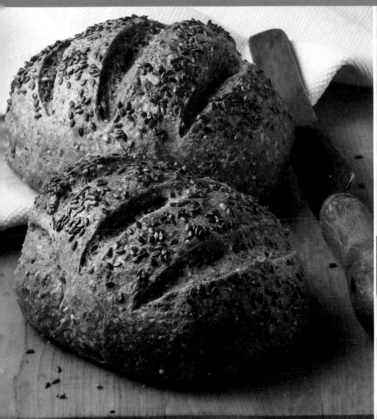

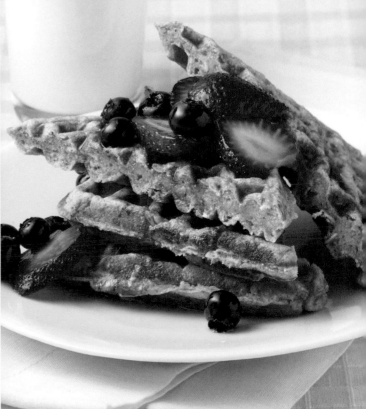

PAINS ET MUFFINS

Pain de blé entier aux graines de lin

1	Préparation : 20 minutes
pain	Fermentation/cuisson (méthode robot) : environ 3 heures

Le pain multicéréales commercial ne contient pas toujours beaucoup de céréales entières. La meilleure façon de savoir qu'il renferme au moins 50 % de farine de blé entier, c'est de le faire vous-même. Les graines de lin sont une addition magique à ce pain ; elles augmentent sa teneur en fibres solubles hypoglycémiantes et lui donnent un délicieux goût de noix. Note : comme les machines à pain ont une capacité de 450 grammes/1 livre (2 tasses) et de 700 grammes/1½ livre (3 tasses), nous donnons ici les deux séries de mesures. *Photo, p. 195.*

PAIN DE 450 GRAMMES (1 LIVRE) OU 8 TRANCHES

1⅓ tasse de **farine de blé entier**

⅔ tasse de farine à pain ou de farine tout usage

3 c. à soupe de **graines de lin** entières, moulues (voir Conseil, page suivante) ou ¼ tasse de farine de graines de lin

2 c. à soupe de **lait** écrémé en poudre

1½ c. à thé de levure pour machine à pain

¾ c. à thé de sel

¾ tasse d'eau, à la température ambiante

1 c. à soupe de mélasse ou de miel

1 c. à soupe d'**huile d'olive**

PAIN DE 700 GRAMMES (1½ LIVRE) OU 12 TRANCHES

2 tasses de **farine de blé entier**

1 tasse de farine à pain ou de farine tout usage

¼ tasse de **graines de lin** entières, moulues (voir Conseil, page suivante) ou ⅓ tasse de farine de graines de lin

3 c. à soupe de **lait** écrémé en poudre

2 c. à thé de levure pour machine à pain

1 c. à thé de lait

1 tasse et 2 c. à soupe d'eau, à la température ambiante

2 c. à soupe de mélasse ou de miel

1 c. à soupe d'**huile d'olive**

DORURE POUR MÉTHODE ROBOT/FOUR

1 blanc d'**œuf** battu avec 1 c. à soupe d'eau

1 c. à soupe de **graines de lin** entières

Pour mélanger la pâte et cuire le pain dans une machine à pain : Déposez tous les ingrédients dans la machine à pain selon l'ordre recommandé par le fabricant (la levure ne doit pas être en contact avec les liquides et le sel). Choisissez le cycle farine de blé entier ou le cycle de base et croûte moyenne et mettez en marche. Une fois la pâte pétrie, vérifiez sa consistance : elle doit être lisse et souple. Rectifiez-la au besoin en ajoutant de la farine (1 c. à soupe à la fois) ou de l'eau (1 c. à thé à la fois). Lorsque le cycle de cuisson est terminé, faites refroidir le pain sur une grille.

Pour mélanger la pâte dans un robot et cuire le pain au four :

1. Dans un robot muni d'une lame métallique, mélangez la farine de blé entier, la farine à pain (ou tout usage), les graines de lin moulues (ou la farine de graines de lin), le lait en poudre, la levure et le sel ; pulsez plusieurs fois. Dans une tasse à mesurer, mélangez l'eau, la mélasse (ou le miel) et l'huile jusqu'à ce que la mélasse soit dissoute ; réservez. Pendant que l'appareil est en marche, versez le liquide par l'orifice d'alimenta-

tion afin d'obtenir une pâte assez consistante pour se détacher des parois du bol. Elle doit être lisse, mais souple ; rectifiez-la au besoin en ajoutant de la farine (1 c. à soupe à la fois) ou de l'eau (1 c. à thé à la fois). Pulsez 1 minute pour la pétrir. Mettez la boule de pâte dans un bol vaporisé d'enduit antiadhésif et faites-la tourner pour l'enduire elle aussi. Couvrez de pellicule de plastique et laissez doubler de volume à la température ambiante, soit 1½-1¾ heure.

2. Vaporisez une plaque à pâtisserie d'enduit antiadhésif. Quand la pâte a doublé de volume, posez-la sur une surface légèrement farinée. Dégonflez-la et façonnez-la en un pain rond ou ovale (ou en deux petits pains). Mettez-la sur la plaque. Vaporisez d'enduit antiadhésif un morceau de pellicule de plastique et couvrez-en le pain. Laissez-le presque doubler de volume (1 heure).

3. Dans l'intervalle, déposez un petit plat à four métallique sur la grille inférieure du four. Préchauffez le four à 400 °F (200 °C).

4. Quand le pain a levé, badigeonnez-le de dorure à base de blanc d'œuf et décorez de graines de lin entières. Versez 1 tasse d'eau dans le plat placé dans le bas du four pour créer de la vapeur. Avec un couteau à lame dentée, pratiquez quatre entailles de 5 mm (¼ po) dans le pain. Faites-le cuire 20-30 minutes, ou jusqu'à ce qu'il soit doré et rende un son creux quand on le frappe. Laissez-le refroidir sur une grille. On compte 1 tranche par portion.

Par portion : 155 kcal, 5 g protéines, 27 g glucides, 3 g fibres, 4 g lipides, 1 g graisses saturées, 0 mg cholestérol, 229 mg sodium.

Conseil : Pour moudre les graines de lin, servez-vous d'un moulin à épices ou d'un moulin à café propre. Pour obtenir une farine grossière, servez-vous d'un mélangeur. Les graines de lin doivent être moulues pour que l'organisme en assimile les éléments bénéfiques.

Muffins son-pommes

12 muffins | **Préparation : 20 minutes**
| **Cuisson au four : 20 minutes**

Jamais vous n'aurez eu de muffins meilleurs ni plus remplis d'aliments magiques. Hypolipidiques et riches en fibres, ils ont une texture moelleuse, grâce à la compote de pommes. Si vous les faites en fin de semaine, enveloppez ceux qui restent un à un de pellicule de plastique et congelez-les.

2 gros **œufs**

½ tasse de cassonade dorée bien tassée

1 tasse de compote de **pommes** non sucrée

¾ tasse de babeurre léger (voir Conseil, p. 198)

1 tasse de **son de blé** non traité

3 c. à soupe d'huile de canola

1 c. à thé d'extrait de vanille

1 tasse de **farine de blé entier**

¾ tasse de farine tout usage

1½ c. à thé de levure chimique

½ c. à thé de bicarbonate de sodium

¼ c. à thé de sel

2 c. à thé de **cannelle** moulue

¼ c. à thé de muscade moulue

1 **pomme** moyenne, pelée et hachée (1 tasse)

⅓ tasse de **noix** hachées

1. Préchauffez le four à 400 °F (200 °C). Vaporisez 12 moules à muffins ordinaires (7 x 3 cm/2¾ x 1¼ po) d'enduit antiadhésif.

2. Dans un bol moyen, fouettez les œufs avec la cassonade. Ajoutez la compote de pommes, le babeurre, le son, l'huile et la vanille et fouettez jusqu'à consistance homogène.

3. Dans un grand bol, fouettez ensemble la farine de blé entier, la farine tout usage, la levure chimique, le bicarbonate de sodium, la cannelle et la muscade. Ajoutez les œufs et mélangez à la spatule de caoutchouc pour humecter les ingrédients secs, sans plus. Incorporez ce mélange à la compote de pommes. Versez la pâte dans les moules à muffins et saupoudrez de noix.

4. Faites cuire 18-22 minutes : le chapeau rebondit au toucher. Laissez refroidir les moules 5 minutes, puis dégagez le tour des muffins et démoulez-les sur une grille. Servez-les quand ils sont tièdes. On compte 1 muffin par portion.

Par portion : 194 kcal, 5 g protéines, 31 g glucides, 4 g fibres, 7 g lipides 1 g graisses saturées, 36 mg cholestérol, 194 mg sodium.

Conseil : Décongélation. Ôtez la pellicule de plastique, mettez le muffin dans de l'essuie-tout et laissez-le 1-2 minutes au micro-ondes, à décongélation (20 %). Ou décongelez-le dans du papier aluminium au four à 300 °F (150 °C) 25-35 minutes.

Muffins aux flocons d'avoine et aux bleuets

12 muffins | Préparation : 25 minutes | Cuisson au four : 20 minutes

Les flocons d'avoine avec leurs fibres solubles hypoglycémiantes et les bleuets riches en antioxydants donnent des muffins magiques pour le petit déjeuner, surtout avec une touche de cannelle. Le sirop d'érable les sucre subtilement et souligne la légère acidité des petits fruits – tout en ayant un IG inférieur à celui du sucre. *Photo, p. 195.*

¾ tasse et 2 c. à soupe de **farine de blé entier**

¾ tasse de farine tout usage

1½ c. à thé de levure chimique

½ c. à thé de bicarbonate de sodium

¼ c. à thé de sel

1 c. à thé de **cannelle** moulue

1 tasse et 2 c. à soupe de **flocons d'avoine** à l'ancienne

1 gros **œuf**

2 gros blancs d'**œufs**

½ tasse de sirop d'érable

¾ tasse de babeurre léger (voir Conseil)

3 c. à soupe d'huile de canola

2 c. à thé de zeste d'orange râpé

1 c. à soupe de jus d'orange

1 c. à thé d'extrait de vanille

1½ tasse de **bleuets,** lavés et épongés

1. Préchauffez le four à 400 °F (200 °C). Vaporisez 12 moules standards à muffins (7 x 3 cm/2¾ x 1¼ po) d'enduit antiadhésif ou doublez-les de moules de papier.

2. Dans un grand bol, fouettez ensemble la farine de blé entier, la farine tout usage, la levure chimique, le bicarbonate de sodium, le sel et la cannelle. Incorporez 1 tasse de flocons d'avoine.

3. Dans un bol moyen, fouettez l'œuf, les blancs d'œufs et le sirop. Ajoutez le babeurre, l'huile, le zeste d'orange, le jus d'orange et la vanille et mélangez au fouet. Versez dans les ingrédients secs et, avec une spatule de caoutchouc, mélangez pour humidifier, sans plus. Incorporez les bleuets. Remplissez de pâte les moules à muffins presque jusqu'au bord et saupoudrez-les des flocons d'avoine qui restent.

4. Faites cuire les muffins 18-22 minutes pour qu'ils soient dorés et un peu spongieux au toucher. Dégagez-les tout autour et démoulez-les sur une grille ; laissez tiédir avant de servir. On compte 1 muffin par portion.

Par portion : 180 kcal, 5 g protéines, 30 g glucides, 3 g fibres, 5 g lipides, 0 g graisses saturées, 18 mg cholestérol, 190 mg sodium.

Conseil : À défaut de babeurre, mettez 1 c. à soupe de jus de citron ou de vinaigre dans 1 tasse de lait écrémé ou de lait de soya. Ou mélangez yogourt écrémé nature et lait en quantités égales. Autre option : le babeurre en poudre. Suivez le mode d'emploi sur l'emballage, mais pour lui donner plus de calcium et améliorer sa consistance, remplacez l'eau par du lait écrémé.

Muffins renversés aux nectarines

12 muffins
Préparation : 25 minutes

Cuisson au four : 20 minutes

Ces muffins sont tout, sauf ordinaires. Semblables aux gâteaux renversés, ils arborent une garniture caramélisée aux fruits. On en raffole, tout en bénéficiant d'ingrédients magiques – céréales entières, fruits à noyaux, noix et cannelle.

GARNITURE

2 c. à soupe de cassonade blonde bien tassée

¼ tasse de **noix** de Grenoble, hachées

340 g (12 oz) de **nectarines** (environ 3 moyennes), dénoyautées et coupées en quartiers de 5 mm (¼ po) d'épaisseur

MUFFINS

1 tasse de **farine de blé entier**

1 tasse de farine tout usage

1½ c. à thé de levure chimique

½ c. à thé de bicarbonate de sodium

¼ c. à thé de sel

1½ c. à thé de **cannelle** moulue

½ c. à thé de muscade moulue

2 gros **œufs**

½ tasse de cassonade dorée bien tassée

1 tasse de babeurre léger (voir Conseil, p. 198)

3 c. à soupe d'huile de canola

1 c. à thé d'extrait de vanille

1. Préchauffez le four à 400 °F (200 °C). Vaporisez d'enduit antiadhésif 12 moules standards à muffins (7 x 3 cm/2¾ x 1¼ po).

2. Garniture : Dans le fond de chaque moule, ~~z~~ ½ c. à thé de cassonade et distribuez ~~ué~~ de noix. Disposez sur les noix ~~les~~ quartiers de nectarines de façon qu'ils empiètent un peu les uns sur les autres. Couvrez et réservez. Hachez grossièrement le reste des nectarines (vous devriez en avoir ¾ tasse environ) ; réservez.

3. Préparation des muffins : Dans un grand bol, fouettez ensemble la farine de blé entier, la farine tout usage, la levure chimique, le bicarbonate de sodium, le sel, la cannelle et la muscade.

4. Dans un bol moyen, fouettez les œufs avec la cassonade jusqu'à ce que le mélange devienne lisse. Ajoutez en fouettant le babeurre, l'huile et la vanille. Versez ce mélange dans les ingrédients secs et remuez avec une spatule de caoutchouc pour humidifier, sans plus. Incorporez alors les nectarines réservées. Versez la pâte dans les moules à muffins (ils seront très pleins : les quartiers de nectarine s'affaisseront durant la cuisson).

5. Faites cuire les muffins 18-22 minutes ou jusqu'à ce qu'ils soient un peu dorés et spongieux au toucher. Dégagez-les immédiatement tout autour et démoulez-les avec soin sur une grille. Remettez en place les quartiers de nectarine qui ont pu glisser, ainsi que les morceaux de noix demeurés dans le moule. Laissez tiédir les muffins avant de les servir. On compte 1 muffin par portion.

Par portion : 202 kcal, 5 g protéines, 32 g glucides, 2 g fibres, 6 g lipides, 1 g graisses saturées, 41 g cholestérol, 153 mg sodium.

VARIANTE

Remplacez les nectarines par 340 g (12 oz) de prunes ou d'abricots.

BOUCHÉES, ENTRÉES ET BOISSONS

Tomates cerise garnies de fromage à la crème au basilic

16 portions | **Préparation : 35 minutes** | **Cuisson : aucune**

Basilic et tomates forment un savoureux duo qu'on apprécie de plus en plus avec le temps. Dans cette recette, le basilic s'allie au fromage à la crème allégé pour créer une garniture qui nous parle vraiment d'été. Introduite dans des tomates cerise, elle transforme celles-ci en une petite entrée délicieuse et ravissante, très facile à cuisiner. Vous pouvez préparer la garniture d'avance (elle se garde 2 jours au réfrigérateur dans un plat couvert), mais ne l'introduisez dans les tomates que peu de temps avant de les servir. *Photo, p. 201.*

3 tasses de feuilles de basilic fraîches, lavées et essuyées

⅓ tasse et 2 c. à soupe de **pignons,** grillés (voir Conseil)

2 gousses d'**ail** moyennes, hachées

½ c. à thé de sel ou au goût

Poivre du moulin

1 c. à soupe d'**huile d'olive** extra vierge

1 paquet (250 g/8 oz) de **fromage** à la crème allégé (Neufchâtel), en morceaux

4 tasses de **tomates** cerise, lavées et séchées

1. Mettez le basilic, ⅓ tasse de pignons, l'ail, le sel et le poivre dans le robot et pulsez pour moudre les pignons. L'appareil étant en marche, ajoutez l'huile d'olive goutte à goutte. Ajoutez le fromage à la crème et pulsez jusqu'à obtention d'une crème lisse et homogène.

2. Peu avant de servir, pratiquez un X sur les tomates, du côté opposé à la tige, avec un couteau à lame dentée ou à parer. Retirez les graines avec une petite cuiller ou avec les doigts, en ayant soin de ne pas briser les tomates.

3. Mettez la garniture dans un sac à pâtisserie muni d'une douille en étoile ou dans un petit sac en plastique dont un des coins portera un trou de 1 cm (½ po). Décorez d'une rosette de garniture chaque petite tomate. Garnissez-les avec le reste des pignons. On compte 3 tomates farcies par portion.

Par portion : 70 kcal, 2 g protéines, 2 g glucides, 0 g fibres 6 g lipides 2 g graisses saturées, 8 mg cholestérol, 116 mg sodium.

Conseil : Faites griller les pignons dans une petite poêle à feu doux, en remuant constamment, jusqu'à ce qu'ils soient dorés et parfumés, soit environ 2-3 minutes. Réservez-les dans un petit bol et laissez-les tiédir.

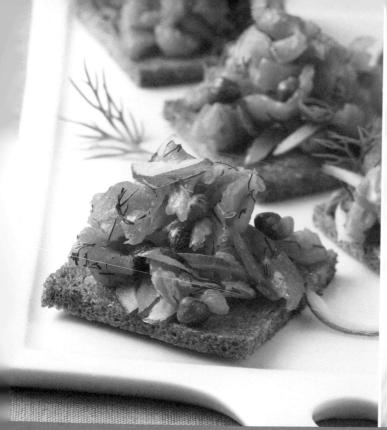

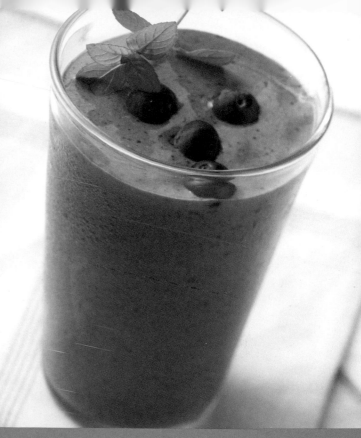

Canapés au saumon fumé *page 203*
pain de seigle • citron • thé • huile d'olive • saumon
• oignon

Yogourt fouetté aux baies et graines de lin *page 208*
graines de lin • yogourt • baies

Trempette chaude artichauts-haricots *page 204*
haricots • ail • fromage

Tomates cerise garnies de fromage à la crème au
basilic *page 200*
noix • ail • huile d'olive • fromage • tomate

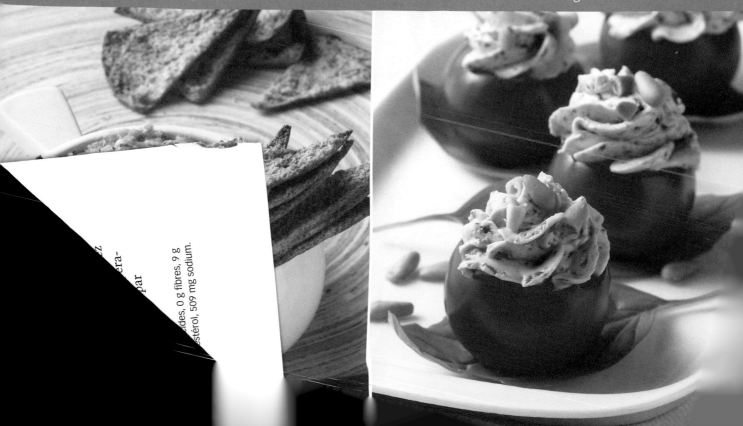

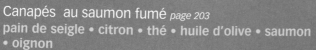
...z
...éra-
...par
...des, 0 g fibres, 9 g
...stérol, 509 mg sodium.

Caponata

12 portions | **Préparation : 25 minutes**
| **Cuisson : 30 à 35 minutes**

La caponata est une ratatouille sicilienne qu'on prépare d'avance parce qu'elle se bonifie en attendant. Servez-la dans un joli bol, entourée de craquelins de céréales entières ou de toasts de baguette de blé entier. Elle peut aussi relever un sandwich et une sauce tomate pour les pâtes. Comme elle demande beaucoup de légumes et de l'huile d'olive – un « bon gras » qui peut lutter contre la résistance à l'insuline –, c'est un aliment magique.

3 c. à soupe d'**huile d'olive,** en tout

450 g (1 lb) d'**aubergine,** en dés de 1 cm (½ po) (6 tasses)

1 petit **oignon** haché (1 tasse)

4 côtes de céleri coupées en petits dés (1 tasse)

4 gousses d'**ail,** hachées fin

⅛ c. à soupe de piment rouge broyé

1 boîte (398 ml/14½ oz) de **tomates** en dés (non égouttées)

¼ tasse de **tomates** séchées (*non* conservées dans l'huile), hachées

3 c. à soupe de **vinaigre** de vin rouge

8 **olives** vertes, dénoyautées et hachées (⅓ tasse)

2 c. à soupe de câpres égouttées, rincées

1 c. à soupe de sucre

3 c. à soupe de raisins de Corinthe

¼ tasse de **pignons,** grillés (voir Conseil, p. 256)

3 c. à soupe de persil frais haché

1. Faites chauffer 1 c. à soupe d'huile dans une grande poêle antiadhésive à feu moyen-vif. Faites-y cuire la moitié de l'aubergine jusqu'à ce qu'elle soit dorée et tendre, soit 4-6 minutes. Retournez souvent les morceaux. Réservez. Ajoutez 1 c. à soupe d'huile dans la poêle et faite cuire le reste de l'aubergine. Réservez.

2. Versez le reste de l'huile (1 c. à soupe) dans la poêle et faites-y revenir l'oignon et le céleri 3-5 minutes en remuant souvent. Quand ils sont tendres, ajoutez l'ail et le piment rouge, remuez. Après 30 secondes, ajoutez les tomates en dés, les tomates séchées, le vinaigre, les olives, les câpres, le sucre et l'aubergine. Au premier bouillon, réduisez le feu à moyen-doux, couvrez et laissez cuire jusqu'à consistance d'une confiture, environ 15 minutes. Ajoutez les raisins de Corinthe, couvrez et faites cuire 1 minute. Retirez du feu. Incorporez les pignons et le persil. Servez la caponata tiède. On compte 2½ c. à soupe par portion.

Par portion : 96 kcal, 2 g protéines, 10 g glucides, 3 g fibres, 6 g lipides, 1 g graisses saturées, 0 mg cholestérol, 182 mg sodium.

Olives marinées

8 portions | **Préparation : 5 minutes**
| **Cuisson : 2 minutes**

Pleines de « bons gras », ces reines de Provence, comme on les appelle, sont parfaites pour votre sucre sanguin.

2 c. à thé d'**huile d'olive**

2 gousses d'**ail**

4 lanières (5 x 1 cm/2 x ½ po) d'écorce d'orange

1½ c. à thé de graines de fenouil

2 tasses d'**olives** kalamata rincées

2 c. à soupe de jus d'orange

1. Réchauffez l'huile à feu doux. Mettez-y l'ail, l'écorce d'orange et les graines de fenouil 30-60 secondes, en remuant. Ajoutez les olives et réchauffez 1 minute, en remuant.

2. Hors du feu, ajoutez le jus d'orange, couvr[ez] et laissez reposer 1 heure. Servez à la temp[éra]ture ambiante. On compte 2 c. à soupe [par] portion. Réfrigérez ce qui reste.

Par portion : 93 kcal, 1 g protéines, 3 g gl[ucides,] lipides, 1 g graisses saturées, 0 mg cho[lestérol,]

Canapés au saumon fumé

12 portions | Préparation : 15 minutes

| Cuisson au four : 15 minutes

Les fêtes n'ont pas à se transformer en un champ miné d'aliments gras et de glucides à action rapide. Les bouchées proposées ici sont de délicieux canapés de saumon fumé (une bonne source de protéines et d'oméga-3) relevé d'une vinaigrette légère au citron. Les toasts au pain de seigle, à IG faible, mettent le saumon fumé en valeur. On peut préparer les deux éléments de ces canapés plus tôt dans la journée : la garniture se garde 8 heures, couverte, au réfrigérateur et les toasts, dans un contenant fermé à la température de la pièce. *Photo, p. 201.*

24 tranches de **pain de seigle,** style cocktail

2 c. à soupe de jus de **citron**

2 c. à soupe de **thé** noir infusé ou de vodka

1 c. à soupe d'**huile d'olive** extra vierge

2 c. à thé de moutarde de Dijon

Poivre du moulin à volonté

250 g (8 oz) de **saumon** fumé tranché, haché fin (1⅓ tasse)

¼ tasse d'**oignon** rouge, coupé en petits dés

3 c. à soupe d'aneth frais haché et quelques brins pour la garniture

2 c. à soupe de câpres égouttées, rincées et hachées grossièrement

1. Préchauffez le four à 325 °F (160 °C). Vaporisez une plaque à pâtisserie d'enduit antiadhésif. Disposez les tranches de pain de seigle côte à côte sur la plaque. Vaporisez-les légèrement d'enduit antiadhésif. Laissez-les au four 12-15 minutes, pour qu'ils deviennent croustillants.

2. Dans un bol moyen, fouettez ensemble le jus de citron, le thé (ou la vodka), l'huile, la moutarde et le poivre. Ajoutez le saumon fumé, l'oignon, l'aneth et les câpres et remuez bien.

3. Au moment de servir, garnissez chaque tranche de pain d'environ 1 c. à soupe de saumon fumé et décorez d'un brin d'aneth. On compte un canapé par portion.

Par portion : 84 kcal, 5 g protéines, 9 g glucides, 1 g fibres, 3 g lipides, 0 g graisses saturées, 4 mg cholestérol, 311 mg sodium.

Amandes épicées

8 portions | Préparation : 5 minutes

| Cuisson : 25 à 30 minutes

Les épices chaudes donnent un étonnant parfum aux amandes. Grâce à leurs protéines et à leurs bons gras, ces amandes sont bénéfiques pour le sucre sanguin.

1 tasse d'**amandes** entières, non mondées

1 c. à thé d'**huile d'olive**

¾ c. à thé de cumin moulu

¼ c. à thé de sel

⅛ c. à thé de piment de cayenne

1. Mettez les amandes, l'huile d'olive, le cumin, le sel et le piment de cayenne dans une assiette à tarte ou un plat à four peu profond et remuez bien.

2. Faites cuire à 350 °F (180 °C) 25-30 minutes en remuant de temps à autre. Quand les amandes embaument, laissez-les refroidir. On compte 2 c. à soupe par portion. Ces amandes se gardent une semaine dans un plat bien fermé.

Par portion : 112 kcal, 4 g protéines, 4 g glucides, 2 g fibres, 10 g lipides, 1 g graisses saturées, 0 mg cholestérol, 73 mg sodium.

Trempette chaude artichauts-haricots

8 portions | **Préparation : 10 minutes**
Cuisson au four : 20 à 25 minutes

Dans cette trempette faible en gras mais riche en fibres, les haricots sont l'ingrédient magique. C'est un aliment idéal à Noël et les jours de fête tout au long de l'année. Essayez-la avec des croustilles de pain pita au blé entier (p. 207) ou avec des craquelins de céréales entières – Wasa, Kavli ou Ryvita. *Photo, p. 201.*

1 boîte (540 or 398 ml/19 ou15 oz) de **haricots** cannellini (haricots blancs), égouttés et rincés

1 boîte (398 ml/14 oz) de cœurs d'artichauts, égouttés et rincés

3 gousses d'**ail**, hachées fin

1 c. à soupe de mayonnaise légère

1 pincée de piment de cayenne

Poivre du moulin à volonté

⅔ tasse et 2 c. à soupe de **fromage** parmesan râpé

¼ tasse de persil frais haché

1 c. à thé de zeste de citron frais râpé

1. Préchauffez le four à 400 °F (200°C). Vaporisez d'enduit antiadhésif un plat à four de 2-3 tasses.

2. Déposez les haricots, les cœurs d'artichauts, l'ail, la mayonnaise, le cayenne et le poivre noir dans le robot. Pulsez en raclant une ou deux fois les parois du bol. Quand la purée est homogène, déposez-la dans un bol moyen et mélangez-lui ⅔ tasse de parmesan, le persil et le zeste de citron. Mettez la purée dans le plat à four et égalisez la surface avec une spatule. Saupoudrez les 2 c. à soupe de parmesan qui restent.

3. Enfournez et faites cuire à découvert 20-25 minutes pour bien réchauffer la trempette. On compte ¼ de tasse par portion.

Par portion : 116 kcal, 7 g protéines, 16 g glucides, 5 g fibres, 3 g lipides, 2 g graisses saturées, 7 mg cholestérol, 517 mg sodium.

Conseil : Les haricots en conserve ont u teneur en sodium. On la réduit de 40 % juste en les égouttant. Un rinçage de 30 la réduit de 3 % de plus. Dans notre fich nutritionnelle, nous comptons que vous égoutté et rincé les haricots.

Trempette à l'orie au beurre d'arachi

8 portions | **Préparation : 10 minutes**
Cuisson : aucune

Grâce au tofu qui accompagne le beurre d'a cette trempette bien relevée est moins calo onctueuse. Servez-la avec des crudités ou des sandwichs pour adultes avec du pain de des carottes râpées, des rondelles de conco et de la laitue. La trempette peut aussi serv assaisonner une salade de nouilles chinoise

½ tasse de **beurre d'arachide** nature

⅓ tasse de **tofu** soyeux ferme, allégé

3 c. à soupe de cassonade blonde bien ta

2 c. à soupe de sauce de soya hyposodi

2 c. à soupe de jus de **lime**

½ à ¾ c. à thé de piment rouge broyé

2 gousses d'**ail**, écrasées

1. Mettez tous les ingrédients dans défaites-les en purée ; raclez une ou les parois du bol. On compte 2 c. à s portion. La trempette se conserve 2 réfrigérateur dans un plat couvert.

Par portion : 120 kcal, 5 g protéines, 10 g glucid 7 g lipides, 2 g graisses saturées, 0 mg cholesté 216 mg sodium.

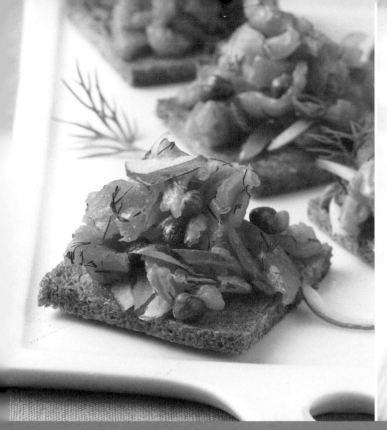

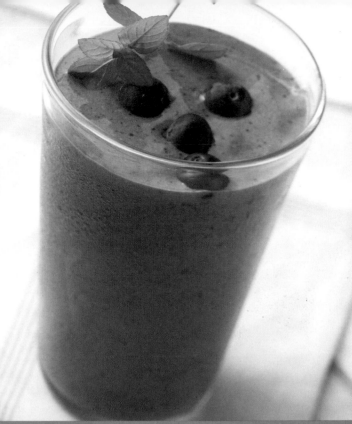

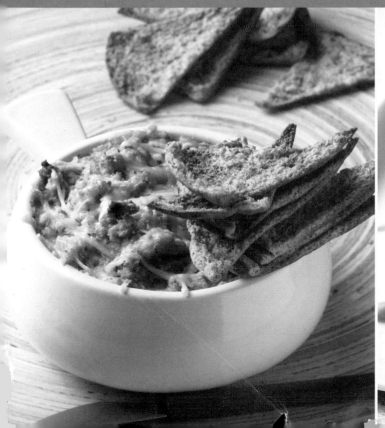

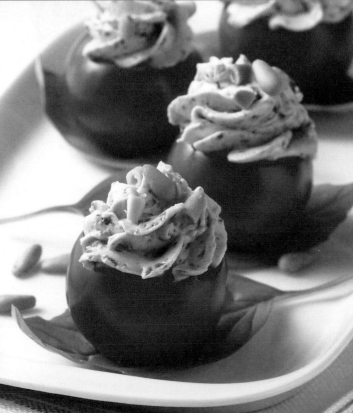

Caponata

12 portions | Préparation : 25 minutes
| Cuisson : 30 à 35 minutes

La caponata est une ratatouille sicilienne qu'on prépare d'avance parce qu'elle se bonifie en attendant. Servez-la dans un joli bol, entourée de craquelins de céréales entières ou de toasts de baguette de blé entier. Elle peut aussi relever un sandwich et une sauce tomate pour les pâtes. Comme elle demande beaucoup de légumes et de l'huile d'olive – un «bon gras» qui peut lutter contre la résistance à l'insuline –, c'est un aliment magique.

3 c. à soupe d'**huile d'olive,** en tout

450 g (1 lb) d'**aubergine,** en dés de 1 cm (½ po) (6 tasses)

1 petit **oignon** haché (1 tasse)

4 côtes de **céleri** coupées en petits dés (1 tasse)

4 gousses d'**ail,** hachées fin

⅛ c. à soupe de piment rouge broyé

1 boîte (398 ml/14½ oz) de **tomates** en dés (non égouttées)

¼ tasse de **tomates** séchées (*non* conservées dans l'huile), hachées

3 c. à soupe de **vinaigre** de vin rouge

8 **olives** vertes, dénoyautées et hachées (⅓ tasse)

2 c. à soupe de câpres égouttées, rincées

1 c. à soupe de sucre

3 c. à soupe de raisins de Corinthe

¼ tasse de **pignons,** grillés (voir Conseil, p. 256)

3 c. à soupe de persil frais haché

1. Faites chauffer 1 c. à soupe d'huile dans une grande poêle antiadhésive à feu moyen-vif. Faites-y cuire la moitié de l'aubergine jusqu'à ce qu'elle soit dorée et tendre, soit 4-6 minutes. Retournez souvent les morceaux. Réservez. Ajoutez 1 c. à soupe d'huile dans la poêle et faite cuire le reste de l'aubergine. Réservez.

2. Versez le reste de l'huile (1 c. à soupe) dans la poêle et faites-y revenir l'oignon et le céleri 3-5 minutes en remuant souvent. Quand ils sont tendres, ajoutez l'ail et le piment rouge, remuez. Après 30 secondes, ajoutez les tomates en dés, les tomates séchées, le vinaigre, les olives, les câpres, le sucre et l'aubergine. Au premier bouillon, réduisez le feu à moyen-doux, couvrez et laissez cuire jusqu'à consistance d'une confiture, environ 15 minutes. Ajoutez les raisins de Corinthe, couvrez et faites cuire 1 minute. Retirez du feu. Incorporez les pignons et le persil. Servez la caponata tiède. On compte 2½ c. à soupe par portion.

Par portion : 96 kcal, 2 g protéines, 10 g glucides, 3 g fibres, 6 g lipides, 1 g graisses saturées, 0 mg cholestérol, 182 mg sodium.

Olives marinées

8 portions | Préparation : 5 minutes
| Cuisson : 2 minutes

Pleines de «bons gras», ces reines de Provence, comme on les appelle, sont parfaites pour votre sucre sanguin.

2 c. à thé d'**huile d'olive**

2 gousses d'**ail**

4 lanières (5 x 1 cm/2 x ½ po) d'écorce d'orange

1½ c. à thé de graines de fenouil

2 tasses d'**olives** kalamata rincées

2 c. à soupe de jus d'orange

1. Réchauffez l'huile à feu doux. Mettez-y l'ail, l'écorce d'orange et les graines de fenouil 30-60 secondes, en remuant. Ajoutez les olives et réchauffez 1 minute, en remuant.

2. Hors du feu, ajoutez le jus d'orange, couvrez et laissez reposer 1 heure. Servez à la température ambiante. On compte 2 c. à soupe par portion. Réfrigérez ce qui reste.

Par portion : 93 kcal, 1 g protéines, 3 g glucides, 0 g fibres, 9 g lipides, 1 g graisses saturées, 0 mg cholestérol, 509 mg sodium.

Canapés
au saumon fumé

12 portions | Préparation : 15 minutes
| Cuisson au four : 15 minutes

Les fêtes n'ont pas à se transformer en un champ miné d'aliments gras et de glucides à action rapide. Les bouchées proposées ici sont de délicieux canapés de saumon fumé (une bonne source de protéines et d'oméga-3) relevé d'une vinaigrette légère au citron. Les toasts au pain de seigle, à IG faible, mettent le saumon fumé en valeur. On peut préparer les deux éléments de ces canapés plus tôt dans la journée : la garniture se garde 8 heures, couverte, au réfrigérateur et les toasts, dans un contenant fermé à la température de la pièce. *Photo, p. 201.*

24 tranches de **pain de seigle,** style cocktail

2 c. à soupe de jus de **citron**

2 c. à soupe de **thé** noir infusé ou de vodka

1 c. à soupe d'**huile d'olive** extra vierge

2 c. à thé de moutarde de Dijon

Poivre du moulin à volonté

250 g (8 oz) de **saumon** fumé tranché, haché fin (1⅓ tasse)

¼ tasse d'**oignon** rouge, coupé en petits dés

3 c. à soupe d'aneth frais haché et quelques brins pour la garniture

2 c. à soupe de câpres égouttées, rincées et hachées grossièrement

1. Préchauffez le four à 325 °F (160 °C). Vaporisez une plaque à pâtisserie d'enduit antiadhésif. Disposez les tranches de pain de seigle côte à côte sur la plaque. Vaporisez-les légèrement d'enduit antiadhésif. Laissez-les au four 12-15 minutes, pour qu'ils deviennent croustillants.

2. Dans un bol moyen, fouettez ensemble le jus de citron, le thé (ou la vodka), l'huile, la moutarde et le poivre. Ajoutez le saumon fumé, l'oignon, l'aneth et les câpres et remuez bien.

3. Au moment de servir, garnissez chaque tranche de pain d'environ 1 c. à soupe de saumon fumé et décorez d'un brin d'aneth. On compte un canapé par portion.

Par portion : 84 kcal, 5 g protéines, 9 g glucides, 1 g fibres, 3 g lipides, 0 g graisses saturées, 4 mg cholestérol, 311 mg sodium.

Amandes épicées

8 portions | Préparation : 5 minutes
| Cuisson : 25 à 30 minutes

Les épices chaudes donnent un étonnant parfum aux amandes. Grâce à leurs protéines et à leurs bons gras, ces amandes sont bénéfiques pour le sucre sanguin.

1 tasse d'**amandes** entières, non mondées

1 c. à thé d'**huile d'olive**

¾ c. à thé de cumin moulu

¼ c. à thé de sel

⅛ c. à thé de piment de cayenne

1. Mettez les amandes, l'huile d'olive, le cumin, le sel et le piment de cayenne dans une assiette à tarte ou un plat à four peu profond et remuez bien.

2. Faites cuire à 350 °F (180 °C) 25-30 minutes en remuant de temps à autre. Quand les amandes embaument, laissez-les refroidir. On compte 2 c. à soupe par portion. Ces amandes se gardent une semaine dans un plat bien fermé.

Par portion : 112 kcal, 4 g protéines, 4 g glucides, 2 g fibres, 10 g lipides, 1 g graisses saturées, 0 mg cholestérol, 73 mg sodium.

Trempette chaude artichauts-haricots

8 portions | Préparation : 10 minutes
| Cuisson au four : 20 à 25 minutes

Dans cette trempette faible en gras mais riche en fibres, les haricots sont l'ingrédient magique. C'est un aliment idéal à Noël et les jours de fête tout au long de l'année. Essayez-la avec des croustilles de pain pita au blé entier (p. 207) ou avec des craquelins de céréales entières – Wasa, Kavli ou Ryvita. *Photo, p. 201.*

1 boîte (540 or 398 ml/19 ou15 oz) de **haricots** cannellini (haricots blancs), égouttés et rincés

1 boîte (398 ml/14 oz) de cœurs d'artichauts, égouttés et rincés

3 gousses d'**ail**, hachées fin

1 c. à soupe de mayonnaise légère

1 pincée de piment de cayenne

Poivre du moulin à volonté

⅔ tasse et 2 c. à soupe de **fromage** parmesan râpé

¼ tasse de persil frais haché

1 c. à thé de zeste de citron frais râpé

1. Préchauffez le four à 400 °F (200°C). Vaporisez d'enduit antiadhésif un plat à four de 2-3 tasses.

2. Déposez les haricots, les cœurs d'artichauts, l'ail, la mayonnaise, le cayenne et le poivre noir dans le robot. Pulsez en raclant une ou deux fois les parois du bol. Quand la purée est homogène, déposez-la dans un bol moyen et mélangez-lui ⅔ tasse de parmesan, le persil et le zeste de citron. Mettez la purée dans le plat à four et égalisez la surface avec une spatule. Saupoudrez les 2 c. à soupe de parmesan qui restent.

3. Enfournez et faites cuire à découvert 20-25 minutes pour bien réchauffer la trempette. On compte ¼ de tasse par portion.

Par portion : 116 kcal, 7 g protéines, 16 g glucides, 5 g fibres, 3 g lipides, 2 g graisses saturées, 7 mg cholestérol, 517 mg sodium.

Conseil : Les haricots en conserve ont une forte teneur en sodium. On la réduit de 40 % environ juste en les égouttant. Un rinçage de 30 secondes la réduit de 3 % de plus. Dans notre fiche nutritionnelle, nous comptons que vous avez égoutté et rincé les haricots.

Trempette à l'orientale au beurre d'arachide

8 portions | Préparation : 10 minutes
| Cuisson : aucune

Grâce au tofu qui accompagne le beurre d'arachide, cette trempette bien relevée est moins calorique et onctueuse. Servez-la avec des crudités ou garnissez-en des sandwichs pour adultes avec du pain de blé entier, des carottes râpées, des rondelles de concombre et de la laitue. La trempette peut aussi servir à assaisonner une salade de nouilles chinoises.

½ tasse de **beurre d'arachide** nature

⅓ tasse de **tofu** soyeux ferme, allégé

3 c. à soupe de cassonade blonde bien tassée

2 c. à soupe de sauce de soya hyposodique

2 c. à soupe de jus de **lime**

½ à ¾ c. à thé de piment rouge broyé

2 gousses d'**ail**, écrasées

1. Mettez tous les ingrédients dans le robot et défaites-les en purée ; raclez une ou deux fois les parois du bol. On compte 2 c. à soupe par portion. La trempette se conserve 2 jours au réfrigérateur dans un plat couvert.

Par portion : 120 kcal, 5 g protéines, 10 g glucides, 1 g fibres, 7 g lipides, 2 g graisses saturées, 0 mg cholestérol, 216 mg sodium.

Tartinade méditerranéenne aux pois cassés

16 portions | Préparation : 10 minutes
| Cuisson : 50 minutes

Voici une tartinade grecque aux pois cassés jaunes – riche en glucides complexes – qui illustre à quel point la cuisine méditerranéenne est bonne au goût et pour la santé. Relevée de cumin, d'ail, de jus de citron et d'huile d'olive, elle se sert en entrée avec des croustilles de galettes pita au blé entier (p. 207), des craquelins de céréales entières, des olives et du fromage féta – ou en sandwichs.

2¼ tasses d'eau

¾ tasse de **pois** cassés jaunes secs ou de chana dals, triés et rincés

6 gousses d'**ail,** écrasées

⅛ c. à thé de piment rouge broyé

3 c. à soupe de jus de **citron**

3 c. à soupe d'**huile d'olive** extra vierge, en tout

1½ c. à thé de cumin moulu

¾ c. à thé de sel ou au goût

2 c. à soupe d'**oignon** rouge en petits dés

2 c. à soupe d'aneth frais haché grossièrement

1. Mettez l'eau, les pois cassés (ou chana dals), l'ail et le piment rouge dans une casserole moyenne et lancez l'ébullition. Réglez la chaleur à doux, couvrez partiellement et laissez mijoter 40-50 minutes ou jusqu'à ce que les pois cassés soient tendres et aient absorbé presque toute l'eau ; remuez de temps à autre. (Ajoutez de l'eau au besoin. Si la préparation semble trop liquide en fin de cuisson, laissez-la mijoter à découvert quelques minutes en remuant sans arrêt jusqu'à ce qu'elle ait la consistance d'une soupe aux pois cassés *très* épaisse.) Laissez tiédir.

2. Versez le mélange dans un robot. Ajoutez le jus de citron, 2 c. à soupe d'huile d'olive, le cumin et le sel et réduisez-le en purée. Dressez la tartinade dans un plat peu profond, aspergez-la avec le reste de l'huile d'olive et décorez-la d'oignon rouge et d'aneth. On compte 2 c. à soupe par portion. La tartinade se conserve 4 jours au réfrigérateur dans un plat couvert.

Par portion : 58 kcal, 2 g protéines, 7 g glucides, 1 g fibres, 3 g lipides, 0 g graisses saturées, 0 mg cholestérol, 112 mg sodium.

Tartinade de haricots blancs à l'italienne

12 portions | Préparation : 10 minutes
| Cuisson : aucune

Elle se fait comme un charme et pourrait bien incarner la tartinade parfaite.

1 boîte (540 ou 398 ml/19 ou15 oz) de **haricots** cannellini (haricots blancs), égouttés et rincés

2 c. à soupe d'**huile d'olive** extra vierge

2 c. à soupe de jus de **citron**

1 gousse d'**ail,** hachée fin

1 pincée de piment de cayenne

1 pincée de sel

Poivre du moulin

1½ c. à thé de romarin frais haché

1. Mettez les haricots blancs, l'huile d'olive, le jus de citron, l'ail, le cayenne, le sel et le poivre dans le robot et réduisez-les en une purée grumeleuse. Réservez-la dans un bol en lui incorporant le romarin. On compte 2 c. à soupe par portion.

Par portion : 55 kcal, 2 g protéines, 6 g glucides, 2 g fibres, 3 g lipides, 0 g graisses saturées, 0 mg cholestérol, 66 mg sodium.

Tartinade de pois chiches à l'indienne

12 portions | **Préparation : 10 minutes**
| **Cuisson : 1 minute**

Cette tartinade est très relevée, mais le yogourt l'adoucit agréablement.

2 c. à soupe d'huile de canola

2 piments jalapeno, parés et hachés fin

1 c. à soupe de gingembre frais, haché fin

2 gousses d'**ail,** hachées fin

2 c. à thé de cumin moulu

1 c. à thé de coriandre moulue

1 boîte (540 ou 398 ml/19 ou15 oz) de **pois chiches,**
   égouttés et rincés

⅓ tasse de **yogourt** nature écrémé

2 c. à soupe de jus de **lime**

⅛ c. à thé de sel

Poivre du moulin

2 c. à soupe de coriandre fraîche hachée
   (ou de persil frais haché)

1. Réchauffez l'huile de canola dans une petite poêle à feu moyen-vif. Ajoutez les piments, le gingembre et l'ail et faites-les revenir 30 secondes en remuant. Quand ils embaument, ajoutez le cumin et la coriandre. Retirez le mélange du feu et mettez-le dans un robot.

2. Ajoutez les pois chiches, le yogourt, le jus de lime, le sel et le poivre et réduisez en une purée lisse. Mettez-la dans un bol moyen et incorporez la coriandre ou le persil. On compte 2⅓ c. à soupe par portion.

Par portion : 65 kcal, 2 g protéines, 7 g glucides, 2 g fibres, 3 g lipides, 0 g graisses saturées, 0 mg cholestérol, 108 mg sodium

Tartinade de haricots noirs à la mexicaine

12 portions | **Préparation : 10 minutes**
| **Cuisson : aucune**

Riches en fibres, les haricots de conserve constituent la base de mille et une tartinades à servir avec des crudités, des craquelins aux céréales entières, des croustilles de galettes pita au blé entier (recette ci-contre) ou des croustilles de tortillas au four (recette ci-contre). On peut aussi en garnir des sandwichs – tartinez du pain au levain ou au blé entier et garnissez de carottes râpées, de rondelles de concombre, de tomate et de laitue.

1 boîte (540 ou 398 ml/19 ou15 oz) de **haricots**
   noirs, égouttés et rincés

2 c. à soupe de jus de **lime**

1 c. à soupe d'**huile d'olive** extra vierge

1 gousse d'**ail,** hachée fin

1 c. à thé de cumin moulu

¼ c. à thé de sauce au piment rouge
   (comme la sauce Tabasco)

1 pincée de sel

Poivre du moulin

2 c. à soupe de coriandre fraîche hachée
   (ou de persil frais haché)

1. Au robot, défaites en purée les haricots noirs, le jus de lime, l'huile, l'ail, le cumin, la sauce au piment rouge, le sel et le poivre. Une ou deux fois, raclez les parois du bol. Quand la purée est lisse, mettez-la dans un bol moyen et ajoutez-lui la coriandre ou le persil. On compte 2 c. à soupe par portion. La tartinade se garde 4 jours au réfrigérateur dans un plat couvert.

Par portion : 36 kcal, 2 g protéines, 7 g glucides, 2 g fibres, 2 g lipides, 0 g graisses saturées, 0 mg cholestérol, 162 mg sodium

Croustilles de tortillas au four

8 portions | **Préparation : 2 minutes**
Cuisson : 10 à 15 minutes

Voici une brillante alternative aux croustilles au maïs du commerce, très riches en graisses et en sodium.

1 paquet (297 g/9 oz) de tortillas blanches au maïs (12 tortillas)

¼ c. à thé de sel

1. Empilez les tortillas et détaillez-les en 4 pointes. Déposez-les côte à côte sur 2 plaques à pâtisserie. Vaporisez-les légèrement d'enduit antiadhésif et saupoudrez de sel. Faites-les cuire à 400 °F (200 °C) 10-15 minutes ou jusqu'à ce qu'elles soient dorées et croustillantes. On compte 6 croustilles par portion.

Par portion : 98 kcal, 3 g protéines, 20 g glucides, 4 g fibres, 1 g lipides, 0 g graisses saturées, 0 mg cholestérol, 411 mg sodium.

Croustilles de galettes pita au blé entier

8 portions | **Préparation : 3 minutes**
Cuisson : 8 à 10 minutes

Voici le parfait compagnon des tartinades décrites ici.

4 galettes **pita au blé entier**

1. Coupez les galettes en 4 triangles et divisez-les en deux au pli. Disposez-les, intérieur dessus, sur une plaque à pâtisserie. Vaporisez-les d'enduit antiadhésif à l'huile d'olive. Faites cuire à 425 °F (220 °C) 8-10 minutes pour qu'elles soient croquantes. On compte 4 croustilles par portion.

Par portion : 60 kcal, 2 g protéines, 12 g glucides, 2 g fibres, 1 g lipides, 0 g graisses saturées, 0 mg cholestérol, 120 mg sodium.

Carrés aux flocons d'avoine et au beurre d'arachide

24 carrés | **Préparation : 25 minutes**
Cuisson au four : 20 à 25 minutes

Les faire vous-même, c'est être sûr d'y trouver beaucoup de fibres, comme des flocons d'avoine et de la farine de blé entier, et des graisses saines comme l'huile de canola, le beurre d'arachide et des noix. Ici, le beurre s'efface devant le beurre d'arachide : moins de graisses saturées et plus de protéines. Ne partez pas sans eux.

½ tasse de **farine de blé entier**

1 c. à thé de **cannelle**

½ c. à thé de bicarbonate de sodium

⅛ c. à thé de sel

½ tasse de **beurre d'arachide** crémeux, nature (voir Note sur les ingrédients, p. 208)

½ tasse de cassonade bien tassée

⅓ tasse de miel

1 gros **œuf**

2 gros blancs d'**œufs** (voir Conseil, p. 208)

2 c. à soupe d'huile de canola

2 c. à thé d'extrait de vanille

2 tasses de **flocons d'avoine** à l'ancienne

1 tasse de canneberges séchées (ou raisins secs)

½ tasse de **noix** de Grenoble ou d'**amandes** hachées grossièrement (60 g/2 oz)

½ tasse de pépites de chocolat amer ou mi-amer

1. Préchauffez le four à 350 °F (180 °C). Vaporisez un plat de 23 x 33 cm (9 x 13 po) d'enduit antiadhésif.

2. Fouettez ensemble la farine, la cannelle, le bicarbonate de sodium et le sel dans un bol moyen. Réservez. Dans un grand bol, mélangez le beurre d'arachide, la cassonade et le miel au batteur électrique. Fouettez l'œuf et les blancs d'œufs à la fourchette dans un petit bol. Ajoutez-les au mélange précédent, avec l'huile et la vanille. Avec une spatule de caoutchouc, incorporez les ingrédients secs réservés, ainsi que les flocons d'avoine, les canneberges sèches (ou raisins secs) les noix (ou amandes) et les pépites de chocolat. Versez la pâte dans le plat et avec de la pellicule de plastique, égalisez la surface.

3. Faites cuire 20-25 minutes pour que le dessus soit doré et ferme. Laissez refroidir le plat sur une grille, puis détaillez en 24 carrés. On compte un carré de 5 x 5 cm (2 x 2 po) par portion.

Par portion : 175 kcal, 4 g protéines, 24 g glucides, 2 g fibres, 8 g lipides, 1 g graisses saturées, 9 mg cholestérol, 68 mg sodium.

Note sur les ingrédients : Vous êtes allergique au beurre d'arachide ? Remplacez-le par du beurre de soya ou de graines de tournesol (renseignez-vous sur www.sunbutter.com). Vous pouvez remplacer les noix par des graines de citrouille ou de tournesol rôties et non salées (on en trouve en vrac dans les boutiques d'aliments naturels).

Conseil : Pour ne pas perdre de jaunes d'œufs, prenez des blancs d'œufs déshydratés et reconstitués, vendus dans les supermarchés au rayon des produits à gâteaux ou des aliments naturels.

Chai

2 portions | **Préparation : 2 minutes**
| **Cuisson : 10 minutes**

Le chai, un thé au lait épicé qui nous vient de l'Inde, se trouve maintenant partout. Vous pouvez infuser votre propre version de chai et ajouter ainsi du lait à votre alimentation. Notre recette ne renferme qu'une fraction des calories et des graisses qu'on trouve dans le chai des restaurants et coûte beaucoup moins cher.

1½ tasse d'eau

¼ c. à thé de **cannelle**

¼ c. à thé de clou de girofle moulu

¼ c. à thé de gingembre moulu

3 sachets de **thé** noir

⅔ tasse de **lait** 1% ou de **lait de soya** à la vanille

2 c. à thé de miel, en tout ou au goût

1. Mettez l'eau, la cannelle, le clou de girofle et le gingembre dans une petite casserole et amenez à ébullition. Couvrez et laissez mijoter 5 minutes à feu doux. Ajoutez le lait (ou lait de soya) et réchauffez sans faire bouillir. Hors du feu, ajoutez les sachets de thé, couvrez et laissez infuser 3-4 minutes. Versez dans deux tasses et sucrez au miel. On compte 1 tasse par portion.

Par portion : 63 kcal, 3 g protéines, 11 g glucides, 0 g fibres, 1 g lipides, 1 g graisses saturées, 3 mg cholestérol, 49 mg sodium.

Yogourt fouetté aux baies et graines de lin

2 portions | **Préparation : 5 minutes**
| **Cuisson : aucune**

Ce yogourt fouetté commence bien la journée, surtout quand on y trouve tant d'éléments magiques. Les graines de lin peuvent surprendre, mais elles ne se perçoivent pas et ajoutent des fibres à la recette. *Photo, p. 201.*

2 c. à soupe de **graines de lin** entières

½ tasse de jus d'orange

½ tasse de **yogourt** écrémé à la vanille

1 tasse de **baies** mélangées ou de **bleuets**, surgelés

1 petite banane, en tranches

1. Réduisez en poudre fine les graines de lin à sec au mélangeur. Ajoutez le jus d'orange, le yogourt, les petits fruits mélangés (ou les bleuets) et la banane et pulsez jusqu'à obtention d'une boisson lisse et crémeuse. On compte 1 tasse par portion.

Par portion : 200 kcal, 5 g protéines, 36 g glucides, 7 g fibres, 5 g lipides, 0 g graisses saturées, 1 mg cholestérol, 33 mg sodium.

Thé glacé aux pêches

8
portions | Préparation : 5 minutes
| Cuisson : 2 minutes

Pour vous aider à fuir les boissons gazeuses et les jus lourdement édulcorés au sirop de maïs, voici un thé glacé délicieusement rafraîchissant que rehausse la suave saveur du nectar de pêche. Pour ce dernier, choisissez une marque sans sucre ajouté ; on en trouve au rayon des aliments naturels dans les supermarchés.

7 sachets de **thé** vert ou noir

6 tasses d'eau bouillante

2 tasses de jus ou de nectar de pêche, sans sucre ajouté

2 **pêches** moyennes, tranchées (2 tasses)

Cubes de glace

Brins de menthe (facultatif)

1. Faites infuser les sachet de thé 5 minutes dans l'eau bouillante. Retirez-les. Mélangez le thé et le nectar de pêche dans un grand pot. Jetez-y les pêches tranchées. Réfrigérez au moins 3 heures ou du soir au matin. Servez sur glaçons et décorez de brins de menthe s'il y a lieu. On compte 1 tasse par portion.

Par portion : 52 kcal, 0 g protéines, 13 g glucides, 1 g fibres, 0 g lipides, 0 g graisses saturées, 0 mg cholestérol, 9 mg sodium.

VARIANTE Thé glacé aux petits fruits

Remplacez le nectar de pêche par du jus de mûres ou de bleuets et les pêches, par des mûres.

Café frappé

1
portion | Préparation : 5 minutes
| Cuisson : aucune

Les boissons servies dans les bistrots sont souvent excessivement riches en calories, surtout si vous choisissez les grandes portions. Pourquoi ne pas faire vous-même les cafés glacés ? Notre recette offre moins de la moitié des calories d'un Frappuccino de chez Starbucks .

2 c. à thé de **café** instantané

1 c. à thé de sucre, ou au goût

2 cubes de glace

¼ tasse d'eau froide

⅓ tasse de **lait de soya** à la vanille, très froid, ou de **lait** 1 %

1 pincée de **cannelle**

1. Mélangez le café instantané, le sucre, les cubes de glace et l'eau dans un *shaker* ou dans un bocal à large ouverture muni d'un couvercle hermétique (contenance de 700 ml/24 oz). Mettez le couvercle et agitez vigoureusement 30 secondes. Versez dans un grand verre. Ajoutez le lait de soya (ou le lait 1 %) et remuez. Saupoudrez de cannelle et servez avec une paille. On compte ⅔ de tasse par portion.

Par portion : 70 kcal, 3 g protéines, 12 g glucides, 0 g fibres, 1 g lipides, 0 g graisses saturées, 0 mg cholestérol, 47 mg sodium.

SALADES, SANDWICHS ET SOUPES

Salade au poulet rôti et à l'orange

4 portions

| Préparation : 25 minutes |
| Marinage : 20 minutes |
| Cuisson : 10 à 15 minutes |

Des tranches de poulet grillé font de cette salade un plat d'été, plein de saveurs et d'aliments magiques. Note : quand vous faites mariner de la viande, du poisson ou de la volaille, réservez auparavant un peu de marinade pour arroser la pièce. Mais n'utilisez jamais celle qui a été en contact avec de la viande crue. *Photo, p. 218.*

⅓ tasse jus d'orange

2 c. à soupe de jus de **citron**

3 c. à soupe d'**huile d'olive** extra vierge

1 c. à soupe de moutarde de Dijon

2 gousses d'**ail,** hachées fin

¼ c. à thé de sel ou au goût

Poivre du moulin

450 g (1 lb) de poitrines de **poulet** désossées et sans la peau, parées

¼ tasse de **pistaches** ou d'**amandes** en julienne, grillées

8 tasses (140 g/5 oz) de mesclun, lavé et épongé

½ tasse d'**oignon** rouge, tranché mince

2 **oranges** moyennes, pelées, coupées en quatre et tranchées

1. Mettez le jus d'orange, le jus de citron, l'huile, la moutarde, l'ail, le sel et le poivre dans un bol moyen et fouettez, ou dans un bocal qui ferme bien et agitez. Réservez-en ⅓ tasse pour la salade et 3 c. à soupe pour arroser la viande.

2. Placez le reste dans un plat en verre peu profond ou un sac de plastique qui ferme bien. Ajoutez le poulet et remuez pour bien enrober la viande de marinade. Couvrez le plat ou fermez le sac et laissez mariner au réfrigérateur au moins 20 minutes ou jusqu'à 2 heures.

3. Réglez le gril à moyen. Huilez légèrement la grille avec un morceau d'essuie-tout imbibé d'huile (tenez-le avec une pince). Retirez le poulet de la marinade et jetez celle-ci. Faites griller le poulet à 10-15 cm (4-6 po) de la source de chaleur en badigeonnant les parties cuites avec la marinade réservée. La cuisson est parfaite quand le poulet n'est plus rose au centre et qu'un thermomètre inséré dans la partie la plus épaisse de la pièce marque 170 °F (75 °C) : comptez 4-6 minutes de cuisson par côté. Déposez le poulet sur une planche à découper et laissez-le reposer 5 minutes.

4. Entre-temps, dans une petite poêle et à feu moyen-doux, faites griller les amandes (ou les pistaches) à sec en remuant constamment. Quand elles sont dorées, réservez-les dans un bol et laissez-les refroidir.

5. Déposez le mesclun et l'oignon dans un grand bol. Ajoutez la marinade réservée et mélangez. Dressez la salade dans 4 assiettes. Tranchez le poulet et disposez-le sur la salade. Décorez avec les tranches d'orange et les pistaches (ou amandes) grillées.

Par portion : 331 kcal, 30 g protéines, 18 g glucides, 5 g fibres, 16 g lipides, 3 g graisses saturées, 68 mg cholestérol, 290 mg sodium.

Salade d'orge aux pois mange-tout et vinaigrette au citron

8 portions | **Préparation : 30 minutes**
Cuisson : 40 à 45 minutes

Comme cette salade aussi belle que bonne le prouve bien, l'orge, un hypoglycémiant, ne se sert pas qu'en soupe. Les pois fournissent à leur tour des fibres hypoglycémiantes et hypocholestérolémiantes. Et pour couronner le tout, la vinaigrette au citron ralentit la conversion des glucides en sucre sanguin. Pour servir la salade en plat principal, ajoutez-lui des cubes de poulet, de saumon ou de tofu ferme cuits au four.

VINAIGRETTE

2 c. à thé de zeste de citron frais râpé

¼ tasse de jus de **citron** frais pressé

¼ tasse d'**échalote** haché fin

1 gousse d'**ail,** hachée fin

½ c. à thé de sel ou au goût

Poivre du moulin

⅓ tasse d'**huile d'olive** extra vierge

SALADE

1 tasse d'**orge** perlé, rincé (voir Conseil)

2½ tasses d'eau

¼ c. à thé de sel ou au goût

1½ tasse (170 g/6 oz) de **pois** mange-tout ou de pois « Sugar snap »

1 poivron rouge moyen, épépiné et coupé en dés

3 ou 4 **carottes** moyennes, râpées (1 tasse)

¼ tasse de persil frais haché

¼ tasse de ciboulette ciselée

1. **Vinaigrette :** Fouettez le zeste de citron, le jus de citron, l'oignon vert, l'ail, ½ c. à thé de sel et le poivre dans un bol moyen. Incorporez peu à peu l'huile au fouet.

2. **Salade :** Mettez l'orge, l'eau et ¼ c. à thé de sel dans une grande casserole à feu moyen-doux. Quand l'eau mijote, réduisez le feu à doux, couvrez et laissez cuire jusqu'à ce que l'orge soit tendre et ait absorbé la plus grande partie de l'eau ; comptez 40-45 minutes. Recueillez l'orge dans un grand bol et laissez-le refroidir en le détachant de temps à autre à la fourchette pour l'empêcher de s'agglutiner.

3. Entre-temps, effilez les pois et coupez le bout de la tige. Taillez-les en deux en diagonale. Faites-les cuire dans une grande casserole d'eau légèrement salée ou à la vapeur jusqu'à ce qu'ils soient tendres ; comptez 2 minutes. Égouttez-les et rincez-les sous l'eau froide.

4. Jetez les pois, les poivrons, les carottes, le persil et la ciboulette dans l'orge. Arrosez la salade de vinaigrette et mélangez bien. On compte ¾ tasse par portion. Pour prendre de l'avance, préparez la veille la vinaigrette et la salade et gardez-les au réfrigérateur, chacune dans un plat couvert. Mettez la vinaigrette dans la salade seulement au moment de servir.

Par portion : 202 kcal, 4 g protéines, 25 g glucides, 5 g fibres, 10 g lipides, 1 g graisses saturées, 0 mg cholestérol, 234 mg sodium.

Conseil : Pour épargner du temps, vous pouvez utiliser de l'orge à cuisson rapide. En 2, comptez 1½ tasse d'orge à cuisson rapide, 2½ tasses d'eau et ¼ c. à thé de sel. Faites mijoter, couvrez et laissez cuire 10-12 minutes.

2 | **tomate**
crue, la tomate conserve
toute sa vitamine C

citron | **3**
acide, le citron
diminue l'indice
glycémique
d'un repas

1 | **thon**
il regorge de protéines
qui stabilisent les sucres
sans renfermer de
graisses saturées

**huile
d'olive** | **7**
elle ralentit la digestion
et écrête les pics de
sucre sanguin

4 | **haricots**
grâce à leurs fibres
solubles, il n'y a pas
meilleur aliment contre
l'hyperglycémie

oignons | **6**
crus, leur pouvoir
antioxydant est plus grand

5 | **ail**
merveilleux dans les
vinaigrettes, l'ail peut
favoriser la sécrétion
d'insuline

Salade de thon et cannellini au citron

Salade de thon et cannellini au citron

4 **portions** | **Préparation : 25 minutes**
| **Cuisson : aucune**

Thon et haricots sont des alliés classiques, à la fois pratiques et nourrissants. Ayez-en constamment des boîtes de conserve à la maison et vous pourrez réaliser cette salade facilement – avec des verdures fraîches et des tomates cerise. Notre version se caractérise par du zeste de citron et un parfum de romarin. Elle convient aux lunchs entre amis, aux pique-niques et aux dîners des jours de canicule.

VINAIGRETTE CITRON-AIL

3 c. à soupe de jus de **citron**

1 gousse d'**ail**, hachée fin

¼ c. à thé de sel ou au goût

⅛ c. à thé de piment rouge broyé

¼ tasse d'**huile d'olive** extra vierge

Poivre du moulin

SALADE

1 boîte (540 ou 398 ml/19 ou 15 oz) de **haricots** cannellini, égouttés et rincés

1 boîte (170 g/6 oz) de **thon** pâle entier à l'eau, égoutté et détaillé en feuillets

⅓ tasse d'**oignon** rouge haché fin

2 c. à thé de romarin frais haché

1½ c. à thé de zeste de citron frais râpé

6 tasses de roquette, lavée, séchée

1 tasse de **tomates** cerise, coupées en quatre

1. **Vinaigrette :** Mélangez le jus de citron, l'ail, le sel et le piment rouge dans un petit bol. Ajoutez peu à peu l'huile au fouet. Poivrez.

2. **Salade :** Mélangez les haricots, le thon, l'oignon, le romarin et le zeste de citron dans un bol moyen. Ajoutez ¼ tasse de vinaigrette (gardez le reste pour la roquette). Remuez bien.

(La salade de thon et de haricots se garde 24 heures au réfrigérateur dans un plat couvert.)

3. Avant de servir, mettez la roquette et le reste de la vinaigrette dans un grand bol et remuez bien. Dressez-la dans 4 assiettes. Déposez dessus la salade de thon et de haricots et décorez avec les tomates cerise. On compte ⅔ tasse de salade au thon et aux haricots et 1½ tasse de roquette par portion.

Par portion : 305 kcal, 18 g protéines, 25 g glucides, 7 g fibres, 15 g lipides, 2 g graisses saturées, 26 mg cholestérol, 500 mg sodium.

Salade de haricots noirs et d'orge

6 **portions** | **Préparation : 25 minutes**
| **Cuisson : 10 minutes**

Avec ses aliments magiques – orge, haricots, vinaigre et orange – servez cette salade en pique-nique, en barbecue et avec poulet, porc ou poisson rôtis. *Photo, p. 219.*

1¼ tasse de bouillon hyposodique de poulet ou de légumes

¾ tasse d'**orge** à cuisson rapide

¼ tasse de **vinaigre** de cidre

¼ tasse de jus d'orange

¼ tasse d'**huile d'olive** extra vierge

1½ c. à thé de cumin moulu

1 c. à thé d'origan sec

1 gousse d'**ail**, hachée fin

¼ c. à thé de sel ou au goût

Poivre du moulin

1 boîte (398 ou 540 ml/15½ ou 19 oz) de **haricots** noirs, égouttés et rincés

1 gros poivron rouge ou jaune, épépiné et en dés

1 botte d'**oignons verts,** parés et hachés (⅔ tasse)

½ tasse de coriandre fraîche, hachée grossièrement

Quartiers de **lime**

1. Amenez le bouillon et l'orge à ébullition dans une casserole moyenne. Couvrez et réduisez le feu à doux. Laissez cuire environ 10 minutes : l'orge doit être tendre et avoir absorbé presque tout le liquide. Réservez-le dans un grand bol en le détachant de temps à autre à la fourchette pour l'empêcher de s'agglutiner.

2. Entre-temps, mettez le vinaigre, le jus d'orange, l'huile, le cumin, l'origan, l'ail, le sel et le poivre dans un bocal hermétique et agitez-le ou dans un petit bol et fouettez.

3. Jetez les haricots, le poivron, les oignons verts et la coriandre dans l'orge. Ajoutez la vinaigrette et remuez. Décorez de quartiers de lime. On compte ¾ tasse par portion. La salade se garde 24 heures au réfrigérateur dans un plat couvert.

Par portion : 230 kcal, 7 g protéines, 29 g glucides, 7 fibres, 11 g lipides, 2 g graisses saturées, 0 mg cholestérol, 410 mg sodium.

Pâtes de blé entier au poulet, sauce au beurre d'arachide

8 portions | Préparation : 35 minutes | Cuisson : 8 à 10 minutes

Avec son spaghetti de blé entier dont le goût s'associe bien à celui de la sauce aux arachides, ce plat vous vaudra des applaudissements. Le tofu complète le beurre d'arachide pour en limiter les calories et lui donner du velouté. Pour servir une version végétarienne de cette salade, remplacez le poulet par du tofu ferme, cuit et assaisonné. Vous pouvez préparer les éléments d'avance, mais ne mettez la vinaigrette qu'au moment de servir.

VINAIGRETTE

½ tasse de **beurre d'arachide** au naturel

⅓ tasse de **tofu** soyeux ferme, peu gras

¼ tasse de sauce de soya hyposodique

3 c. à soupe de jus de **lime**

3 gousses d'**ail,** hachées fin

2 c. à soupe de cassonade blonde bien tassée

¾ c. à thé de piment rouge broyé

SALADE

340 g (12 oz) de **spaghetti de blé entier**

2 c. à thé d'huile de sésame

2½ tasses de poitrine de **poulet** sans peau, cuite et effilochée

2-4 **carottes** moyennes, râpées (1 tasse)

1 petit poivron rouge, haché fin (1 tasse)

¼ concombre (anglais), épépiné et râpé (¾ tasse)

⅓ tasse de feuilles de coriandre fraîches hachées grossièrement

¼ tasse d'**oignon vert** haché

3 c. à soupe d'**arachides** non salées, grillées à sec, hachées

Quartiers de **lime**

1. Amenez à ébullition une grande casserole d'eau légèrement salée pour les spaghettis.

2. **Vinaigrette :** Mettez tous les ingrédients dans le robot et défaites-les en purée. Raclez les parois du bol une ou deux fois. Réservez.

3. **Salade :** Faites cuire les spaghettis dans l'eau bouillante 6-9 minutes pour qu'ils soient *al dente* (c'est-à-dire fermes) en remuant souvent ou suivez les indications sur l'emballage. Égouttez-les et rincez-les sous l'eau froide. Réservez-les dans un grand bol ; aspergez-les d'huile et remuez.

4. Ajoutez le poulet, les carottes, le poivron et la vinaigrette ; remuez. Distribuez en surface le concombre, la coriandre, les oignons verts et les arachides. Servez avec des quartiers de lime. On compte 1¼ tasse par portion.

Par portion : 364 kcal, 22 g protéines, 43 g glucides, 8 g fibres, 13 g lipides, 2 g graisses saturées, 28 g cholestérol, 560 mg sodium.

Salade d'édamames à la grecque

8 **portions** | **Préparation : 25 minutes** | **Cuisson : 4 minutes**

Cette variante d'une salade grecque classique associe des fines herbes parfumées à des édamames (fèves de soya avant maturité), riches en protéines. Vous en trouvez au rayon des produits surgelés ou des produits naturels dans les supermarchés ou les magasins d'aliments naturels. *Photo, p. 218.*

1 tasse d'**édamames** écalés, surgelés

⅓ tasse d'**huile d'olive** extra vierge

3 c. à soupe de jus de **citron**

2 gousses d'**ail,** hachées fin

¼ c. à thé de sel ou au goût

¼ c. à thé de sucre

Poivre du moulin

2 tasses de romaine déchiquetée (½ petite pomme)

2 tasses de **tomates** cerise coupées en deux ou 2 tomates moyennes, vidées et coupées en morceaux de 5 x 2,5 cm (2 x 1 po)

1 tasse de concombre anglais tranché

⅔ tasse d'**oignons verts** hachés

½ tasse d'**olives** kalamata dénoyautées, coupées en deux

½ tasse de feuilles de menthe fraîches, lavées, asséchées et hachées grossièrement

½ tasse de feuilles de persil plat fraîches, lavées, asséchées et hachées grossièrement

1 tasse de **fromage** féta émietté

1. Amenez à ébullition une grande casserole d'eau légèrement salée. Faites-y cuire les édamames à feu moyen, à couvert, 3-4 minutes ou jusqu'à ce qu'ils soient tendres. Égouttez et rincez sous le robinet d'eau froide.

2. Mettez l'huile, le jus de citron, l'ail, le sel, le sucre et le poivre dans un bocal hermétique. Secouez-le.

3. Mélangez la romaine, les tomates, le concombre, les oignons verts, les olives, la menthe, le persil et les édamames cuits dans un saladier. Avant de servir, versez la vinaigrette sur la salade et remuez bien. Décorez chaque portion de féta. On compte 1¼ tasse par portion.

Par portion : 220 kcal, 7 g protéines, 10 g glucides, 3 g fibres, 17 g lipides, 5 g graisses saturées, 15 mg cholestérol, 500 mg sodium.

Pâtes et légumes en salade

6 **portions** | **Préparation : 30 minutes** | **Cuisson : 8 à 10 minutes**

Cette salade estivale, à manger dehors, associe des pâtes de blé entier et une généreuse quantité de légumes. Elle est liée par une mayonnaise légère mélangée à du yogourt peu gras, garniture qui présente bien moins de graisses saturées et de calories que les mayonnaises usuelles. Pour étoffer la salade, ajoutez-y du thon en boîte, du poulet cuit ou des pois chiches. *Photo, p. 218.*

2 tasses (170 g/6 oz) de **pâtes** (rotini ou fusilli) de blé entier

⅓ tasse de mayonnaise légère

⅓ tasse de **yogourt** léger nature

2 c. à soupe d'**huile d'olive** extra vierge

1 c. à soupe de **vinaigre** de vin rouge ou de **jus de citron**

1 gousse d'**ail,** hachée fin

⅛ c. à thé de sel ou au goût

Poivre du moulin

1 tasse de **tomates** cerise ou en grappe, coupées en deux

1 petit poivron jaune ou rouge, en dés (1 tasse)

2-4 **carottes** moyennes, râpées (1 tasse)

4 **oignons verts** moyens, hachés (½ tasse)

½ tasse d'**olives** kalamata dénoyautées, hachées

⅓ tasse de basilic frais ciselé

1. Faites cuire les pâtes 8-10 minutes, ou selon le mode d'emploi de l'emballage, dans beaucoup d'eau bouillante peu salée, en remuant souvent : elles seront tendres mais fermes. Égouttez-les et passez-les sous le robinet d'eau froide.

2. Fouettez la mayonnaise, le yogourt, l'huile, le vinaigre, l'ail, le sel et le poivre dans un grand bol. Jetez-y les pâtes et remuez. Ajoutez les tomates, le poivron, les carottes, les oignons verts, les olives et le basilic. Remuez. On compte 1 tasse par portion. Cette salade se garde 24 heures au réfrigérateur, dans un plat couvert.

Par portion : 205 kcal, 6 g protéines, 29 g glucides, 4 g fibres, 9 g lipides, 2 g graisses saturées, 1 mg cholestérol, 291 mg sodium.

Salade de chou sans mayonnaise

6 portions | **Préparation : 20 minutes**
| **Cuisson : aucune**

La salade de chou est populaire, mais toujours très grasse et trop sucrée. Ici on remplace la mayonnaise par du yogourt additionné d'huile d'olive (un bon gras). Si c'est possible, mélangez chou rouge et chou vert pour profiter des anthocyanes du premier qui stimulent la sécrétion d'insuline et abaissent le taux sanguin de sucre. Pour aller plus vite, vous pouvez utiliser 5 tasses d'un mélange commercial de salade de chou. *Photo, p. 219.*

⅓ tasse de **yogourt** léger nature

4 c. à thé de moutarde de Dijon

4 c. à thé de **vinaigre** de cidre

4 c. à thé d'**huile d'olive** extra vierge

1½ c. à thé de sucre

½ c. à thé de **graines** de carvi ou graines de céleri

¼ c. à thé de sel

¼ c. à thé de poivre du moulin

½ **chou** vert moyen, en chiffonnade (4 tasses)

2-4 **carottes** moyennes, râpées (1 tasse)

1. Fouettez ensemble le yogourt, la moutarde, le vinaigre, l'huile, le sucre, les graines de carvi, le sel et le poivre dans un petit bol.

2. Mettez le chou et les carottes dans un grand bol. Ajoutez la sauce et remuez bien. On compte ¾ tasse par portion. La salade de chou se garde 24 heures au réfrigérateur, dans un plat couvert.

Par portion : 63 kcal, 2 g protéines, 7 g glucides, 2 g fibres, 4 g lipides, 1 g graisses saturées, 0 mg cholestérol, 141 mg sodium.

Épinards, avocat et pamplemousse en salade, sauce aux graines de pavot

4 portions | **Préparation : 30 minutes**
| **Cuisson : aucune**

Cette salade est un tiercé d'aliments magiques. Le pamplemousse contraste avec l'avocat et les épinards. Cette entrée remarquable devient, par temps chaud, un plat principal si vous lui ajoutez des crevettes ou des pétoncles cuits. Vous pouvez préparer la recette jusqu'à l'étape 3 deux jours d'avance. Couvrez et réfrigérez séparément les quartiers de pamplemousse et la sauce.

2 **pamplemousses** roses

1 c. à soupe de **vinaigre** de vin blanc ou de riz

1 grosse **échalote,** hachée fin (¼ tasse)

2 c. à thé de **graines** de pavot

1 c. à thé de miel

1 c. à thé de moutarde de Dijon

3 c. à soupe d'**huile d'olive** extra vierge

½ c. à thé de sel ou au goût

Poivre du moulin

8 tasses (170 g/6 oz) de bébés **épinards,** lavés et essuyés

1 botte de radis tranchés (1 tasse)

2 **avocats** Haas, pelés, dénoyautés et tranchés

1. Posez une passoire sur un bol moyen. Avec un couteau coupant, retirez l'écorce et la pulpe blanche des pamplemousses. Dégagez les quartiers de leurs pellicules et laissez-les tomber avec le jus dans la passoire. Pressez le réseau de pellicules pour en extraire le jus.

2. Versez ¼ tasse de jus de pamplemousse (réservez le reste pour un autre emploi) dans un petit bol ou un bocal hermétique. Ajoutez le vinaigre, l'échalote, les graines de pavot, le miel, la moutarde, le sel et le poivre ; fouettez le mélange ou agitez le bocal.

3. Au moment du service, mettez les épinards et les radis dans un grand bol et assaisonnez-les avec la moitié de la vinaigrette. Répartissez la salade dans 4 assiettes. Éparpillez dessus les tranches d'avocat et les quartiers de pamplemousse et arrosez avec le reste de la vinaigrette. On compte 2 tasses par portion.

Par portion : 326 kcal, 4 g protéines, 29 g glucides, 10 g fibres, 25 g lipides, 3 g graisses saturées, 0 mg cholestérol, 416 mg sodium.

Salade de lentilles à la grecque

6
portions

Préparation : 20 minutes
Cuisson : 25 à 30 minutes

Riches en protéines végétales, en fibres solubles et en acide folique, les lentilles sont un aliment magique de base. N'attendez pas l'hiver pour en manger en soupe ; elles sont tout aussi délicieuses en salade d'été. Vous pouvez remplacer les lentilles sèches par deux boîtes de 398 ml/15 oz chacune de lentilles.

1 tasse de **lentilles** vertes ou brunes sèches (voir Note sur les ingrédients), lavées

1 c. à thé de sel, en tout

3 c. à soupe de jus de **citron**

2 c. à soupe d'**huile d'olive** extra vierge

1 gousse d'**ail,** hachée fin

Poivre du moulin

1 botte d'**oignons verts,** hachés (1 tasse)

1 tasse (12 oz) de poivron rouge rôti en bocal, rincé et coupé en petits dés

½ tasse (60 g/2 oz) de **fromage** féta émietté

⅓ tasse d'aneth frais haché

6 tasses de roquette parée, lavée et asséchée, ou de cresson.

1. Déposez les lentilles dans une grande casserole et couvrez-les d'eau. Lancez l'ébullition. Réduisez la chaleur à moyen-doux, couvrez partiellement et laissez mijoter 15 minutes. Ajoutez ½ c. à thé de sel et prolongez la cuisson de 10-15 minutes ou jusqu'à ce que les lentilles soient tendres. Égouttez et laissez tiédir.

2. Dans un grand bol, fouettez ensemble le jus de citron, l'huile, l'ail, la ½ c. à thé de sel qui reste et le poivre. Ajoutez les lentilles tièdes et remuez délicatement. Ajoutez les oignons verts, le poivron rôti, le féta et l'aneth. Remuez de nouveau. Pour servir, dressez la salade de lentilles sur un lit de roquette. On compte ¾ tasse par portion.

Par portion : 160 kcal, 10 g protéines, 13 g glucides, 10 g fibres, 7 g lipides, 2 g graisses saturées, 5 mg cholestérol, 700 mg sodium.

Note sur les ingrédients : Les lentilles brunes, très répandues, conviennent bien ici, mais on leur préfère les petites lentilles vertes importées de France (connues sous le nom de lentilles vertes du Puy) parce qu'elles gardent leur forme et ont une texture agréable. Le temps de cuisson total est de 20 minutes pour les lentilles vertes et de 25-30 minutes pour les lentilles brunes.

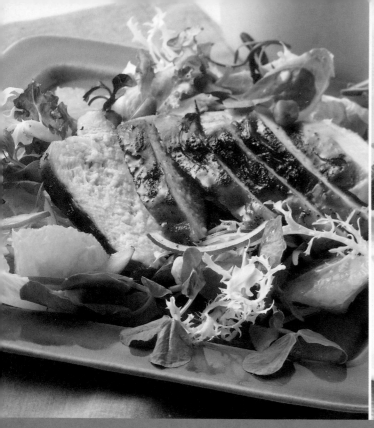

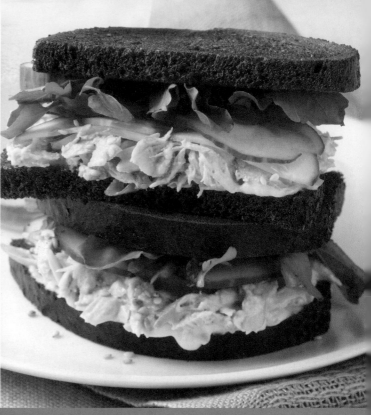

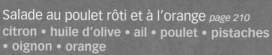

Salade au poulet rôti et à l'orange *page 210*
citron • huile d'olive • ail • poulet • pistaches
• oignon • orange

Pâtes et légumes en salade *page 215*
pâtes • yogourt • huile d'olive • vinaigre • ail
• tomate • carotte • oignon vert • olives

Sandwichs au saumon, mayonnaise au wasabi *page 220*
vinaigre • saumon • oignon vert • graines
• pumpernickel

Salade d'édamames à la grecque *page 215*
édamames • huile d'olive • citron • ail • tomate
• oignon vert • olives • fromage

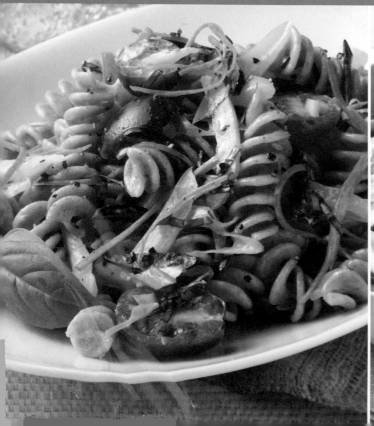

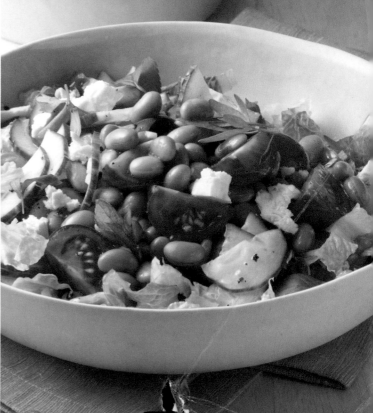

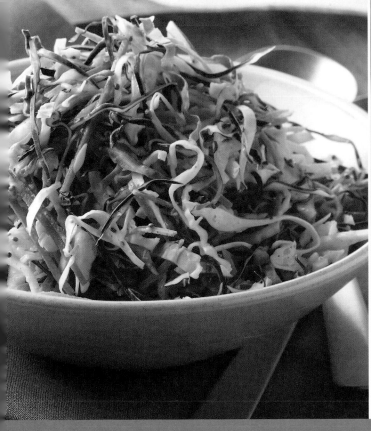

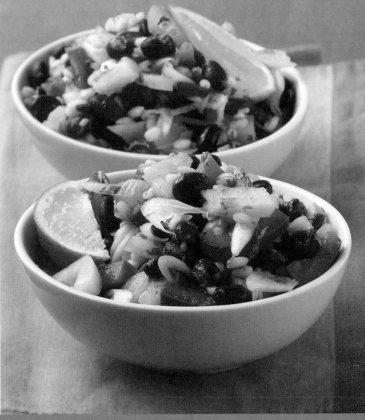

Salade de chou sans mayonnaise *page 216*
yogourt • vinaigre • huile d'olive • graines
• chou • carottes

Salade de haricots noirs et d'orge *page 213*
orge • vinaigre • huile d'olive • ail • haricots
• oignons verts • lime

Sandwich thon-carotte sur pain de seigle *page 222*
carotte • citron • huile d'olive • oignon vert
• thon • pain de seigle ou pumpernickel

Soupe aux lentilles rouges et au cari *page 224*
oignons • ail • lentilles • tomate • cannelle
• citron • yogourt • oignon vert

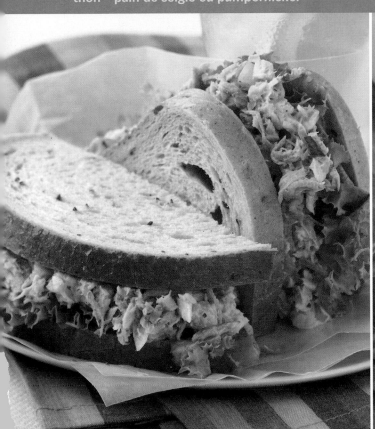

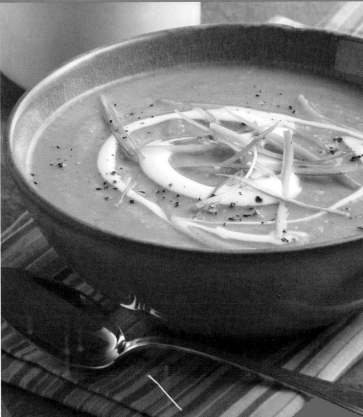

Sandwichs au saumon relevés de mayonnaise au wasabi

4 portions | Préparation : 20 minutes
Cuisson : aucune

Quand vous vous fatiguez des sandwichs au thon, essayez cette recette inspirée des sushis. Le saumon en boîte est un aliment de base essentiel et une bonne façon de récolter les avantages nutritionnels du saumon fumé sans en payer le prix. *Photo, p. 218.*

6 c. à soupe de mayonnaise légère, en tout

2 c. à soupe de **vinaigre** de riz

1 c. à soupe de gingembre frais râpé

1½ c. à thé de poudre de wasabi
   (voir Note sur les ingrédients)

1 c. à thé de mirin (voir Note sur les ingrédients)

1 boîte (213 g/7,5 oz) de **saumon,** égoutté et détaché en feuillets

2 c. à soupe d'**oignon vert** haché

1 c. à soupe de **graines** de sésame, grillées
   (voir Conseil)

8 tranches de **pain pumpernickel**

1 tasse de concombre tranché mince

1 tasse de cresson, lavé et épongé

1. Fouettez 3 c. à soupe de mayonnaise avec le vinaigre de riz, le gingembre, la poudre de wasabi et le mirin dans un bol moyen. Ajoutez le saumon, l'oignon vert et les graines de sésame et mélangez.

2. Étalez le reste de la mayonnaise sur un côté seulement des 8 tranches de pain. Tartinez 4 de ces tranches avec le mélange à base de saumon ; couronnez de concombre et de cresson. Mettez par-dessus les 4 autres tranches de pain. Coupez les sandwichs en deux. On compte deux demi-sandwichs par portion.

Par portion : 314 kcal, 18 g protéines, 36 g glucides, 5 g fibres, 12 g lipides, 2 g graisses saturées, 34 mg cholestérol, 860 mg sodium.

Conseil : Faites griller les graines de sésame à sec dans une petite poêle, en remuant constamment, jusqu'à ce qu'elles soient dorées et odorantes, soit pendant 2-3 minutes.

Note sur les ingrédients

• Le wasabi, ce condiment piquant qui relève les sushis, provient de la tige d'un membre semi-aquatique de la famille des choux. Ajoutez un peu d'eau à la poudre de wasabi pour obtenir la pâte qui accompagne les sushis. Les grands supermarchés tiennent de la poudre de wasabi au rayon des produits asiatiques ou avec les sushis.

• Aussi appelé vin de riz, le mirin est un vin doux, à faible teneur en alcool, tiré du riz glutineux. On le trouve au rayon des produits asiatiques dans la plupart des supermarchés.

Sandwichs à l'aubergine grillée, sauce au poivron rouge et aux noix

4 portions | Préparation : 30 minutes
Cuisson : aucune

Voici une garniture à sandwich délicieuse et inusitée qui s'allie à merveille à du pain au levain, ingrédient à indice glucémique faible. Si vous faites griller le pain et le servez immédiatement, vous obtenez un repas léger pour les chaudes soirées d'été. Pour préparer des paninis (sandwichs grillés à l'italienne), vaporisez la partie externe des pains d'enduit antiadhésif et faites-les griller dans une presse à paninis ou sur une plaque.

¾ tasse de sauce au piment rouge et aux noix
   (recette, ci-contre)

2 **aubergines** italiennes moyennes, détaillées transversalement en tranches de 1 cm (⅜ po)

¼ c. à thé de sel ou au goût

Poivre frais du moulin

8 petites tranches de **pain au levain,**
 grillées ou non

125 g (4 oz) de bûchette de **fromage** de chèvre
 crémeux, en tranches de 1 cm (⅜ po) d'épaisseur

¾ tasse de roquette, lavée et asséchée

1. Préparez la sauce au poivron rouge
et aux noix.

2. Allumez le gril.

3. Aspergez les deux côtés des tranches d'aubergine d'enduit antidhésif et assaisonnez-les de
sel et de poivre. Huilez légèrement la grille avec
un morceau d'essuie-tout imbibé d'huile (tenez-
le avec une pince si la grille est chaude). Faites
griller l'aubergine 4-6 minutes de chaque côté,
pour qu'elle soit tendre et dorée.

4. Étalez environ 1½ c. à soupe de sauce au
piment rouge et aux noix sur un seul côté des
tranches de pain. Sur 4 tranches, posez les
aubergines, surmontées de fromage de chèvre
puis de roquette. Couvrez des 4 autres tranches
de pain. Coupez les sandwichs en deux. On
compte deux demi-sandwichs par portion.
Enveloppés de pellicule de plastique ou de
papier d'aluminium, les sandwichs se gardent
au réfrigérateur ou dans une glacière garnie de
blocs réfrigérants pendant 2 jours.

Par portion : 349 kcal, 14 g protéines, 44 g glucides, 6 g fibres,
13 g lipides, 5 g graisses saturées, 13 mg cholestérol,
910 mg sodium.

Conseil : Déposez un grillage à légumes sur la
grille pour empêcher les tranches d'aubergine de
glisser entre les barres.

Sauce au poivron rouge et aux noix

4 portions | **Préparation : 10 minutes**
| **Cuisson : aucune**

En plus de relever les garnitures de sandwichs, cette
sauce à la saveur intense se sert très bien en amuse-
gueule si vous l'étalez sur des craquelins de blé entier ou
des croustilles de galettes pita au blé entier (p. 207).

¼ tasse de **noix** de Grenoble

1 c. à soupe de chapelure sèche fine non assaisonnée

1 gousse d'**ail,** hachée fin (½ c. à thé)

1 c. à thé de cumin moulu

⅛ c. à thé de piment rouge broyé

⅛ c. à thé de sel ou au goût

1 bocal (200 ml/7 oz) de poivrons rouges rôtis,
 égouttés et rincés

1 c. à soupe de jus de **citron**

1. Au robot, défaites ensemble en purée les
noix, la chapelure, le cumin, le piment rouge
broyé et le sel. Ajoutez les poivrons rouges rôtis
et le jus de citron et travaillez-les jusqu'à ce que
la purée soit lisse. On compte 3 c. à soupe par
portion. La sauce se garde 4 jours au réfrigérateur dans un plat couvert. Donne ¾ tasse.

Par portion : 76 kcal, 2 g protéines, 6 g glucides, 1 g fibres,
5 g lipides, 1 g graisses saturées, 0 mg cholestérol,
268 mg sodium.

Sandwich thon-carotte sur pain de seigle

2 portions
Préparation : 15 minutes
Cuisson : aucune

Voulez-vous ajouter des aliments riches en oméga-3 à votre régime quotidien ? Mangez un sandwich au thon le midi. Celui-ci offre en plus un légume croquant, la salade de carotte, et vient sur du pain de seigle pour vous aider à *réduire* votre taux sanguin de sucre. *Photo, p. 219.*

1 **carotte** moyenne, râpée (⅔ tasse)

2 c. à thé de jus de **citron**

2 c. à thé d'**huile d'olive** extra vierge

1 c. à soupe d'**oignons verts** hachés

1 c. à soupe d'aneth ou de persil frais haché

⅛ c. à thé de sel ou au goût

1 boîte (85 g/3 oz) de **thon** pâle en morceaux, à l'eau, égoutté et détaché en feuillets

¼ tasse de céleri haché fin

2 c. à soupe de mayonnaise légère, en tout

4 tranches de **pain de seigle** ou de **pain pumpernickel**

4 feuilles de laitue, lavées et asséchées

1. Réunissez la carotte, le jus de citron, l'huile, l'oignon vert, l'aneth (ou le persil) et le sel dans un petit bol. Mélangez à la fourchette.

2. Mélangez le thon, le céleri et 1 c. à soupe de mayonnaise dans un autre bol. Tartinez les tranches de pain avec la mayonnaise qui reste. Mettez la moitié du thon, de la salade de carotte et de la laitue sur chacune des deux tranches de pain. Déposez par-dessus les deux autres tranches et coupez les sandwichs en deux. On compte 2 demi-sandwichs par portion. Bien enveloppés, les sandwichs se gardent 1 jour au réfrigérateur ou dans une glacière.

Par portion : 303 kcal, 17 g potéines, 38 g glucides, 5 g fibres, 9 g lipides, 2 g graisses saturées, 13 mg cholestérol, 758 mg sodium.

Soupe à l'orge et aux haricots

8 portions
Préparation : 30 minutes
Cuisson : 40 minutes

Une soupe substantielle, voilà un repas pratique. Celle-ci présente un IG bas, grâce à l'orge et aux haricots qu'elle renferme, et comporte des végétaux magiques comme des épinards et des carottes ; elle est nutritive tout en ayant peu de calories. Le bouillon hyposodique de base, en conserve, complète ses arômes, surtout qu'il est additionné d'ail et de fines herbes. Bref, toute la saveur d'une soupe maison.

7 tasses de bouillon hyposodique de poulet ou de légumes

6 gousses d'**ail,** pelées et écrasées

2 brins de romarin frais (10 cm/4½ po de longueur)

¼ c. à thé de piment rouge broyé

1 boîte (540 ou 398 ml/19 ou 15 oz) de **haricots** rouges, égouttés et rincés

2 c. à thé d'**huile d'olive**

1 **oignon** moyen, haché (1 tasse)

3-4 **carottes,** pelées et en dés (1 tasse)

1 côte de céleri, en dés (¼ tasse)

1 boîte (398 ml/4½ oz) de **tomates,** en dés

1 tasse d'**orge** à cuisson rapide

10 tasses de bébés **épinards,** lavés

Poivre noir du moulin

½ tasse de **fromage** pamesan râpé

1. Amenez le bouillon à ébullition dans une grande casserole. Ajoutez l'ail, le romarin et le piment rouge broyé. Couvrez partiellement et laissez mijoter à feu moyen-doux 15 minutes. Coulez le bouillon dans une passoire posée sur un grand bol. Jetez les matières solides. Réservez.

2. Réduisez en purée à la fourchette 1 tasse de haricots dans un petit bol. Réservez la purée et le reste des haricots entiers. À feu moyen, réchauffez l'huile dans une soupière de 4-6 litres (16-24 tasses). Ajoutez l'oignon, les carottes et le céleri. Laissez cuire 3-4 minutes en remuant souvent. Quand il sont tendres, jetez dans la soupière le bouillon réservé, les tomates, l'orge et les haricots en purée et nature réservés. Réchauffez en remuant de temps à autre. Quand la soupe mijote avec entrain, réduisez la chaleur à moyen-doux, couvrez et laissez cuire environ 15 minutes pour que l'orge soit presque à point.

3. Ajoutez les épinards et remuez. Couvrez et prolongez la cuisson de 3-5 minutes pour faire cuire les épinards et terminer la cuisson de l'orge. Assaisonnez de poivre du moulin. Couronnez chaque portion de 1 c. à soupe de parmesan. On compte 1⅓ tasse par portion. La soupe se garde 2 jours au réfrigérateur dans un plat couvert.

Par portion : 197 kcal, 12 g protéines, 30 g glucides, 7 g fibres, 4 g lipides, 1 g graisses saturées, 4 mg cholestérol, 757 mg sodium.

Soupe aux pois cassés, croûtons au seigle

4 portions | **Préparation : 15 minutes**
Cuisson : 1 heure

Voici une soupe à l'ancienne aux pois cassés. Bonne source de protéines et de fibres végétales, et donc très nourrissante, elle convient parfaitement aux repas du soir et s'apporte bien pour le lunch au bureau où elle vous soutiendra jusqu'à l'heure du goûter. Les croûtons de pain de seigle, faciles à préparer, ajoutent une note sympathique à la soupe et remplacent avantageusement les croûtons commerciaux, souvent faits avec de la farine blanche et riches en gras trans.

4 c. à thé d'**huile d'olive,** en tout

4 tranches de bacon de dos, en cubes (½ tasse ou 60 g/2 oz)

1 **oignon** moyen, haché (1 tasse)

2-4 **carottes** moyennes, en petits dés (1 tasse)

5¼ tasses de bouillon de poulet hyposodique

1 tasse de **pois** verts cassés, triés et rincés

1 c. à thé de sarriette sèche ou de thym

⅛ c. à thé de piment de cayenne

1 feuille de laurier

2 tranches de **pain de seigle,** en dés (1½ tasse)

1. À feu moyen, réchauffez 2 c. à thé d'huile dans une soupière de 4-6 tasses. Jetez dedans le bacon, l'oignon et les carottes. Faites cuire 3-5 minutes en remuant souvent. Quand tout est tendre et doré, ajoutez le bouillon, les pois cassés, la sarriette (ou le thym), le cayenne et la feuille de laurier. Dès que la soupe mijote, réduisez le feu à moyen-doux, couvrez et laissez cuire 1 heure environ ou jusqu'à ce que les pois cassés se soient brisés et aient épaissi le bouillon.

2. Dans l'intervalle, préchauffez le four à 350 °F (180 °C). Dans un bol moyen, mettez l'huile qui reste (2 c. à thé) et les croûtons ; remuez bien. Étalez-les dans un petit plat à four et faites-les griller 15-20 minutes.

3. Quand la soupe est prête, retirez et jetez la feuille de laurier. Décorez chaque portion de croûtons de pain de seigle. On compte 1 tasse par portion. La soupe se garde 2 jours au réfrigérateur dans un plat couvert.

Par portion : 298 kcal, 18 g protéines, 44 g glucides, 2 g fibres, 6 g lipides, 1 g graisses saturées, 7 mg cholestérol, 298 mg sodium.

Soupe aux lentilles rouges et au cari

8 portions | Préparation : 15 minutes
| Cuisson : 25 minutes

Vous pensez peut-être que les lentilles sont un aliment à oublier dans l'armoire jusqu'à ce que vous ayez du temps pour les faire cuire. Or, les lentilles, surtout les lentilles rouges (vendues dans les boutiques d'aliments naturels) sont très pratiques. Inutile de les faire tremper ; elles cuisent en 20 minutes environ et les lentilles brunes, en 30 minutes. *Photo, p. 219.*

2 c. à thé d'huile de canola

2 **oignons** moyens, hachés (2 tasses)

4 gousses d'**ail,** hachées fin

4-5 c. à thé de cari

1½ tasse de **lentilles** rouges, rincées et triées

6 tasses de bouillon hyposodique de poulet
   ou de légumes

¾ tasse d'eau

2 c. à thé de concentré de **tomate**

¼ c. à thé de **cannelle**

2 c. à soupe de jus de **citron**

¼ c. à thé de sel ou au goût

Poivre du moulin

½ tasse de **yogourt** nature écrémé

¼ tasse de tiges d'**oignons verts** hachées

1. À feu moyen, réchauffez l'huile dans une soupière de 4-6 litres (16-24 tasses). Faites-y cuire l'oignon 2-3 minutes en remuant souvent. Ajoutez l'ail et le cari et 30 secondes plus tard les lentilles. Remuez pour les enrober d'huile et ajoutez le bouillon, l'eau, le concentré de tomate et la cannelle. Quand la soupe mijote, réduisez le feu à doux, couvrez et laissez cuire environ 20 minutes pour que les lentilles soient à point.

2. Défaites la soupe en purée au robot ou au mélangeur en plusieurs fois : soyez prudent quand vous pulsez un liquide chaud. Réchauffez la purée dans la soupière et ajoutez le jus de citron, le sel et le poivre. Garnissez chaque portion d'un tourbillon de yogourt saupoudré d'oignons verts hachés. On compte 1 tasse par portion. La soupe se garde 2 jours au réfrigérateur dans un plat couvert.

Par portion : 187 kcal, 14 g protéines, 29 g glucides, 12 g fibres, 2 g lipides, 1 g graisses saturées, 4 mg cholestérol, 199 mg sodium.

Soupe au poulet et au beurre d'arachide

8 portions | Préparation : 20 minutes
| Cuisson : 25 minutes

Le beurre d'arachide ne sert pas qu'à tartiner des toasts. C'est l'ingrédient secret de cette soupe (une recette africaine traditionnelle) qui lui donne de la saveur, du corps et des protéines, sans la charger de graisses saturées.

2 c. à thé d'huile de canola

1 **oignon** moyen, haché (1 tasse)

3 gousses d'**ail,** hachées fin

1 c. à soupe de cari

2 boîtes (398 ml/14 oz chacune) de bouillon de
   poulet hyposodique

1 boîte (398 ml/14 oz) de **tomates** en dés

1 petite **patate douce,** pelée et coupée en dés
   de 1 cm (½ po) (2 tasses)

450 g (1 lb) de poitrine de **poulet** désossée
   et sans la peau, en cubes de 1 cm (½ po)

⅓ tasse de **beurre d'arachide** nature

⅓ tasse de coriandre fraîche hachée

2 c. à soupe de jus de **lime**

Trait de sauce au piment rouge
   (comme la sauce Tabasco)

1. Réchauffez l'huile à feu vif dans une soupière ou un faitout de 4-6 litres (16-24 tasses). Faites-y revenir l'oignon 2-3 minutes en remuant souvent.

Quand il est tendre, ajoutez l'ail et le cari en remuant et, 20 secondes plus tard, le bouillon, les tomates et la patate douce. Quand la soupe mijote, baissez le feu à moyen-doux, couvrez et laissez cuire 10 minutes.

2. Ajoutez le poulet, couvrez et faites mijoter 10 minutes pour que la patate douce soit tendre et le poulet bien cuit. Incorporez le beurre d'arachide, la coriandre, le jus de lime et la sauce au piment rouge. On compte 1 tasse par portion. La soupe se garde 2 jours au réfrigérateur dans un plat couvert.

Par portion : 175 kcal, 14 g protéines, 14 g glucides, 3 g fibres, 7 g lipides, 1 g graisses saturées, 21 mg cholestérol, 406 mg sodium.

Potée aux pâtes à l'orientale

4 portions | **Préparation : 15 minutes**
Cuisson: 30 minutes

Cette potée, à base d'un bon bouillon en conserve, est haute en saveur grâce au gingembre et à l'ail qui lui donnent une touche orientale très caractéristique. Autour du bouillon et des pâtes, se trouvent plusieurs aliments magiques : chou, carottes, vinaigre et tofu qu'on peut remplacer par de petits cubes de poulet cuit.

5¼ tasses de bouillon hyposodique de poulet ou de légumes

3 tranches (5 mm/¼ po d'épaisseur) de gingembre frais, pelé

2 gousses d'**ail,** écrasées et pelées

¼ c. à thé de piment rouge broyé

2 c. à thé d'huile de canola

125 g (4 oz) de shiitakes frais sans le pied, essuyés et tranchés

½ **chou** nappa moyen ou chou vert moyen, en tranches (voir Note sur les ingrédients)

225 g (8 oz) de **tofu** ordinaire ferme, égoutté, épongé et détaillé en dés de 2,5 cm (¾ po)

2-4 **carottes** moyennes, râpées (1 tasse)

2 c. à thé de sauce de soya hyposodique

2 c. à thé de **vinaigre** de riz

1 c. à thé d'huile de sésame

125 g (4 oz) de **linguine de blé entier** ou de spaghetti

2 **oignons verts** moyens (¼ tasse), hachés

1. Amenez à ébullition un grand faitout d'eau légèrement salée.

2. Dans une autre casserole, réchauffez le bouillon. Ajoutez le gingembre, l'ail et le piment rouge. Couvrez à moitié et laissez frémir 15 minutes à feu moyen-doux. Passez le bouillon et réservez-le dans une autre grande casserole. Jetez les éléments sapides.

3. Réchauffez l'huile dans une grande poêle antiadhésive à feu moyen-vif. Faites-y revenir les champignons 3-5 minutes en remuant souvent. Ajoutez le chou et prolongez la cuisson de 2-3 minutes, en remuant souvent. Quand le chou est presque tendre, mettez cet appareil dans le bouillon réservé. Couvrez partiellement et laissez mijoter 5 minutes environ à feu moyen-doux. Le chou étant à point, ajoutez le tofu et les carottes et réchauffez. Incorporez la sauce de soya, le vinaigre de riz et l'huile de sésame.

4. Entre-temps, faites cuire les linguine dans l'eau bouillante 6-9 minutes (pour qu'ils soient *al dente*) ou selon les directives de l'emballage. Égouttez-les. Dressez-les dans 4 grands bols à soupe et versez la potée par-dessus ; décorez d'oignon vert. On compte 1½ tasse par portion.

Par portion : 246 kcal, 16 g protéines, 32 g glucides, 6 g fibres, 8 g lipides, 1 g graisses saturées, 0 mg cholestérol, 917 mg sodium.

Note sur les ingrédients : Le chou nappa, aussi appelé chou chinois, est un légume pommé long, ovale et vert pâle. Son goût est plus fin que celui du chou vert.

BŒUF, AGNEAU ET PORC

Sauté de bœuf à l'orange, au brocoli et au piment rouge

4 portions | Préparation : 30 minutes
| Cuisson : 8 minutes

Les recettes de sautés au bœuf et brocoli peuvent sembler ordinaires ; celle-ci se distingue par ses parfums de zeste d'orange et de gingembre frais. Elle offre une généreuse quantité de légumes et des protéines maigres, de sorte que sa valeur nutritionnelle est excellente et ses calories, réduites. Vous pouvez, au besoin, remplacer les légumes frais par 4 tasses de bouquets de brocoli surgelés et 2½ tasses de mélange surgelé aux poivrons pour sautés. *Photo, p. 227.*

½ tasse de jus d'orange

2 c. à soupe de sauce de soya hyposodique

1 c. à soupe de sauce aux huîtres

1 c. à soupe de **vinaigre** de riz

1½ c. à thé de sauce au chili et à l'ail
   ou de sauce au piment rouge

1½ c. à thé de fécule de maïs

1 c. à soupe d'huile végétale

340 g (12 oz) de bavette de **bœuf,** parée, coupée en
   deux sur la longueur et détaillée en tranches de
   5 mm (¼ po) d'épaisseur

1 c. à soupe de gingembre frais haché

2 c. à thé de zeste de citron frais (voir Conseil)

3 gousses d'**ail,** hachées fin

1 **oignon** moyen, tranché (1 tasse)

450 g (1 lb) de **brocoli,** détaillé en bouquets de
   2,5 cm (1 po) (4 tasses)

1 poivron rouge ou jaune, détaillé en julienes de
   5 cm x 5 mm (2 x ¼ po) (1½ tasse)

1. Dans un petit bol, fouettez ensemble le jus d'orange, la sauce de soya, la sauce aux huîtres, le vinaigre, la sauce au chili et à l'ail (ou la sauce piquante) et la fécule de maïs. Réservez.

2. À feu vif, réchauffez 1 c. à thé d'huile dans une grande poêle antiadhésive ou un wok. Mettez-y la moitié de la viande et faites-la cuire 1 minute sans la remuer ni la tourner. Quand elle a bruni dessous, tournez les tranches et comptez 30 secondes. Réservez. Ajoutez encore 1 c. à thé d'huile dans la poêle ou le wok et faites cuire le reste de la viande de la même façon. Réservez.

3. Mettez le reste de l'huile dans la poêle ou le wok, jetez-y le gingembre, le zeste d'orange et l'ail et laissez rissoler 10-20 secondes. Ajoutez l'oignon, comptez 1 minute, puis le brocoli et le poivron, comptez 30 secondes. Versez alors dans la poêle ¼ tasse d'eau, couvrez et laissez cuire 1½ minute. Repoussez les légumes en périphérie. Remuez la sauce réservée, versez-la au centre de la sauteuse et faites cuire 1 minute en remuant : elle sera épaisse et lustrée. Ramenez les légumes dans la sauce, ajoutez la viande réservée et tournez-la pour l'enrober de sauce. On compte 1½ tasse par portion.

Par portion : 247 kcal, 25 g protéines, 17 g glucides, 3 g fibres, 9 g lipides, 3 g graisses saturées, 34 mg cholestérol, 655 mg sodium.

Conseil : Le zesteur est l'intrument idéal pour prélever les zestes d'orange et de citron. À défaut, prenez un couteau éplucheur et hachez l'écorce. Ou couvrez une râpe de pellicule de plastique et utilisez le côté destiné aux fromages durs.

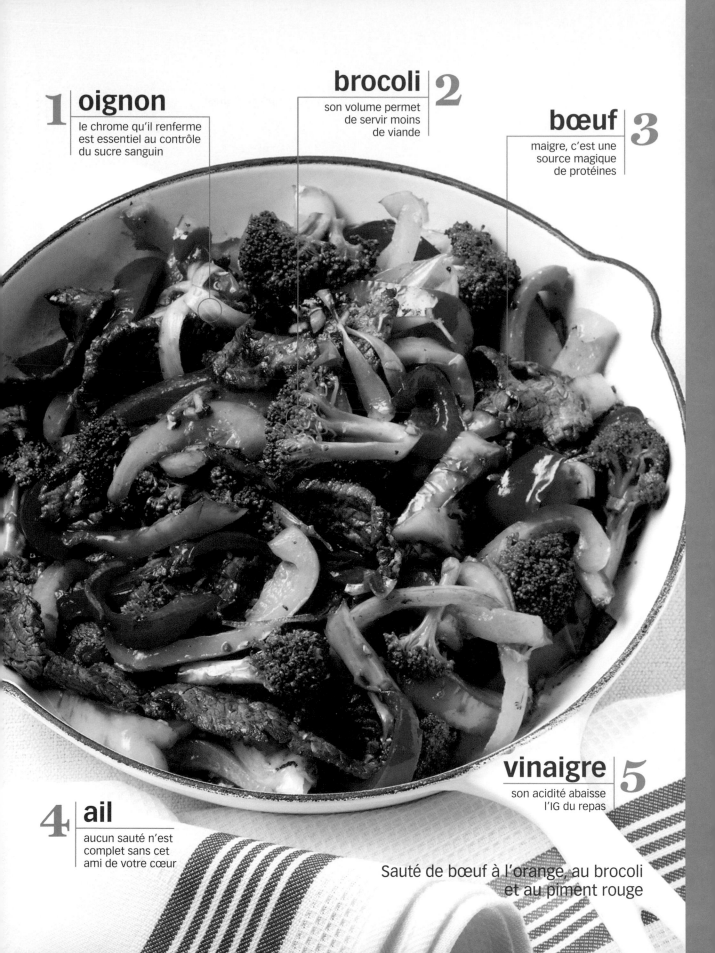

1 oignon
le chrome qu'il renferme
est essentiel au contrôle
du sucre sanguin

brocoli 2
son volume permet
de servir moins
de viande

bœuf 3
maigre, c'est une
source magique
de protéines

4 ail
aucun sauté n'est
complet sans cet
ami de votre cœur

vinaigre 5
son acidité abaisse
l'IG du repas

Sauté de bœuf à l'orange, au brocoli
et au piment rouge

Bifteck de bavette à la sauce balsamique

6 portions

Préparation : 20 minutes	
Marinage : 2 heures	
Cuisson : 12 à 14 minutes	

La bavette est un choix excellent quand vous mourez d'envie de manger un bifteck. Elle est économique, haute en saveur et encore plus tendre lorsque vous la faites mariner. Comme vous tranchez la pièce avant de la servir, vous calculez bien les portions. Et la marinade se transforme en une sauce remarquable. Ici, on fait cuire la bavette dans une poêle, mais vous pouvez utiliser le barbecue ou le gril du four. *Photo, p. 245.*

⅓ tasse de jus d'orange ou de porto

¼ tasse de **vinaigre** balsamique

1 c. à thé de sauce Worcestershire

1 c. à soupe de thym frais haché
ou 1 c. à thé de thym sec

2 gousses d'**ail,** hachées fin

½ c. à thé de sel ou au goût

Poivre noir du moulin

700 g (1½ lb) de bavette de **bœuf,** parée

1 grosse **échalote,** hachée fin (2 c. à soupe)

1 c. à thé d'**huile d'olive**

2 c. à thé de beurre doux

1. Dans un petit bol, fouettez ensemble le jus d'orange (ou le porto), le vinaigre, la sauce Worcestershire, le thym, l'ail, le sel et le poivre. Déposez le bifteck dans un plat en verre peu profond, ajoutez la marinade et tournez la viande dedans. Couvrez et réfrigérez durant au moins 2 heures ou 8 heures au plus, en tournant la viande plusieurs fois.

2. Retirez la viande et versez la marinade dans une petite casserole en ajoutant l'échalote. Badigeonnez la poêle d'huile et déposez-la sur un élément réglé à moyen-vif. Faites-y cuire la bavette selon son épaisseur. On calcule 6-7 minutes pour une cuisson à point. Déposez-la sur une planche à découper et laissez-la reposer 5 minutes.

3. Dans l'invervalle, amenez la marinade à ébullition et faites-la réduire à ⅓ tasse pendant 3-5 minutes. Retirez du feu, ajoutez le beurre et fouettez jusqu'à ce qu'il soit fondu.

4. Découpez la viande perpendiculairement aux fibres. Versez les jus qui s'en échappent dans la sauce que vous servirez avec la bavette. On compte 85 g (3 oz) de viande et 1 c. à soupe de sauce par portion. Les restes se gardent 2 jours au réfrigérateur dans un plat couvert.

Par portion : 196 kcal, 25 g protéines, 4 g glucides, 0 g fibres, 8 g lipides, 3 g graisses saturées, 41 mg cholestérol, 269 mg sodium.

Estouffade de bœuf aux légumes

8 portions

Préparation : 30 minutes	
Cuisson : 15 minutes sur un élément, puis en mijoteuse 4 à 4½ heures à feu vif ou 7 à 8 heures à feu doux	

Le secret de ce ragoût substantiel et savoureux réside dans ses nombreux légumes et dans la sauce épaisse mais pauvre en matières grasses qui l'accompagne. Préparez-le d'avance : il est encore meilleur le lendemain, après avoir été réchauffé.

700 g (1½ lb) de pointe d'épaule de **bœuf,** désossé et paré, en cubes de 4 cm (1½ po)

½ c. à thé de poivre noir du moulin

¼ c. à thé de sel ou au goût

1 c. à soupe d'**huile d'olive**

1 **oignon** moyen, haché (1 tasse)

2 c. à soupe de farine tout usage

4 gousses d'**ail,** hachées fin

1 tasse de vin rouge sec

1 boîte (398 ml/14½ oz) de **tomates** en dés, non égouttées

¾ tasse de bouillon de poulet hyposodique

1 c. à thé de sauce Worcestershire

1½ c. à thé de thym sec

2 feuilles de laurier

280 g (10 oz) de petites **carottes,** pelées et lavées
(2 tasses)

2 navets blancs moyens, pelés et détaillés
en bouchées (2 tasses)

170 g (6 oz) de petits **oignons** surgelés (1½ tasse)

¼ tasse de persil frais haché

1. Épongez le bœuf avec de l'essuie-tout et saupoudrez-le de poivre et de sel. Réchauffez 2 c. à thé d'huile dans une grande poêle antiadhésive à feu moyen-vif. Jetez-y la moitié de la viande et faites-la cuire 3-5 minutes en la tournant de temps à autre avec une pince. Réservez. Faites cuire le reste du bœuf de la même façon et réservez-le.

2. Mettez 1 c. à thé d'huile dans la poêle. Faites-y revenir l'oignon haché 1-2 minutes en le remuant souvent. Quand il est tendre et doré, ajoutez la farine et l'ail et faites cuire 30 secondes à 1 minute. Versez le vin et amenez à ébullition en dégageant bien les particules qui adhèrent à la poêle. Ajoutez les tomates et écrasez-les avec un pilon à purée. Incorporez le bouillon, la sauce Worcestershire, le thym et le laurier et faites mijoter.

3. Déposez le bœuf dans une mijoteuse de 4 litres (16 tasses). Étalez dessus la moitié de la sauce tomate. Ajoutez les carottes et les navets, puis le reste de la sauce tomate. Couvrez et faites cuire jusqu'à ce que la viande et les légumes soient très tendres, soit 4-4½ heures à feu vif ou 7-8 heures à feu doux.

4. Peu avant la fin de la cuisson, faites cuire les petits oignons selon le mode d'emploi de l'emballage et ajoutez-les. Retirez le laurier et décorez de persil. On compte 1 tasse par portion.

Par portion : 235 kcal, 21 g protéines, 14 g glucides, 3 g fibres,
8 g lipides, 3 g graisses saturées, 42 mg cholestérol,
371 mg sodium.

VARIANTES

Estouffade d'agneau aux légumes du printemps

En 1, remplacez l'épaule de bœuf par 700 g (1½ lb) de gigot d'agneau désossé et paré, détaillé en cubes. En 2, remplacez le vin rouge par 1 tasse de vin blanc sec et le thym, par 2 c. à soupe de romarin frais haché. En 3, supprimez les navets. En 4, en plus des petits oignons, faites cuire séparément 1½ tasse de petits pois surgelés selon le mode d'emploi de l'emballage et ajoutez-les au ragoût.

Estouffade de porc à la méditerranéenne

En 1, remplacez l'épaule de bœuf par 700 g (1½ lb) de porc désossé et paré, détaillé en cubes (prenez-le dans la cuisse ou le jambon frais plutôt que dans l'épaule, plus grasse). En 2, remplacez le vin par 1 tasse de bière lager et les tomates par 1 boîte (398 ml/(14½ oz) de tomates assaisonnées aux chilis verts doux. Remplacez le thym et le laurier par 1½ c. à thé de cumin moulu et ¾ c. à thé d'origan sec. En 3, remplacez les carottes et les navets par 1 patate moyenne, pelée et détaillée en morceaux de 2,5 x 2 cm (1 x ¾ po). En 4, faites cuire 1½ tasse de petits oignons surgelés et 1½ tasse de maïs en grains surgelés selon le mode d'emploi de l'emballage et jetez-les dans le ragoût. Remplacez le persil par ¼ tasse de coriandre fraîche hachée. Servez avec des quartiers de lime et de la sauce piquante.

Pain de viande au bœuf et aux légumes

8 portions | **Préparation : 20 minutes**
Cuisson au four : 65-80 minutes

Ce plat longtemps populaire retrouve une nouvelle vie grâce aux aliments magiques de cette recette. Le bœuf haché est allongé de carottes et de courgettes râpées : moins de graisses saturées et plus de légumes. Les flocons d'avoine allègent le pain et lui donnent du volume. Si vous êtes à la course, dressez la préparation dans 8 moules à muffins vaporisés d'enduit antiadhésif et faites-les cuire 30 minutes au four.

450 g (1 lb) de **bœuf** haché extra maigre
(pris dans la ronde)

¾ tasse de **flocons d'avoine** à l'ancienne

1 **oignon** moyen, haché (1 tasse)

2-4 **carottes** moyennes, râpées (1 tasse)

1 petite **courgette,** râpée (1 tasse)

1 gros **œuf,** légèrement battu

2 gros blancs d'**œufs,** légèrement battus

2 c. à soupe de ketchup

1 c. à soupe de sauce Worcestershire

2 c. à thé de moutarde de Dijon

1 c. à thé de thym sec

¾ c. à thé de sel

½ c. à thé de poivre noir du moulin

1. Préchauffez le four à 350 °F (180 °C). Doublez de papier d'aluminium un moule à pain de 20 x 10 cm ou 23 x 12 cm (8 x 4 po ou 9 x 5 po) en laissant dépasser une marge de 2,5 cm (1 po) sur les deux longs côtés. Vaporisez d'enduit anti-adhésif.

2. Dans un grand bol, mélangez bien la viande, les flocons d'avoine, l'oignon, les carottes, la courgette, l'œuf, les blancs d'œufs, 1 c. à soupe de ketchup, la sauce Worcestershire, la moutarde, le thym, le sel et le poivre. Dressez cet appareil dans le moule. Étalez sur le dessus le reste du ketchup.

3. Déposez le moule sur une plaque à pâtisserie et faites cuire 1 heure. Retirez le gras fondu, remettez le moule au four et comptez encore 5-20 minutes selon sa profondeur. La cuisson est terminée quand le pain est ferme et qu'un thermomètre inséré au centre marque 165 °F (75 °C). Retirez le gras fondu et laissez le pain reposer 5 minutes. Saisissez-le par le papier d'aluminium qui dépasse et posez-le sur une planche à découper. Coupez-le en tranches. On compte 125 g (4 oz) de pain de viande par portion. Les restes se gardent 2 jours au réfrigérateur dans un plat couvert.

Par portion : 165 kcal, 19 g protéines, 11 g glucides, 2 g fibres, 5 g lipides, 2 g graisses saturées, 68 mg cholestérol, 380 mg sodium.

Lasagne à la grecque

8 portions | **Préparation : 50 minutes**
Cuisson au four : 40 à 50 minutes

Appelé pastitsio en grec, cette lasagne, cousine de la lasagne à l'italienne, se compose de couches superposées de nouilles crémeuses au fromage et de sauce à la viande parfumée à la cannelle. C'est un plat substantiel et pratique puisqu'on peut le préparer d'avance (jusqu'à l'étape 5). Arrivé à ce point, vous le couvrez et vous pouvez le garder jusqu'à 2 jours au réfrigérateur. La recette comporte plusieurs étapes, mais aucune n'est compliquée et la sauce peut se préparer la veille ; elle est excellente sur des pâtes de blé entier.

SAUCE À LA VIANDE

340 g (12 oz) de **bœuf** haché extra maigre
(pris dans la ronde)

2 c. à thé d'**huile d'olive**

1 gros **oignon,** haché (2 tasses)

3 gousses d'**ail,** hachées fin

1½ c. à thé d'origan sec

1 c. à thé de **cannelle** moulue

½ c. à thé de sucre

¼ c. à thé de sel ou à volonté

½ tasse de vin blanc sec ou de bouillon de poulet hyposodique

1 boîte (398 ml/14½ oz) de **tomates** sans addition de sel, coupées en dés et non égouttées

¼ tasse de concentré de **tomate**

¼ tasse de persil frais haché

Poivre noir du moulin

MACARONI AU FROMAGE

2½ tasses de **lait** 1 %

⅓ tasse de farine tout usage

1 gros **œuf**

2 gros blancs d'**œufs**

1 tasse de **fromage** cottage écrémé

1 tasse de **fromage** suisse râpé (85 g/3 oz)

¼ c. à thé de muscade moulue

¼ c. à thé de sel ou au goût

Poivre noir du moulin

250 g (8 oz) de **macaroni de blé entier** en coudes (2 tasses) (voir Note sur les ingrédients)

¼ tasse de **fromage** parmesan râpé (15 g/½ oz)

1. Préchauffez le four à 400 °F (200 °C). Vaporisez un plat à four de 23 x 35 cm (9 x 13 po) d'enduit antiadhésif. Puis, amenez à ébullition une grande casserole d'eau.

2. **Sauce à la viande :** Faites cuire la viande 3-4 minutes à feu moyen-vif dans une poêle moyenne antiadhésive en l'égrenant avec une cuiller de bois. Quand elle a bruni, égouttez-la dans une passoire posée sur un bol.

3. Réchauffez l'huile à feu moyen dans une cocotte. Faites-y revenir l'oignon 3-4 minutes en remuant souvent. Quand il est tendre, ajoutez en remuant l'ail, l'origan, la cannelle, le sucre et le sel et 30 secondes plus tard le vin (ou le

bouillon) ; faites mijoter. Ajoutez les tomates et écrasez-les avec un pilon à purée. Refaites mijoter avant d'ajouter le concentré de tomate et la viande. Réduisez le feu à moyen-doux, couvrez partiellement et laissez mijoter 20 minutes en remuant de temps à autre. Incorporez le persil et le poivre.

4. **Macaroni au fromage :** Dans un petit bol, délayez au fouet la farine dans ½ tasse de lait. Dans une casserole moyenne, faites réchauffer à feu moyen les 2 tasses de lait qui restent jusqu'à ce qu'il fume. Ajoutez la farine délayée et laissez cuire 3-4 minutes en remuant constamment : la sauce devient épaisse et onctueuse. Retirez-la du feu. Dans un petit bol, battez à la fourchette l'œuf et les blancs d'œufs et incorporez-les graduellement à la sauce avec un fouet. Ajoutez le fromage cottage, le fromage suisse, la muscade, le sel et le poivre.

5. Jetez les macaronis dans l'eau bouillante et faites-les cuire 4½ minutes ; égouttez-les et passez-les sous l'eau froide (les macaronis achèveront de cuire au four.) Disposez-les dans un grand bol avec la sauce au fromage et mélangez bien. Étalez la moitié de cet appareil dans le plat à four et recouvrez de sauce tomate à la viande. Terminez avec les macaronis au fromage et saupoudrez de fromage.

6. Enfournez et faites cuire à découvert 40-50 minutes ou jusqu'à ce que le dessus du plat soit doré et qu'il y ait des bulles. Laissez reposer 5 minutes avant de servir. On compte ⅛ du plat (environ 1¼ tasse) par portion. Les restes se gardent 2 jours au réfrigérateur dans un plat couvert.

Par portion : 390 kcal, 31 g protéines, 40 g glucides, 4 g fibres, 11 g lipides, 5 g graisses saturées, 85 mg cholestérol, 440 mg sodium.

Note sur les ingrédients : Recherchez la marque Barilla Plus pour avoir des pâtes plus riches en fibres, en protéines et en acides gras oméga-3.

Côtelettes d'agneau en croûte de moutarde

4 portions

| Préparation : 15 minutes |
| Marinage : 30 minutes |
| Cuisson : 10 minutes |

Une marinade faite de moutarde à l'ancienne, de romarin et d'ail fait ressortir toute la délicate saveur des côtelettes d'agneau et leur confère une croûte belle à voir et bonne au goût. On peut traiter de la même façon des brochettes d'agneau ou un gigot d'agneau.

3 c. à soupe de moutarde à l'ancienne

2 c. à soupe de romarin frais

2 c. à soupe de **vinaigre** de vin rouge

1 c. à soupe d'**huile d'olive** extra vierge

½ c. à thé de sauce Worcestershire

4 gousses d'**ail,** hachées fin

¼ c. à thé de sel

Poivre noir du moulin

8 côtes d'**agneau** (85 g/3 oz chacune), parées

1. Dans un plat en verre peu profond, fouettez ensemble la moutarde, le romarin, le vinaigre, l'huile, la sauce Worcestershire, l'ail, le sel et le poivre. Ajoutez les côtelettes d'agneau et tournez-les pour les enrober. Couvrez et laissez mariner de 30 minutes à 4 heures.

2. Allumez le gril.

3. Huilez légèrement la grille avec un morceau d'essuie-tout imbibé d'huile. Faites griller les côtelettes 4-5 minutes de chaque côté si vous les aimez à point. On compte 2 côtelettes (85 g/3 oz de viande sans les os) par portion.

Par portion : 247 kcal, g protéines, 1 g glucides, 0 g fibres, 18 g lipides, 7 g graisses saturées, 70 mg cholestérol, 355 mg sodium.

Côtelettes de porc au chou à l'étouffée

4 portions

| Préparation : 20 minutes |
| Cuisson : 20 minutes |

Les côtelettes de porc sont souvent très riches en lipides. Mais quand elles sont minces (1 cm/½ po d'épaisseur) et désossées, vous pouvez servir des portions fort satisfaisantes et toujours riches en protéines. Avec le chou qui les accompagne, pauvre en calories, ce plat vous fournit un repas substantiel vite prêt. Pour accélérer davantage la préparation, servez-vous du robot muni d'un disque émenceur pour détailler l'oignon, les carottes et le chou en tranches ou remplacez le chou et les carottes par 5½ tasses d'un mélange à salade de chou. *Photo*, p. 245.

1 c. à thé de thym sec

¼ c. à thé de sel

¼ c. à thé de poivre noir du moulin ou au goût

450 g (1 lb) de côtelettes de **porc** minces et désossées, parées

1 c. à soupe d'huile de canola

1 **oignon** moyen, tranché (1 tasse)

½ **chou** vert moyen, râpé (5 tasses)

2 **carottes,** tranchées (½ tasse)

1 boîte (284 ml/14 oz) de bouillon de poulet hyposodique (1¾ tasse)

2 c. à thé de moutarde à l'ancienne

1 c. à thé de **vinaigre** de cidre

1. Dans un petit bol, mélangez le thym, le sel et le poivre et assaisonnez les côtelettes de porc. Réchauffez 2 c. à thé d'huile à feu moyen dans une sauteuse antiadhésive. Faites-y cuire les côtelettes 2-3 minutes de chaque côté : elles seront dorées et cuites de part en part. Posez-les sur une assiette, couvrez-les de papier d'aluminium et gardez-les au chaud.

2. Mettez le reste de l'huile (1 c. à thé) dans la sauteuse. Faites-y revenir l'oignon 1-2 minutes à feu moyen en remuant souvent. Quand il est tendre, ajoutez le chou et les carottes. Prolongez la cuisson de 2 minutes pour faire tomber le chou. Remuez. Ajoutez le bouillon et ¾ tasse d'eau. Quand le plat mijote, couvrez et laissez cuire 10-15 minutes pour que le chou soit tendre. Incorporez alors la moutarde et le vinaigre et poivrez. Pour servir, dressez les côtelettes de porc sur le chou. On compte 85 g (3 oz) de porc et ¾ tasse de légumes par portion.

Par portion : 224 kcal, 24 g protéines, 9 g glucides, 3 g fibres, 10 g lipides, 2 g graisses saturées, 57 mg cholestérol, 564 mg sodium.

Filet de porc en croûte d'épices, sauce crue aux pêches

4 portions | Préparation : 35 minutes
Cuisson : 20 à 25 minutes

Les pêches, un aliment sucré magique, ne conviennent pas qu'aux desserts. Découvrez-les sous un jour nouveau dans cette sauce qui met le filet de porc en valeur. Si vous préférez faire rôtir la viande dans une sauteuse, comptez 2-4 minutes de cuisson dans 1 c. à thé d'huile végétale. Posez ensuite la pièce dans un plat à four et faites-la rôtir 15-20 minutes au four préchauffé à 400 °F (200 °C) .

SAUCE

1 grosse **pêche,** pelée et détaillée en dés (1 tasse) (voir Conseils, p. 234)

½ petit poivron rouge, détaillé en dés (½ tasse)

2 **oignons verts,** hachés (¼ tasse)

1 piment jalapeno épépiné, haché fin (2 c. à soupe)

2 c. à soupe de jus de **lime**

1 c. à soupe de coriandre fraîche hachée

1 pincée de sel

PORC

2 c. à thé de cumin moulu

1 c. à thé de cassonade

1 c. à thé de paprika

½ c. à thé de **cannelle** moulue

½ c. à thé de gingembre moulu

½ c. à thé de sel ou au goût

¼ c. à thé de poivre noir du moulin

1 c. à thé d'huile de canola

450 g (1 lb) de filet de **porc,** paré

1. Allumez le gril.

2. La sauce : Dans un bol moyen, mélangez la pêche, le poivron, les oignons verts, le piment jalapeno, le jus de lime, la coriandre et le sel.

3. Le porc : Dans un petit bol, mettez le cumin, la cassonade, le paprika, la cannelle, le gingembre, le sel et le poivre. Ajoutez l'huile et mélangez bien. Étendez cette pâte sur la viande.

4. Huilez légèrement le gril avec un morceau d'essuie-tout imbibé d'huile. À feu moyen, faites griller le porc à couvert 20-25 minutes en le tournant de temps à autre jusqu'à ce qu'il atteigne une température interne de 155 °F (65 °C). Déposez-le sur une planche à découper et laissez-le reposer 5 minutes. Coupez-le en tranches de 1 cm (½ po) d'épaisseur. On compte 85 g (3 oz) de porc (environ 4 tranches) et ⅓ tasse de sauce par portion.

Par portion : 178 kcal, 25 g protéines, 7 g glucides, 2 g fibres, 6 g lipides, 1 g graisses saturées, 74 mg cholestérol, 388 mg sodium.

Note sur les ingrédients : Quand vous manipulez des chilis, protégez-vous les mains contre les huiles irritantes en portant des gants de latex ou de caoutchouc. Ne vous touchez pas les yeux.

VOLAILLE

Blancs de poulet aux pêches et au gingembre

4 portions | **Préparation : 25 minutes**
| **Cuisson : 10 à 12 minutes**

Il n'a jamais été plus facile ni plus délicieux d'introduire des fruits dans vos menus quotidiens. Ici, des pêches relevées de gingembre frais viennent donner du relief à un simple sauté de poulet. Le vinaigre de la sauce équilibre les saveurs et aide à faire baisser votre taux de sucre sanguin. En hiver, vous pouvez utiliser 1 tasse de pêches surgelées. *Photo, p. 244.*

1 botte d'**oignons verts,** parés

450 g (1 lb) de poitrines de **poulet,** désossées et sans la peau, parées

¼ c. à thé de sel ou au goût

Poivre noir du moulin

2 c. à thé d'huile de canola

3 c. à soupe de **vinaigre** de cidre

2 c. à soupe de sucre

½ tasse de jus ou de nectar de pêche ou de jus de pomme, sans sucre ajouté

2 c. à soupe de gingembre frais râpé

1¼ tasse de bouillon de poulet hyposodique

1 grosse **pêche,** pelée (voir Conseil) et détaillée en morceaux de 1 cm (1½ po)

2 c. à thé de fécule de maïs

2 c. à thé d'eau

1. Hachez la tige blanche des oignons verts et ¼ tasse de la partie verte. Réservez séparément.

2. Si les poitrines de poulet sont grosses, coupez-les en deux sur la longueur de façon à avoir 4 morceaux. Placez-les entre 2 morceaux de pellicule de plastique et aplatissez-les avec un rouleau à pâte ou un battoir pour leur donner une épaisseur de 1 cm (½ po). Salez et poivrez.

3. Réchauffez l'huile à feu moyen-vif dans une grande sauteuse antiadhésive. Faites-y cuire le poulet 3-3½ minutes de chaque côté pour qu'il ne soit plus rose au centre. Réservez.

4. Mettez le vinaigre et le sucre dans la sauteuse et remuez. Faites cuire 30-60 secondes en agitant la sauteuse pour obtenir un sirop bien ambré. Ajoutez le blanc des oignons verts, le jus de pêche et le gingembre. Amenez à ébullition en grattant le fond pour dégager les particules caramélisées. Faites cuire 1 minute. Ajoutez le bouillon et les pêches ; quand l'ébullition reprend, comptez 2-4 minutes en tournant les pêches de temps à autre. Délayez la fécule de maïs dans l'eau et versez-la dans la sauteuse. Faites cuire 30 secondes, en remuant. Réglez le feu à doux, mettez le poulet dans la sauteuse avec le jus qu'il a rendu et laissez mijoter 1 minute pour que le poulet soit bien chaud. Décorez avec le vert des oignons verts réservé.

Par portion : 223 kcal, 28 g protéines, 17 g glucides, 1 g fibres, 4 g lipides, 1 g graisses saturées, 67 mg cholestérol, 275 mg sodium.

Conseils :

• Pour peler les pêches, plongez-les 20-30 secondes dans de l'eau bouillante. Retirez-les avec une cuiller à trous et laissez-les tiédir. Enlevez la peau avec un couteau d'office.

• Bien aplatis, les blancs cuisent plus uniformément. En coupant les grosses poitrines de poulet en deux avant de les aplatir, vous obtenez des portions de meilleure taille. Si vous achetez des escalopes de poulet, sautez cette étape.

VARIANTE

Remplacez la pêche par 1 grosse nectarine ou 2 prunes. Il n'est pas nécessaire de peler ces fruits.

Sauté de poulet aux pommes

4 portions | **Préparation : 20 minutes**
| **Cuisson : 15 minutes**

Cette recette toute simple présente du poulet en bouchées accompagné d'une sauce qui paraît délicieusement riche, grâce à la présence de pommes nature et d'une petite quantité de crème sure légère.

450 g (1 lb) de suprêmes de **poulet** parés ou de poitrines de poulet désossées et sans la peau, parées et détaillées en tranches de 1 cm (½ po) d'épaisseur

⅛ c. à thé de sel ou au goût

Poivre noir du moulin

1 c. à thé d'**huile d'olive**

1 **pomme** moyenne, pelée, vidée et détaillée en tranches (juste avant la cuisson)

1 grosse **échalote,** hachée fin (¼ tasse)

¾ c. à thé de thym sec

½ tasse de cidre ou de jus de pomme

1¼ tasse de bouillon de poulet hyposodique

1½ c. à thé de fécule de maïs

2 c. à thé d'eau

¼ tasse de crème sure partiellement écrémée

2 c. à thé de moutarde à l'ancienne

1 c. à soupe de persil frais haché (ou de ciboulette)

1. Salez et poivrez le poulet. Réchauffez 1 c. à thé d'huile dans une grande poêle antiadhésive à feu moyen-vif. Faites-y revenir le poulet 5-6 minutes en le tournant de temps à autre ; la cuisson est à point quand il n'est plus rose au centre. Retirez-le et couvrez-le de papier d'aluminium pour qu'il reste chaud. (Ne lavez pas la poêle.)

2. Ajoutez l'huile qui reste (1 c. à thé). Faites-y revenir 2-3 minutes la pomme, l'échalote et le thym en remuant souvent. Ajoutez le cidre (ou le jus de pomme) et lancez l'ébullition en grattant le fond de la poêle pour dégager les particules qui y adhèrent. Après 1½ minute, ajoutez le bouillon et quand l'ébullition reprend, comptez 3 minutes de cuisson.

3. Délayez la fécule de maïs dans l'eau et versez-la dans la poêle en remuant jusqu'à épaississement. Réduisez le feu à doux. Incorporez au fouet la crème sure et la moutarde. Remettez dans la sauce le poulet et les jus qu'il a rendus et laissez mijoter 1 minute pour qu'il soit bien chaud. Décorez de persil (ou de ciboulette). On compte 1 tasse par portion.

Par portion : 322 kcal, 20 g protéines, 31 g glucides, 2 g fibres, 13 g lipides, 4 g graisses saturées, 52 mg cholestérol, 706 mg sodium.

Poulet Cordon Bleu nouvelle manière

4 portions | **Préparation : 25 minutes**
| **Cuisson : 22 minutes**

Des blancs de poulet farcis d'une garniture au fromage : tout le monde en raffole. Ici, les calories et les lipides sont radicalement réduits puisque la cuisson en bain d'huile disparaît. Le poulet rôtit d'un seul côté dans une poêle, puis est terminé à four chaud où il se dote d'une croûte croquante. On peut préparer ce plat jusqu'à l'étape 4, le couvrir et le garder au réfrigérateur au plus 8 heures.

¼ tasse de **fromage** suisse, Monterey Jack ou mozzarella, léger

2 c. à soupe de jambon maigre poché ou cuit au four

1 c. à soupe de mayonnaise légère

2 c. à thé de moutarde de Dijon

⅛ c. à thé de poivre du moulin

4 demi-poitrines de **poulet** désossées et sans la peau (450-700 g/1-1½ lb au total), parées

½ tasse de chapelure sèche à l'italienne

1 gros blanc d'**œuf**

2 c. à thé d'**huile d'olive**

1. Préchauffez le four à 400 °F (200 °C). Vaporisez une plaque à pâtisserie d'enduit antiadhésif.

2. Mélangez le fromage, le jambon, la mayonnaise, la moutarde et le poivre dans un petit bol.

3. Avec un petit couteau d'office bien coupant, pratiquez une longue fente dans le côté long le plus mince d'une demi-poitrine sans la traverser complètement. Ouvrez et introduisez 1 c. à soupe de l'appareil au fromage. Refermez la poche en pressant bien avec les doigts le long de la fente. Refaites la même opération avec le reste du poulet et de la garniture.

4. Déposez la chapelure dans un plat en verre peu profond. Battez légèrement le blanc d'œuf à la fourchette dans un bol moyen. Tournez chaque pièce de poulet farci dans le blanc d'œuf, puis dans la chapelure. (Jetez le reste de chapelure.)

5. À feu moyen-vif, réchauffez l'huile dans une grande poêle antiadhésive. Faites-y revenir les blancs de poulet 2 minutes d'un côté. Quand ils sont dorés, posez-les avec une pince sur la plaque à pâtisserie, côté doré dessus.

6. Comptez environ 20 minutes de cuisson : le poulet ne doit plus être rose au centre. Un thermomètre inséré dans la pièce doit marquer 170 °F (75 °C). On compte une demi-poitrine de poulet farcie par portion.

Par portion : 260 kcal, 32 g protéines, 11 g glucides, 1 g fibres, 9 g lipides, 3 g graisses saturées, 76 mg cholestérol, 607 mg sodium.

VARIANTE Blancs de poulet au pesto

En 2, remplacez le fromage suisse, le jambon, la mayonnaise et la moutarde par 2 c. à soupe de fromage à la crème léger et 1 c. à soupe de pesto. Fouettez à la fourchette le fromage à la crème, le pesto et le poivre dans un petit bol.

Tourte au poulet, croûte de blé entier

5 portions | **Préparation : 1 heure**
Cuisson au four : 30 à 40 minutes

Les tourtes au poulet sont un délice. Malheureusement, elles sont chargées de calories. La croûte proposée ici est tendre et peu calorique. Cette recette présente une généreuse portion de légumes nappés d'une sauce légère bien que crémeuse. Préparez-la quand vous avez des restes de poulet rôti ou acheté en rôtisserie sous la main. Au besoin, doublez la recette et utilisez un plat à four de 23 x 33 cm (9 x 13 po). Pour accélérer les choses, achetez des champignons tranchés et des carottes tranchées (fraîches ou surgelées).

GARNITURE

2 c. à soupe d'huile de canola

250 g (8 oz) de champignons blancs en tranches (3 tasses)

1¼ tasse de **carottes** en tranches

¼ tasse de farine tout usage

2¼ tasses de bouillon hyposodique de poulet ou de dinde, en tout

¼ tasse de crème sure partiellement écrémée

1½ c. à thé de zeste de citron frais râpé

⅛ c. à thé de sel ou au goût

⅛ c. à thé de poivre du moulin

2 tasses de **poulet** cuit sans la peau, détaillé en cubes (325 g/11 oz)

1¼ tasse de petits **pois** surgelés, décongelés à l'eau froide

CROÛTE

1 tasse de **farine de blé entier** à pâtisserie (voir Note sur les ingrédients)

1 c. à thé de sucre

¾ c. à thé de levure chimique

¼ c. à thé de bicarbonate de sodium

⅛ c. à thé de sel

4 c. à soupe (60 g/2 oz) de **fromage** à la crème léger (Neufchâtel), froid, détaillé en petits morceaux

1 c. à soupe de beurre doux, froid, détaillé en petits morceaux

1 c. à soupe d'huile de canola

Environ ⅓ tasse de babeurre léger

1 c. à thé de **lait** 1 % pour la dorure

1. Préchauffez le four à 400 °F (200 °C). Vaporisez d'enduit antiadhésif un moule carré de 20 cm (8 po) ou un moule de 2 litres (8 tasses)

2. **Garniture :** Réchauffez l'huile dans une grande poêle antiadhésive à feu moyen-vif. Faites-y revenir les champignons 5-7 minutes en les remuant de temps à autre. Faites cuire les carottes à la vapeur 3-5 minutes pour qu'elles soient tendres. Passez-les sous le robinet d'eau froide.

3. Dans un petit bol, fouettez la farine tout usage dans ½ tasse de bouillon froid. Amenez à ébullition le reste du bouillon dans une casserole moyenne à feu moyen-vif. Incorporez au fouet la farine délayée. Laissez cuire, toujours en remuant au fouet, jusqu'à ce que la sauce épaississe. Réduisez le feu à doux et laissez mijoter 1 minute. Hors du feu, incorporez au fouet la crème sure, le zeste de citron, le sel et le poivre. Ajoutez le poulet, les petits pois, les champignons et les carottes. Dressez l'appareil dans le moule ; lissez la surface.

4. **Croûte :** Dans un grand bol, fouettez ensemble la farine à pâtisserie, le sucre, la levure chimique, le bicarbonate de sodium et le sel dans un grand bol. Avec un mélangeur à pâte ou 2 couteaux, introduisez le fromage à la crème et le beurre dans les ingrédients secs. Ajoutez l'huile et remuez à la fourchette. Toujours à la fourchette, incorporez assez de babeurre pour obtenir une pâte souple, un peu collante. Posez-la sur une planche à pâtisserie peu farinée et pétrissez-la à plusieurs reprises. Abaissez-la à la main ou au rouleau en un rectangle de 23 x 18 cm (9 x 7 po) et de 1 cm (½ po) d'épaisseur. Coupez

la pâte en deux sur la longueur avec un couteau bien coupant et découpez chaque moitié en 5 triangles. Disposez ces triangles sur la garniture et badigeonnez-les de lait.

5. Enfournez et faite cuire 30-40 minutes pour que la garniture fasse des bouillons et que la pâte soit ferme et dorée. On compte 1 tasse de garniture et 2 triangles de pâte par portion. Vous pouvez préparer la garniture à l'avance jusqu'à l'étape 3. (Réfrigérez la sauce avant d'y mettre les légumes et le poulet.) Couvrez et réfrigérez au plus 1 journée.

Par portion : 390 kcal, 28 g protéines, 43 g glucides, 8 g fibres, 12 g lipides, 4 g graisses saturées, 58 mg cholestérol, 706 mg sodium.

Conseil : En découpant la pâte en triangles plutôt qu'en un cercle, vous pouvez mieux recouvrir un moule carré et minimiser ainsi les pertes.

Note sur les ingrédients : La farine de blé entier à pâtisserie renferme moins de protéines que la farine de blé entier tout usage. Comme elle a moins de gluten, elle convient très bien à la pâtisserie tendre. On en trouve dans les grands supermarchés et les boutiques d'aliments naturels.

VARIANTE **Tourte à la dinde, croûte de blé entier**

En 3, remplacez le poulet par des cubes de poitrine de dinde sans la peau.

Poulet frit au four

4 portions

Préparation : 20 minutes	
Marinage : 30 minutes	
Cuisson au four : 40 à 50 minutes	

Cette recette pleine d'aliments magiques comme de la moutarde (qui renferme du vinaigre) et des graines de sésame, donne au poulet un attrait... magique. Mariné dans le babeurre, il est succulent et sa croûte, composée de farine de blé entier, de graines de sésame et d'épices, remplace la peau et devient croquante durant la cuisson.

½ tasse de babeurre

1 c. à soupe de moutarde de Dijon

2 gousses d'**ail,** hachées fin

1 c. à thé de sauce au piment rouge
   (comme la sauce Tabasco)

1,25 - 1,5 kg (2½-3 lb) de cuisses de **poulet** non
   désossées, mais sans la peau ni la graisse, pilons et
   hauts-de-cuisse séparés à la jointure

½ tasse de **farine de blé entier**

2 c. à soupe de **graines** de sésame

1½ c. à thé de levure chimique

1½ c. à thé de paprika

1 c. à thé de thym sec

1 pincée de sel

Poivre du moulin

1. Dans un bol en verre peu profond, fouettez ensemble le babeurre, la moutarde, l'ail et la sauce piquante. Tournez le poulet dans cette marinade. Couvrez et laissez mariner au réfrigérateur de 30 minutes à 8 heures.

2. Préchauffez le four à 425 °F (220 °C). Foncez une plaque à pâtisserie de papier d'aluminium et posez dessus une grille vaporisée d'enduit antiadhésif.

3. Fouettez ensemble la farine, les graines de sésame, la levure chimique, le paprika, le thym, le sel et le poivre. Placez ces éléments dans un sac de papier ou de plastique. Mettez-y les morceaux de poulet un par un : agitez le sac, puis secouez chaque morceau pour ôter l'excédent de farine ; déposez sur la grille. (Jetez la marinade et les ingrédient secs qui restent.) Vaporisez légèrement les morceaux d'enduit antiadhésif.

4. Faites cuire le poulet 40-50 minutes pour qu'il soit bien doré et que la chair, au centre, ne soit plus rose. On doit lire 180 °F (85 °C) sur un thermomètre à viande inséré au centre. On compte un pilon et un haut-de-cuisse par portion.

Par portion : 227 kcal, 34 g protéines, 5 g glucides, 1 g fibres, 7 g lipides, 2 g graisses saturées, 130 mg cholestérol, 262 mg sodium.

Cuisses de poulet rôties à la marocaine avec courge et petits oignons

4 portions

Préparation : 25 minutes	
Cuisson : 40 à 45 minutes	

Essayez ce plat tout droit sorti de la rôtissoire. Les cuisses de poulet, sans os ni peau, cuisent en même temps que les légumes. La viande vient sous un revêtement croquant d'épices : elle demeure juteuse et est moins grasse. Un excellent repas au goût et pour la santé.

450 g (1 lb) de courge musquée, pelée, épépinée et
   détaillée en dés de 2 cm (¾ po) (3 tasses)

2 tasses de petits **oignons** surgelés, décongelés
   dans l'eau froide

4 c. à thé d'**huile d'olive,** en tout

½ c. à thé de sel, en tout

Poivre du moulin

2 c. à thé de miel

2 c. à thé et 1 c. à soupe de jus de **citron,** en tout

2 c. à thé de paprika

½ c. à thé de cumin moulu

450 g (1 lb) de cuisses de **poulet,** sans os ni peau, parées

12 brins de coriandre fraîche et ¼ tasse de coriandre hachée grossièrement

1 tasse de bouillon de poulet hyposodique

1. Préchauffez le four à 450 °F (230 °C). Vaporisez une grande rôtissoire d'enduit anti-adhésif.

2. Mélangez la courge, les petits oignons, 2 c. à thé d'huile, ¼ c. à thé de sel et le poivre dans un grand bol. Remuez et réservez.

3. Dans un petit bol, mélangez le reste de l'huile (2 c. à thé), le miel et 2 c. à thé de jus de citron. Ajoutez le paprika, le cumin, le reste du sel (¼ c. à thé) et le poivre. Appliquez ce mélange sur les cuisses de poulet.

4. Mettez les brins de coriandre au centre de la rôtissoire et déposez dessus les cuisses de poulet. Placez autour la courge musquée et les petits oignons. Faites cuire à découvert 40-45 minutes : un thermomètre à viande, inséré dans le poulet, doit marquer 180 °F (85 °C) et les légumes, que vous tournez deux fois, doivent être tendres. Dressez le poulet et les légumes dans un plat de service ou dans des assiettes (en laissant les brins de coriandre dans la rôtissoire).

5. Versez le bouillon de poulet et le jus de citron qui reste (1 c. à soupe) dans la rôtissoire, mettez-la à feu vif et faites bouillir ; remuez en dégageant les particules qui adhèrent. Laissez mijoter 1 minute. Coulez le fond de cuisson dans un bol et versez-le à la cuiller sur la viande et les légumes. Décorez de coriandre hachée. On compte par portion 2 cuisses de poulet, 1 tasse de légumes et quelques cuillerées à soupe de fond de cuisson.

Par portion : 304 kcal, 28 g protéines, 27 g glucides, 4 g fibres, 10 g lipides, 2 g graisses saturées, 107 mg cholestérol, 447 mg sodium.

Ragoût de dinde aux pâtes et aux épinards

8 portions | **Préparation : 40 minutes**
| **Cuisson : 50 à 60 minutes**

Les restes de dinde sont idéals en ragoût crémeux. Celui-ci comporte des pâtes de blé entier, une sauce légère au citron et beaucoup de légumes. C'est un plat à préparer d'avance. Allez jusqu'à l'étape 3, couvrez et gardez au plus 2 jours au réfrigérateur et 3 mois au congélateur (décongelez avant la cuisson au four).

2 c. à soupe et 1 c. à thé d'**huile d'olive,** en tout

1 **oignon** moyen, haché

½ tasse de farine tout usage

4 tasses de bouillon de poulet hyposodique, réchauffé

½ tasse de crème sure partiellement écrémée

2 c. à thé de zeste de citron frais râpé

1 c. à soupe de jus de **citron**

¼ c. à thé de sel ou au goût

Poivre du moulin

250 g (8 oz) de **pâtes** de blé entier, rotini ou fusilli

4 **carottes** moyennes (2 tasses)

300 g (12 oz) de bébés **épinards** (1 sac), rincés

340 g (12 oz) de **dinde,** cuite sans la peau (ou de **poulet**) (3 tasses)

½ tasse de **fromage** parmesan râpé

¼ tasse de chapelure fine nature

1. Faites bouillir un grand faitout d'eau légère-ment salée. Préchauffez le four à 400 °F (200 °C). Vaporisez un plat à four de 23 x 33 cm (9 x 13 po) d'enduit antiadhésif.

2. Réchauffez 2 c. à soupe d'huile dans une grande casserole à feu moyen. Faites-y revenir l'oignon 2-3 minutes. Quand il est tendre, ajoutez la farine et laissez cuire en remuant 30-60 secondes. Hors du feu, ajoutez le bouillon chaud et mélangez au fouet. Mettez la casserole à feu moyen-vif et faites mijoter la sauce en la remuant sans arrêt au fouet. Réduisez le feu à doux et laissez mijoter 5 minutes en fouettant de temps à autre. Quand la sauce épaissit, retirez-la et incorporez au fouet la crème sure, le zeste de citron, le sel et le poivre.

3. Jetez les pâtes et les carottes dans l'eau bouillante et faites-les cuire 5 minutes. Ajoutez les épinards et, en remuant, comptez 30-60 secondes. Égouttez les pâtes et les légumes et passez-les sous le robinet d'eau froide. (Les pâtes vous paraîtront fermes, mais elles finiront de cuire au four.) Mettez cet appareil dans un saladier. Ajoutez la sauce et la dinde et remuez bien. Dressez la préparation dans le plat à four et étalez le parmesan dessus. Dans un petit bol, mélangez la chapelure avec le reste de l'huile (1 c. à thé) et saupoudrez-la sur le plat.

4. Enfournez et faites cuire à découvert 35-45 minutes jusqu'à ce que la surface soit dorée et qu'il y ait des bulles. On compte 1⅓ tasse par portion.

Par portion : 333 kcal, 23 g protéines, 32 g glucides, 6 g fibres, 9 g lipides, 3 g graisses saturées, 42 mg cholestérol, 378 mg sodium.

Hamburgers de dinde avec miel et moutarde

4 portions | Préparation : 20 minutes
| Cuisson : 10 à 12 minutes

Quand vous aurez envie d'un bon hamburger, essayez celui-ci. La dinde hachée est liée avec un peu de mayonnaise légère relevée de moutarde et de miel. Au moment d'acheter la viande, vérifiez l'étiquette ; la dinde hachée standard, faite avec la chair de la poitrine et de la cuisse (et souvent la peau), est presque aussi calorique que le bœuf haché extra maigre. Par contre, la poitrine de dinde hachée est très maigre.

¼ tasse de moutarde à l'anglaise

2 c. à soupe de miel

1½ c. à thé de sauce Worcestershire

450 g (1 lb) de poitrine de **dinde** maigre, hachée

1 c. à soupe de mayonnaise légère

1 gousse d'**ail,** hachée fin

½ c. à thé de sel ou au goût

¼ c. à thé de poivre du moulin

4 **pains de blé entier** à hamburgers, fendus en deux

Garnitures facultatives : laitue, tomate en tranches, oignon rouge ou blanc en rondelles, ketchup, mayonnaise légère

1. Dans un bol moyen, mélangez la moutarde, le miel et la sauce Worcestershire. Réservez-en 2 c. à soupe pour la dorure. Mettez la dinde hachée, la mayonnaise, l'ail, le sel et le poivre dans le bol. Mélangez avec un pilon à purée. Divisez la viande en 4 portions et façonnez chacune en une galette de 1 cm (1 po) d'épaisseur.

2. Réglez le gril à moyen-vif.

3. Huilez légèrement la grille avec un morceau d'essuie-tout imbibé d'huile. Faites griller les galettes 4 minutes. Tournez-les et badigeonnez-les avec la dorure réservée. Prolongez la cuisson de 2-4 minutes ou jusqu'à ce que le jus qui sort de la viande soit transparent ou qu'un thermomètre à viande inséré dans la galette marque 165 °F (70 °C). Avant que les galettes soient à point, disposez les pains sur la grille, mie dessous, et faites-les griller 30-60 secondes. Déposez une galette sur chaque demi-pain et garnissez à volonté. On compte un hamburger par portion.

Par portion (sans garniture) : 331 kcal, 28 g protéines, 33 g glucides, 2 g fibres, 11 g lipides, 3 g graisses saturées, 65 mg cholestérol, 952 mg sodium.

Hachis Parmentier à la dinde et aux patates douces

6 portions | Préparation : 45 minutes
Cuisson au four : 35 à 40 minutes

Voici la version magique d'un plat très populaire. Ici, la dinde hachée remplace le bœuf haché du pâté chinois et les patates douces, les pommes de terre de la tradition ; le maïs n'est pas de la partie. N'attendez pas l'Action de grâce pour déguster cet intéressant plat. Vous pouvez le préparer d'avance : rendez-vous jusqu'à l'étape 4, couvrez et réfrigérez 2 jours au plus, puis terminez la recette.

HACHIS

600 g (1¼ lb) de poitrine de dinde maigre, hachée

2 c. à thé d'**huile d'olive** ou d'huile de canola

1 **oignon** moyen, haché (1 tasse)

2-4 **carottes** moyennes, hachées (1 tasse)

2 gousses d'**ail,** hachées fin

1 c. à thé de thym séché

⅓ tasse de farine tout usage

2¼ tasses de bouillon de poulet hyposodique

1 c. à thé de sauce Worcestershire

1 tasse de petits **pois** surgelés, décongelés sous le robinet d'eau froide

Poivre du moulin

GARNITURE

2 **patates douces** moyennes, pelées et détaillées en morceaux

½ tasse de **lait** à 1%

½ c. à thé de zeste de citron frais râpé

¾ c. à thé de sel ou au goût

Poivre du moulin

1. Préchauffez le four à 400 °F (200 °C). Vaporisez un moule de 28 x 18 cm (11 x 7 po) ou de 23 x 33 cm (9 x 13 po) d'enduit antiadhésif.

2. Hachis : Faites cuire la dinde dans une grande poêle antiadhésive à feu moyen-vif, en détachant les particules de viande avec une spatule de bois. Comptez 4-5 minutes : la viande ne doit plus être rose. Réservez-la dans une assiette.

3. Mettez 2 c. à thé d'huile dans la poêle. Faites-y rissoler l'oignon et les carottes 2-4 minutes à feu moyen-vif en remuant souvent. Ajoutez l'ail et le thym et prolongez la cuisson de 30 secondes. Saupoudrez la farine et mélangez bien. Incorporez le bouillon peu à peu et lancez l'ébullition, toujours en remuant. Remettez la viande dans la poêle et réglez le feu à moyen. Couvrez partiellement et laissez mijoter en remuant de temps à autre jusqu'à ce que les carottes soient tendres, soit environ 10 minutes. Incorporez les petits pois et la sauce Worcestershire, poivrez et dressez l'appareil dans le moule.

4. Garniture : Déposez les patates douces dans une grande casserole et couvrez-les d'eau bouillante légèrement salée. Lancez l'ébullition. Réglez le feu à moyen, couvrez et laissez mijoter 10-15 minutes. Quand les patates douces sont à point, égouttez-les, remettez-les dans la casserole et réduisez-les en purée avec un pilon à purée ou un batteur électrique. Incoporez le lait peu à peu, puis le zeste de citron, le sel et le poivre. Étalez cet appareil sur le hachis pour bien le couvrir et, avec le dos d'une fourchette, dessinez-y de petits tourbillons décoratifs.

5. Enfournez et faites cuire à découvert 35-40 minutes ou jusqu'à ce que la viande fasse des bulles et que la garniture soit bien chaude. On compte ¾ tasse de hachis et ½ tasse de garniture par portion.

Par portion : 317 kcal, 31 g protéines, 43 g glucides, 7 g fibres, 3 g lipides, 0 g graisses saturées, 39 mg cholestérol, 656 mg sodium.

Boulettes de dinde

8 **portions** | Préparation : 40 minutes
Cuisson : 40 à 50 minutes

Faites de poitrine de dinde hachée, ces boulettes de viande maigre fournissent des protéines sans graisses saturées. La cannelle, ingrédient magique, donne un accent inédit à la sauce tomate. Le spaghetti aux boulettes de viande est idéal quand on doit rassasier de nombreux convives affamés. Mais même si vous cuisinez pour une ou deux personnes seulement, congelez ce qui reste dans des contenants d'une portion. Dressez les boulettes sur des spaghettis de blé entier en comptant 60 g (2 oz) de spaghettis par personne, ou présentez-les en sandwichs.

SAUCE

2 c. à thé d'**huile d'olive**

4 gousses d'**ail,** en fines lamelles

½ c. à thé d'origan sec

⅛ c. à thé de piment broyé

3 boîtes (398 ml/14 oz chacune) de **tomates** en dés

2 boîtes (213 ml/8 oz chacune) de sauce **tomate** sans sel ajouté

BOULETTES DE DINDE

450 g (1 lb) de poitrine de **dinde,** hachée

1 tasse de chapelure fraîche de blé entier (voir Conseil)

1 **oignon** moyen, haché fin (1 tasse)

1 gros **œuf,** légèrement battu

⅓ tasse de **fromage** parmesan râpé

¾ c. à thé de sel ou au goût

½ c. à thé de **cannelle**

¼ c. à thé de poivre du moulin

2 c. à thé d'**huile d'olive,** en tout

2 c. à soupe de persil frais haché

1. **Sauce tomate :** Réchauffez l'huile à feu moyen-doux dans un faitout. Jetez-y l'ail, l'origan et le piment rouge. Laissez cuire 1-2 minutes en remuant, sans laisser brunir l'ail. Ajoutez les tomates en dés et écrasez-les avec un pilon à purée. Ajoutez la sauce tomate et lancez l'ébullition à feu moyen-vif. Réduisez le feu à moyen-doux, couvrez et laissez mijoter pendant que vous préparez les boulettes de viande.

2. **Boulettes de viande :** Mélangez parfaitement la dinde hachée, la chapelure, l'oignon, l'œuf, le fromage, le sel, la cannelle et le poivre dans un grand bol. Façonnez l'appareil en boulettes de 1 cm (½ po) de diamètre.

3. Réchauffez 1 c. à thé d'huile à feu moyen-vif dans une grande poêle antiadhésive. Jetez-y la moitié des boulettes de dinde et faites-les dorer de tous les côtés en les tournant de temps à autre. Réservez-les dans une assiette. Ajoutez 1 c. à thé d'huile dans la poêle et faites cuire le reste des boulettes. Ajoutez toutes les boulettes à la sauce tomate qui mijote, couvrez et laissez cuire 20 minutes. Découvrez et prolongez le mijotement, en remuant de temps à autre, jusqu'à ce que la sauce ait épaissi et que les boulettes soient complètement cuites, soit 20-40 minutes de plus. Saupoudrez de persil. On compte 3 ou 4 boulettes de dinde et 1 tasse de sauce par portion. Les boulettes et la sauce se gardent 2 jours au réfrigérateur et jusqu'à 3 mois au congélateur (faites décongeler au réfrigérateur). Réchauffez sur un élément ou au micro-ondes.

Par portion : 184 kcal, 19 g protéines, 15 g glucides, 3 g fibres, 5 g lipides, 1 g graisses saturées, 52 mg cholestérol, 703 mg sodium.

Conseil : Pour préparer de la chapelure fraîche, mettez le pain en morceaux et placez-le dans le robot ou le mélangeur. Pulsez jusqu'à ce qu'il soit réduit en fines particules. Deux tranches de pain donnent 1 tasse de chapelure.

Chili de dinde et haricots, salsa à l'avocat

8 portions | **Préparation : 35 minutes**
Cuisson : 1 heure, 10 minutes

Avec leur belle teneur en fibres solubles hypoglycémiantes, les haricots secs devraient figurer à votre menu au moins une fois par semaine, or les chilis sont une excellente façon de les apprécier. Cette recette met en vedette une salsa (sauce faite avec des ingrédients crus) magique à l'avocat, pleine de bons gras. Offrez un choix de garnitures : oignons verts hachés, quartiers de lime, sauce piquante, crème sure maigre et fromage léger râpé, pour que vos convives personnalisent leur portion. *Photo, p. 244.*

CHILI DE DINDE

340 g (12 oz) de poitrine de **dinde,** hachée

¼ tasse de chili en poudre

1 c. à soupe de cumin moulu

1½ c. à thé d'origan sec

2 c. à thé d'huile de canola

1 gros **oignon,** haché (2 tasses)

4 gousses d'**ail,** hachées fin

2 boîtes (127 ml/4½ oz chacune) de chilis verts, hachés

1 boîte (796 ml/28 oz) de **tomates** en dés (non égouttées)

1 boîte (398 ml/14 oz) de bouillon de poulet hyposodique

1 boîte (540 ml/19 oz) de **haricots** noirs, égouttés et rincés

1 boîte (540 ml/19 oz) de **haricots** rouges, égouttés et rincés

SALSA À L'AVOCAT

2 **avocats** Hass moyens, en dés

1 **tomate** moyenne, épépinée et détaillée en dés (⅔ tasse)

¼ tasse d'**oignon** blanc ou rouge, en petits dés

1 petit piment jalapeno, épépiné et haché (2 c. à soupe)

2 c. à soupe de coriandre fraîche hachée

2 c. à soupe de jus de **lime**

¼ c. à thé de sel ou au goût

1. À feu moyen-vif, faites cuire 4-5 minutes la dinde hachée avec le chili en poudre, le cumin et l'origan dans une grande poêle antiadhésive, en égrenant la viande et en la mélangeant aux épices avec une spatule de bois. Retirez du feu et réservez.

2. Réchauffez l'huile dans un faitout à feu moyen. Faites-y cuire l'oignon 3-5 minutes jusqu'à ce qu'il soit tendre, en remuant souvent. Ajoutez l'ail et les chilis verts et prolongez la cuisson de 1-2 minutes. Ajoutez les tomates, le bouillon et la dinde hachée cuite. Lancez l'ébullition. Couvrez et laissez mijoter 45 minutes en remuant de temps à autre.

3. Ajoutez les haricots noirs et les haricots rouges. Quand le plat se remet à mijoter, couvrez et laissez cuire à feu doux 15-20 minutes.

4. Salsa à l'avocat : Mélangez délicatement l'avocat, la tomate, l'oignon, le jalapeno, la coriandre, le jus de lime et le sel dans un bol moyen.

5. Versez 2 c. à soupe de sauce sur chaque portion de chili de dinde et haricots. On compte 1¼ tasse de viande et haricots et 2 c. à soupe de sauce par portion. Le plat se garde 2 jours, couvert, au réfrigérateur ou 3 mois dans un contenant hermétique au congélateur.

Par portion : 327 kcal, 23 g protéines, 38 g glucides, 12 g fibres, 11 g lipides, 1 g graisses saturées, 17 mg cholestérol, 748 mg sodium.

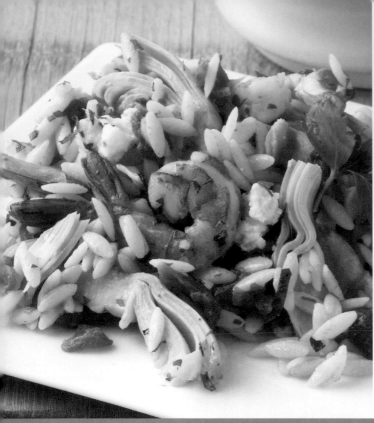

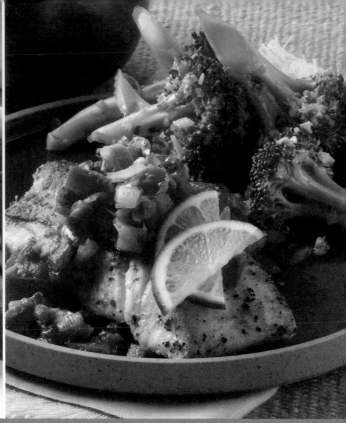

Crevettes et orzo au four *page 251*
huile d'olive • ail • tomates • pâtes • crevettes
• fromage

Darnes de poisson grillées, sauce tomate aux olives
page 246 Brocoli en vinaigrette au citron page 272
lime • huile d'olive • flétan • oignon • ail • tomate • olive

Chili de dinde et haricots, salsa à l'avocat *page 243*
dinde • oignon • ail • tomate • haricots
• avocat • lime

Blancs de poulet aux pêches et au gingembre *page 234*
Riz brun et graines de lin grillées en pilaf page 265
oignon vert • poulet • vinaigre • pêche

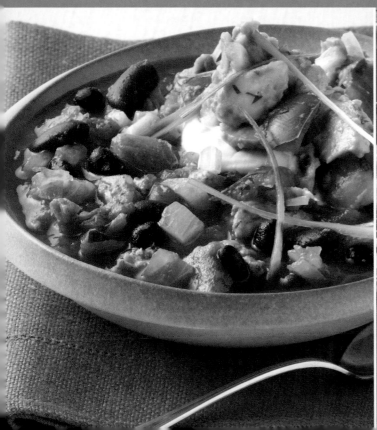

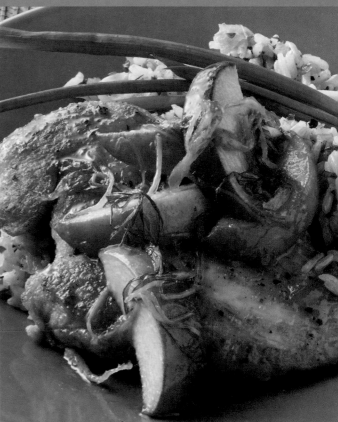

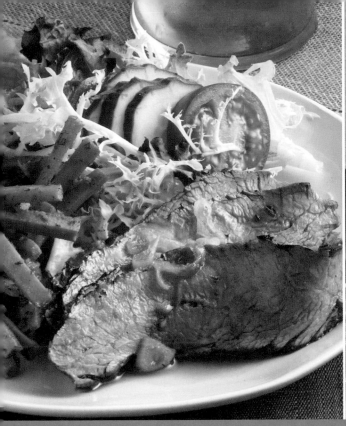

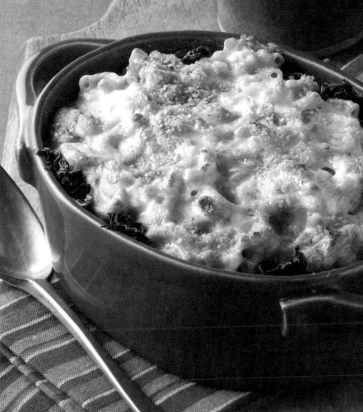

Bifteck de bavette à la sauce balsamique *page 228*
Carottes à la marocaine, page 274
vinaigre • ail • bœuf • échalote • huile d'olive

Macaroni au fromage relevé d'épinards *page 255*
lait • fromage • épinards • pâtes • germe de blé

Côtelettes de porc au chou à l'étouffée *page 232*
porc • oignon • chou • carottes • vinaigre

Pizza aux champignons et fines herbes *page 258*
farine de blé entier • huile d'olive • ail • fromage
• oignon • tomate

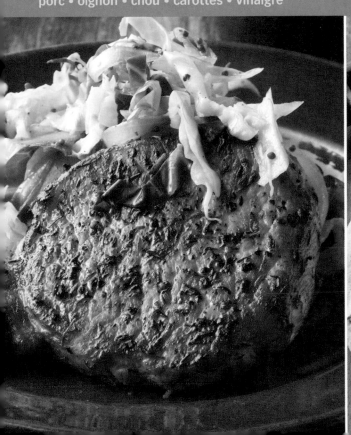

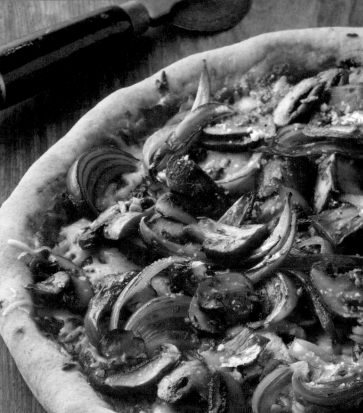

POISSON ET FRUITS DE MER

Darnes de poisson grillées, sauce tomate aux olives

4 portions

Préparation : 25 minutes	
Marinage : 10 à 20 minutes	
Cuisson : 10 à 12 minutes	

Aux poissons à chair ferme, comme l'espadon et le flétan, une double cuisson, d'abord d'un côté dans la poêle, puis ensuite au four, est bénéfique. Entièrement cuits dans la poêle, ils ont tendance à durcir et exigent plus de gras. La sauce tomate bien relevée accompagne parfaitement les darnes. *Photo*, *p. 244*.

1 c. à soupe de jus de **lime**

4 c. à thé d'**huile d'olive,** en tout

⅛ c. à thé de sel ou au goût

Poivre du moulin

4 darnes de **flétan** de 2,5 cm (1 po) d'épaisseur (125 g/4 oz chacune) ou **d'espadon** (170 g/6 oz chacune)

½ tasse d'**oignon** haché

1 gousse d'**ail,** hachée fin

½ c. à thé de cumin moulu

Pincée de piment rouge broyé

1 boîte (398 ml/10 oz) de **tomates** en dés assaisonnées aux chilis verts

⅓ tasse d'eau

1 c. à soupe d'**olives** vertes dénoyautées et hachées

2 c. à thé de câpres égouttées et rincées

Quartiers de **lime**

1. Préchauffez le four à 425 °F (220 °C). Vaporisez une plaque à pâtisserie d'enduit antiadhésif.

2. Mélangez le jus de lime, 1 c. à thé d'huile, le sel et le poivre dans un plat en verre peu profond. Mettez-y les darnes de poisson et tournez-les dans la marinade. Couvrez et laissez mariner au réfrigérateur 10-20 minutes.

3. Entre-temps, réchauffez 2 c. à thé d'huile à feu moyen dans une casserole moyenne. Faites-y rissoler l'oignon 3-4 minutes en remuant souvent. Quand il est tendre, ajoutez l'ail, le cumin et le piment rouge. Laissez cuire 30 secondes en remuant. Ajoutez les tomates et l'eau et faites mijoter. Laissez cuire 10 minutes environ à feu moyen jusqu'à ce que la sauce épaississe, en remuant de temps à autre.

4. Pendant que la sauce mijote, faites cuire le poisson. Réchauffez l'huile qui reste (1 c. à thé) à feu moyen-vif dans une grande poêle antiadhésive. Faites-y revenir le poisson d'un seul côté pendant 2-3 minutes. Déposez-le sur la plaque à pâtisserie, côté rôti dessus. Faites cuire 8-10 minutes : le poisson doit être opaque au centre.

5. Ajoutez les olives et les câpres dans la sauce tomate. Poivrez. Nappez chaque darne de sauce et servez avec des quartiers de lime. On compte 1 darne et ¼ tasse de sauce par portion.

Par portion : 198 kcal, 22 g protéines, 6 g glucides, 1 g fibres, 10 g lipides, 2 g graisses saturées, 41 mg cholestérol, 551 mg sodium.

Conseil : La sauce tomate aux olives (étapes 2 à 5) se sert très bien sur des blancs de poulet désossés et sans peau, grillés.

Sole à la florentine

4 portions

Préparation : 30 minutes
Cuisson : 40 à 45 minutes

Le terme «Florentine» désigne un apprêt à base d'épinards – le complément parfait pour un poisson aussi délicat que la plie ou l'aiglefin. La sauce au fromage fait plus que rehausser la saveur des épinards et du poisson ; elle fournit du calcium, de la vitamine D et des protéines.

1 c. à thé de zeste de citron frais râpé

1¾ tasse de **lait** à 1 %, en tout

3 c. à soupe de farine tout usage

½ tasse de **fromage** parmesan, en tout

¼ c. à thé de sel ou au goût

Poivre du moulin

Pincée de piment de cayenne

1½ paquet (300 g/10 oz chacun) d'**épinards** surgelés

450 g (1 lb) de filet de **sole**, d'**aiglefin**, de **plie** ou d'**hoplostète orange**

2 c. à thé de jus de **citron**

3 c. à soupe de chapelure italienne

1 c. à thé d'**huile d'olive**

1. Préchauffez le four à 425 °F (220 °C). Vaporisez un plat à four de 20 x 30 cm (8 x 11½ po) ou de 2 litres (8 tasses) d'enduit antiadhésif et garnissez-le de zeste de citron.

2. Fouettez ¼ tasse de lait froid et la farine dans un petit bol. À feu moyen, réchauffez le reste du lait (1½ tasse) dans une casserole moyenne à fond épais. Quand le lait fume, ajoutez la farine délayée et faites cuire en fouettant constamment jusqu'à ce que la sauce fasse des bulles et soit épaisse, soit 2-3 minutes. Hors du feu, incorporez ¼ tasse de parmesan, le sel, le poivre et le piment de cayenne.

3. Dans l'intervalle, faites cuire les épinards selon les directives de l'emballage. Égouttez-les et refroidissez-les sous le robinet d'eau froide. Essorez-les entre vos mains.

4. Étalez les épinards dans le fond du plat à four. Disposez les filets par-dessus de façon qu'ils se superposent partiellement. Aspergez de jus de citron. Nappez de sauce au fromage et parsemez dessus le reste du fromage parmesan (¼ tasse). Mélangez la chapelure à l'huile dans un petit bol et étalez-la sur la sauce.

5. Faites cuire 30-35 minutes ou jusqu'à ce que le plat soit doré et bien chaud et que le poisson s'effeuille sous la pointe d'un petit couteau.

Par portion : 278 kcal, 35 g protéines, 19 g glucides, 4 g fibres, 8 g lipides, 3 g graisses saturées, 70 mg cholestérol, 661 mg sodium.

Saumon à la moutarde et aux lentilles

4 portions

Préparation : 10 minutes
Cuisson : 12 à 15 minutes

Existe-t-il recette plus facile à réaliser ? Passez une soupe de lentilles en boîte à travers une passoire pour ne garder que les lentilles et disposez par-dessus, dans un plat, du saumon rôti. Cette délicieuse association de deux aliments magiques est un mets classique des bistrots français qui s'incorpore sans problème à la cuisine familiale.

2 boîtes (540 ml/19 oz chacune) de soupe aux **lentilles**

450 g (1 lb) de filet de **saumon,** en 4 portions

Poivre du moulin

3 c. à soupe de moutarde à l'ancienne ou de Dijon

2 c. à thé d'**huile d'olive**

1 botte d'**oignons verts,** parés et hachés (⅔ tasse)

½ c. à thé de thym séché

1 c. à soupe de jus de **citron**

Quartiers de **citron**

1. Préchauffez le four à 450 °F (230 °C). Foncez un petit plat à four de papier d'aluminium et vaporisez-le d'enduit antiadhésif.

2. Versez la soupe aux lentilles dans une passoire, au-dessus d'un bol. Laissez-la s'égoutter pendant quelques minutes.

3. Déposez le saumon, peau dessous, dans le plat à four. Assaisonnez-le de poivre et enduisez-le de moutarde. Faites-le cuire 12-15 minutes ou jusqu'à ce qu'il soit à point au centre.

4. Entre-temps, réchauffez l'huile à feu moyen dans une casserole moyenne. Faites-y rissoler les oignons verts 1-2 minutes. Quand ils sont tendres, ajoutez les lentilles de la soupe et le thym. Réchauffez bien. Incorporez le jus de citron. Dressez les lentilles dans les assiettes et couchez dessus une tranche de saumon. Décorez de quartiers de citron. On compte 85 g (3 oz) de saumon et ⅔ tasse de lentilles par portion.

Par portion : 330 kcal, 34 g protéines, 28 g glucides, 9 g fibres, 10 g lipides, 1 g graisses saturées, 59 mg cholestérol, 981 mg sodium.

Conseil : Pour faire cuire le saumon au micro-ondes, déposez-le dans un plat allant au micro-ondes, couvrez-le de papier ciré et comptez 5-7 minutes à la température la plus élevée.

Saumon au citron et à l'aneth

4 portions

Préparation : 20 minutes

Cuisson au four : 15 à 20 minutes

Le saumon est la meilleure source d'acides gras oméga-3, ces acides qui peuvent *améliorer* votre réceptivité à l'insuline et donc votre taux de sucre sanguin. Le voici à son mieux. En l'apprêtant avec un peu de liquide et d'échalote, vous lui conservez sa tendreté. La sauce, version allégée de la classique Hollandaise, est préparée avec de la mayonnaise légère agrémentée de fines herbes fraîches et de citron.

SAUMON

450 g (1 lb) de filet (de 3 cm/1¼ po environ d'épaisseur) de **saumon,** coupe du centre, détaillé en 4 portions

2 c. à soupe de vin blanc sec ou d'eau

1 **échalote** moyenne, hachée fin (2 c. à soupe)

¼ c. à thé de sel ou au goût

Poivre du moulin

Quartiers de **citron**

SAUCE

¼ tasse de mayonnaise légère

¼ tasse de **lait** à 1 %

2 c. à soupe d'aneth frais haché

1 c. à thé de zeste de citron frais râpé

1 c. à soupe de jus de **citron**

2 c. à thé de moutarde de Dijon

1. Préchauffez le four à 425 °F (220 °C). Vaporisez un plat à four peu profond, par exemple une assiette à tarte en verre de 23 cm (9 po), d'enduit antiadhésif. Couchez le saumon dedans, peau dessous. Arrosez-le de vin (ou d'eau), semez l'échalote, salez et poivrez. Couvrez de papier d'aluminium et faites cuire 15-20 minutes ou jusqu'à ce que le saumon soit à point au centre.

2. Sauce : Mettez la mayonnaise dans une petite casserole. Ajoutez peu à peu le lait en fouettant. Faites chauffer à feu moyen-doux en fouettant sans arrêt. Quand la sauce est bien chaude (comptez 2 minutes environ), retirez-la du feu et ajoutez l'aneth, le zeste et le jus de citron, la moutarde et le poivre. Réservez-la au chaud.

3. Dressez le saumon dans 4 assiettes. Versez les jus de cuisson dans la sauce ; remuez. Nappez le poisson de sauce et décorez l'assiette de quartiers de citron. On compte 85 g (3 oz) de saumon et 2 c. à soupe de sauce par portion.

Par portion : 250 kcal, 23 g protéines, 4 g glucides, 0 g fibres, 14 g lipides, 3 g graisses saturées, 68 mg cholestérol, 384 mg sodium.

Salade tiède au saumon, toasts à la tapenade d'olive

4 portions | **Préparation : 25 minutes**
| **Cuisson : 5 minutes**

Les bouchées de saumon rose font un élégant contraste avec les verdures dans cette salade substantielle mais légère, idéale les soirs d'été. La vinaigrette à l'huile d'olive est relevée de jus de citron frais qui atténue l'effet du repas sur votre taux de sucre sanguin. Des toasts croustillants, tartinés de tapenade aux olives, complètent la salade. Profitez-en pour choisir des aliments magiques, comme du pain de seigle ou du pumpernickel.

2 c. à soupe et 2 c. à thé d'**huile d'olive** extra vierge

1 c. à soupe et ¼ tasse de jus de **citron**

½ c. à thé de moutarde de Dijon

1 gousse d'**ail,** hachée fin

¼ c. à thé de sel, en tout

Poivre du moulin

140 g (5 oz) de mesclun, lavé et épongé (8 tasses)

4 tranches de **pain de seigle** ou **pumpernickel**

450 g (1 lb) de filet de **saumon** sans la peau, détaillé en cubes de 3 cm (¼ po)

½ tasse d'**oignon** rouge, haché fin

4 c. à thé de câpres, égouttées et rincées

2 c. à soupe de tartinade d'**olives** noires (*olivada*) ou de tapenade ou d'olives kalamata dénoyautées et hachées

1. Mélangez 2 c. à soupe d'huile, 1 c. à soupe de jus de citron, la moutarde, l'ail, ⅛ c. à thé de sel et le poivre dans un petit bol ou un bocal qui ferme bien. Mélangez au fouet ou agitez le bocal. Placez le mesclun dans un grand bol. Aspergez-le de vinaigrette au citron et remuez. Dressez la salade dans 4 assiettes. Faites griller les tranches de pain.

2. Assaisonnez le saumon avec le reste du sel (⅛ c. à thé) et le poivre. Réchauffez 2 c. à thé d'huile à feu moyen-vif dans une grande poêle antiadhésive. Faites-y cuire le saumon 3-4 minutes en le tournant à plusieurs reprises. Quand il est doré, ajoutez le reste du jus de citron (¼ tasse), l'oignon et les câpres. Laissez cuire en remuant la poêle jusqu'à ce que le saumon soit à point au centre, soit 30-60 secondes. Dressez les cubes de saumon cuit, l'oignon, les câpres et les jus de cuisson sur la salade. Coupez en deux chaque toast et tartinez-le de tapenade d'olive (ou d'olives hachées). Décorez chaque assiette de deux toasts aux olives. On compte 2 tasses de salade, 85 g (3 oz) de saumon et 1 tranche de pain par portion.

Par portion : 347 kcal, 22 g protéines, 9 g glucides, 2 g fibres, 25 g lipides, 5 g graisses saturées, 62 mg cholestérol, 399 mg sodium.

VARIANTE Salade tiède de thon, toasts à la tapenade d'olive

En 2, remplacez le saumon par du thon frais.

Ragoût de crevettes et de pétoncles

4 portions | Préparation : 25 minutes
| Cuisson : 15 minutes

Si vous croyez que les fruits de mer ne se préparent qu'en grande friture, détrompez-vous. Voici un ragoût tout simple, mais qui prouve bien que, pochés, les fruits de mer demeurent tendres et forment la base d'une sauce exquise. La cuisson du poisson dan le vin blanc est un des grands secrets de la cuisine française. On peut en profiter à la maison, puisque les acides du vin ont un effet bénéfique sur les taux sanguins de sucre. Bien que le beurre se situe au sommet de la pyramide des aliments magiques, il en faut très peu ici pour donner au plat un éclat délicieux.

2 c. à thé d'**huile d'olive**

1 gros **poireau** tranché (1 tasse), partie blanche ou jaune clair seulement

½ tasse de vin blanc sec

¾ tasse de bouillon de poulet hyposodique

250 g (8 oz) de **crevettes** moyennes (61/70), décortiquées et déveinées

250 g (8 oz) de **pétoncles,** coupés en deux (Voir Note sur les ingrédients)

4 c. à thé de beurre, en petits morceaux

2 c. à thé de zeste de citron frais râpé

⅛ c. à thé de sel ou au goût

Poivre du moulin

1 pincée de piment de cayenne

2 c. à soupe d'estragon frais haché grossièrement ou de ciboulette fraîche ciselée

1. Réchauffez l'huile à feu moyen-doux dans une sauteuse profonde ou un faitout. Faites-y cuire le poireau 4-6 minutes, sans le faire dorer (ajoutez 1 c. à soupe d'eau au besoin pour qu'il ne rissole pas). Quand il est tendre, versez le vin et le bouillon et faites mijoter. Ajoutez alors les crevettes et les pétoncles, couvrez et laissez mijoter à feu moyen-doux jusqu'à ce que les crevettes soient roses et les pétoncles, laiteux au centre. Comptez 4-5 minutes de cuisson.

2. Cueillez les crevettes et les pétoncles avec une cuiller à trous, déposez-les dans un bol chaud, couvrez et gardez-les au chaud. Réglez le feu à moyen-vif. Faites réduire le fond de cuisson 2-3 minutes pour intensifier sa saveur. Hors du feu, ajoutez le beurre au fouet. Quand il s'est incorporé à la sauce, ajoutez le zeste de citron, le sel, le poivre noir et le cayenne. Étalez cette sauce à la cuiller sur les crevettes et les pétoncles et décorez d'estragon (ou de ciboulette). On compte 1 tasse par portion.

Par portion : 205 kcal, 23 g protéines, 6 g glucides, 1 g fibres, 7 g lipides, 3 g graisses saturées, 140 mg cholestérol, 323 mg sodium.

Note sur les ingrédients : On trouve deux sortes de pétoncles dans les poissonneries : les géants, vendus partout, et les pétoncles de baie, beaucoup plus petits – de la taille d'un vingt-cinq cents. Les meilleurs pétoncles sont empaquetés à sec ; on les trouve dans les bonnes poissonneries. Ils n'ont pas été plongés dans l'eau ni traités aux phosphates, procédé dont le but est souvent de leur donner meilleure apparence et de prolonger leur durée de conservation ; ils ont une meilleure texture et perdent moins de volume à la cuisson que ceux empaquetés en milieu humide. Il faut les manger dans les deux jours suivant l'achat.

Crevettes et orzo au four

6 portions | **Préparation : 20 minutes**
Cuisson au four : 20 à 25 minutes

Cette recette à la grecque présente des crevettes accompagnées de tomates, de pâtes orzo *al dente* et de fromage féta léger. Des artichauts en boîte sont une surprenante bonne source de fibres. *Photo, p. 244.*

2 c. à thé d'**huile d'olive**

2 gousses d'**ail,** hachées fin

½ c. à thé d'origan sec

1 pincée de piment rouge broyé

1 boîte (398 ml/14 oz) de **tomates** en dés, non égouttées

1 boîte (398 ml/14 oz) de bouillon de poulet hyposodique

1 tasse (170 g/6 oz) de **pâtes** orzo (Voir Note sur les ingrédients)

1 boîte (398 ml/14 oz) de cœurs d'artichauts, égouttés, rincés et coupés en quatre

1 c. à thé de zeste de citron frais râpé

Poivre du moulin

450 g (1 lb) de **crevettes** moyennes, cuites (voir Conseil)

2 c. à soupe de persil frais haché

85 g (3 oz) de **fromage** féta léger, émietté (1 tasse)

1. Préchauffez le four à 425 °F (220 °C). Vaporisez un plat à four de 20 x 30 cm (8 x 11½ po) ou d'une contenance de 2 litres (8 tasses) d'enduit antiadhésif.

2. Réchauffez l'huile à feu moyen dans une grande casserole. Jetez-y l'ail, l'origan et le piment rouge et comptez 30-60 secondes de cuisson en remuant. Quand l'ail est odorant mais non coloré, ajoutez les tomates et écrasez-les avec un pilon à purée. Ajoutez alors le bouillon et amenez à ébullition. Terminez en y mettant l'orzo, les cœurs d'artichaut, le zeste de citron et le poivre. Dressez cet appareil dans le plat à four et couvrez bien de papier d'aluminium.

3. Comptez 15 minutes de cuisson. Remuez bien puis ajoutez les crevettes. Éparpillez le persil puis le féta en surface. Laissez cuire à découvert 5-10 minutes de sorte que l'orzo soit un peu ferme et que le féta commence à fondre. On compte 1 tasse par portion.

Par portion : 273 kcal, 27 g protéines, 33 g glucides, 6 g fibres, 4 g lipides, 2 g graisses saturées, 154 mg cholestérol, 544 mg sodium.

Conseil : Faites cuire les crevettes 2-3 minutes dans une grande casserole d'eau bouillante légèrement salée. Quand elles virent au rose, égouttez-les. Vous pouvez aussi utiliser des crevettes surgelées : décongelez-les avant de vous en servir.

Note sur les ingrédients : Si vous le pouvez, utilisez de l'orzo de blé entier : c'est une meilleure source de fibres et de céréales. On en trouve rarement en magasin, mais on peut en commander sur le site internet www.amazon.com.

PÂTES ET PIZZA

Penne aux asperges, à la ricotta et au citron

4 portions | **Préparation :** 15 minutes
| **Cuisson :** 8 à 10 minutes

Rien de plus facile que d'associer pâtes et légumes : on les fait cuire dans la même casserole d'eau bouillante. Mais pas nécessairement en même temps. Dans la plupart des cas, les légumes s'ajoutent en mi-cuisson. Ici, les pâtes sont rehaussées d'asperges, de citron, de fines herbes et d'une sauce à la ricotta. Idéal pour un repas printanier léger.

½ tasse de **fromage** ricotta léger

½ tasse de **fromage** parmesan râpé, en tout

2 c. à soupe de persil frais haché

2 c. à thé de zeste de citron frais râpé

2 c. à thé de jus de **citron**

½ c. à thé de sel ou au goût

Poivre du moulin

250 g (8 oz) de **penne de blé entier** (2 tasses)

450 g (1 lb) d'asperges, tiges raccourcies et pointes détaillées en tronçons de 4 cm (1½ po) (2 tasses)

1. Amenez à ébullition une grande casserole d'eau bouillante légèrement salée pour la cuisson des pâtes.

2. Mélangez bien la ricotta avec ¼ tasse de parmesan, le persil, le zeste et le jus de citron, le sel et le poivre dans un petit bol.

3. Jetez les penne dans l'eau bouillante et comptez 4 minutes de cuisson en remuant de temps à autre. Ajoutez les asperges et prolongez la cuisson de 4-6 minutes ou jusqu'à ce que les penne soient à point (*al dente*). Réservez ⅓ tasse de l'eau de cuisson des pâtes. Égouttez les pâtes et les asperges et déposez-les dans un grand bol.

4. En fouettant, ajoutez l'eau de cuisson réservée dans l'appareil à la ricotta jusqu'à consisance lisse. Mélangez les pâtes à cette sauce. Servez le reste du parmesan séparément. On compte 1½ tasse par portion.

Par portion : 306 kcal, 15 g protéines, 49 g glucides, 7 g fibres, 6 g lipides, 2 g graisses saturées, 16 mg cholestérol, 482 mg sodium.

VARIANTE Penne aux épinards, à la ricotta et au citron

En 3, supprimez les asperges ; faites cuire les penne 8-12 minutes. Pendant ce temps, faites cuire un paquet (300 g/ 10 oz) d'épinards surgelés selon le mode d'emploi. En 4, mélangez les penne avec la sauce à la ricotta et les épinards.

Lasagne à la saucisse et aux épinards

6 portions

Préparation : 30 minutes

Cuisson : 1 heure

Il n'y a rien comme la lasagne pour plaire à tout le monde et faciliter votre travail à la cuisine. Nous avons fait prendre à notre lasagne préférée un virage plus sain en éliminant la viande et en y mettant des épinards. Des nouilles Direct-o-four accélèrent la préparation. Vous pouvez prendre de l'avance jusqu'à l'étape 4, couvrir et garder l'appareil 2 jours au réfrigérateur ou 3 mois au congélateur (il faut décongeler la lasagne au réfrigérateur avant de la mettre au four).

1 saucisse italienne (125 g/4 oz) bien épicée à la dinde, sans le boyau

1 bocal (700 ml/26 oz) de **sauce marinara** (3 tasses)

1 c. à thé d'origan sec

¼ c. à thé de piment rouge broyé

1½ paquet (300 g/10 oz chacun) d'**épinards** surgelés

1 gros **œuf**

1 contenant (475 g/5 oz) de **fromage** ricotta léger

½ tasse de **fromage** parmesan râpé, en tout

⅛ c. à thé de muscade râpée

Poivre du moulin

12 nouilles lasagne Direct-o-four (voir Conseil)

1⅓ tasse de **fromage** mozzarella léger râpé

1. Préchauffez le four à 400 °F (200 °C). Vaporisez un plat à lasagne de 23 x 33 cm (9 x 13 po) d'enduit antiadhésif.

2. Dans une petite poêle antiadhésive, faites cuire la chair de saucisse 2-4 minutes à feu moyen en l'émiettant avec une cuiller en bois. Quand elle est dorée à point, épongez-la dans de l'essuie-tout et réservez-la dans un bol moyen. Ajoutez-lui la sauce marinara, l'origan et le piment rouge.

3. Faites cuire les épinards selon le mode d'emploi. Égouttez-les et rincez-les sous le robinet d'eau froide. Égouttez-les de nouveau en les essorant entre vos mains. Fouettez l'œuf et la ricotta dans un bol moyen. Ajoutez les épinards, ¼ tasse de parmesan, la muscade et le poivre du moulin. Mélangez bien.

4. Déposez 3 nouilles à lasagne dans un plat ou un bol profond et couvrez-les d'eau chaude. Laissez-les tremper pendant que vous montez la lasagne. Dressez environ ¾ tasse de la sauce marinara préparée dans le fond du plat à lasagne. Par-dessus, étendez transversalement 3 nouilles non trempées puis superposez dans l'ordre 1⅓ tasse de l'appareil aux épinards, ½ tasse de sauce marinara et ⅓ tasse de mozzarella. Par-dessus, disposez une autre couche de nouilles non trempées et, dans l'ordre, les épinards, la sauce marinara et le fromage mozzarella. Répétez de nouveau cette opération. Retirez les lasagnes qui trempaient dans l'eau, secouez-les et disposez-les sur le dessus du plat. Couvrez-les de la sauce marinara qui reste.

5. Recouvrez la lasagne de papier d'aluminium et faites cuire 35 minutes au four. Saupoudrez le reste du parmesan (¼ tasse) et de la mozzarella (⅓ tasse), enfournez de nouveau, mais cette fois à découvert, et prolongez la cuisson de 15 minutes. Quand les pâtes sont tendres et que le plat fait des bulles, laissez-le reposer 15 minutes avant de servir. On compte un morceau de 11 x 9 cm (4½ x 3½ po) par portion.

Par portion : 400 kcal, 24 g protéines, 34 g glucides, 5 g fibres, 19 g lipides, 8 g graisses saturées, 82 mg cholestérol, 986 mg sodium.

Conseil : Les lasagnes dites Direct-o-four vous évitent d'avoir à les faire cuire au préalable dans l'eau. Néanmoins, même lorsque les nouilles du dessus sont bien recouvertes de sauce, elles ne semblent pas cuire à point. Voilà pourquoi on fait tremper les 3 nouilles de surface dans de l'eau chaude pendant qu'on monte la lasagne.

Pâtes de blé entier avec saucisse, haricots et bettes à carde

6 portions | Préparation : 25 minutes
Cuisson : 20 à 25 minutes

Il faut peu de saucisse maigre à la dinde pour donner beaucoup de saveur à cette sauce pour pâtes alimentaires. Voici une recette riche en fibres grâce aux cannellini et riche également en légumes grâce à la bette à carde qui cuit dans l'eau même des pâtes.

1 saucisse italienne (125 g/4 oz) bien épicée à la dinde, sans le boyau

1 c. à thé d'**huile d'olive**

1 petit **oignon** haché (¾ tasse)

3 gousses d'**ail,** hachées fin

1 boîte (398 ml/14 oz) de **tomates** en dés, non égouttées

1 boîte (213 ml/8 oz) de sauce tomate sans sel ajouté

1 boîte (540 ou 398 ml/19 ou 14 oz) de **haricots** cannellini, égouttés et rincés

¼ tasse d'eau

Poivre du moulin

340 g (12 oz) de **pâtes** de blé entier, fusilli, penne ou rigatoni (4 tasses)

1 botte (450 g/1 lb) de **bettes à carde,** tiges raccourcies (voir Conseil), feuilles lavées et déchiquetées en bouchées

6 c. à soupe de **fromage** parmesan râpé

1. Amenez à ébullition une grande casserole d'eau légèrement salée pour la cuisson des pâtes. Par ailleurs, faites cuire la chair à saucisse 3-5 minutes à feu moyen dans une grande poêle antiadhésive. Quand elle est dorée à point, réservez-la dans une assiette doublée d'un morceau d'essuie-tout pour éponger le gras.

2. Versez l'huile dans la poêle et faites-y revenir l'oignon 1-2 minutes à feu moyen en remuant souvent. Quand il est tendre, ajoutez l'ail et 10-20 secondes plus tard les tomates en dés : écrasez-les avec une cuiller de bois. Ajoutez alors la sauce tomate, les haricots, l'eau et la chair de saucisse cuite. Quand l'appareil mijote, laissez-le cuire 10-15 minutes à feu moyen-doux, sans couvrir et en remuant de temps à autre, pour que les saveurs s'harmonisent. Poivrez.

3. Entre-temps, jetez les pâtes dans l'eau bouillante et faites-les cuire 5 minutes. Ajoutez les bettes à carde et remuez pour bien les immerger. Comptez 3-5 minutes de cuisson : elle est terminée quand les pâtes sont tendres et les bettes à carde, ramollies. Égouttez et réservez dans un grand bol. Ajoutez la sauce tomate et remuez bien. Saupoudrez chaque portion de parmesan. On compte $1\frac{1}{3}$ tasse de pâtes en sauce et 1 c. à soupe de fromage par portion.

Par portion : 390 kcal, 19 g protéines, 65 g glucides, 11 g fibres, 6 g lipides, 1 g graisses saturées, 22 mg cholestérol, 409 mg sodium.

Conseils

• Les tiges des bettes à carde ressemblent au céleri ; comestibles, elles ont un goût délicat et agréable. Coupez-les en tronçons et faites-les cuire à la vapeur ou dans de l'eau bouillante 6-8 minutes.

• Des restes ? Faites-les gratiner. Dressez-les dans un plat à four peu profond vaporisé d'enduit antiadhésif. Ajoutez-leur un peu d'eau et recouvrez-les de chapelure mélangée à du fromage parmesan. Enfournez sans couvrir et faites cuire 25-30 minutes dans un four porté à 425 °F (220 °C) pour que le dessus soit doré et croûté.

Macaroni au fromage relevé d'épinards

6 portions
Préparation : 15 minutes

Cuisson : 45 à 55 minutes

Quoi de plus réconfortant qu'un macaroni au fromage bien gratiné – plein d'aliments magiques. Nous avons composé ce plat en pensant à votre taux sanguin de sucre : pâtes de blé entier, sauce au fromage allégé, couche surprise d'épinards et garniture de germe de blé. Vous pouvez prendre de l'avance jusqu'à l'étape 5, couvrir et garder le plat 2 jours au réfrigérateur ou 3 mois au congélateur (décongelez-le au réfrigérateur avant de le mettre au four). *Photo, p. 245.*

1¾ tasse de **lait** à 1 %, en tout

3 c. à soupe de farine tout usage

170 g (6 oz) de **fromage** cheddar extra fort, râpé (2 tasses)

1 tasse de **fromage** cottage à 1 %

⅛ c. à thé de muscade

½ c. à thé de sel ou au goût

Poivre du moulin

1 paquet (300 g/10 oz) d'**épinards** surgelés

250 g (8 oz) de **macaroni de blé entier** (2 tasses)

¼ tasse de **germe de blé** grillé

1. Préchauffez le four à 400 °F (200 °C). Vaporisez d'enduit antiadhésif un moule à four carré de 20 cm (8 po) ou de 2 litres (8 tasses). Amenez à ébullition une grande casserole d'eau légèrement salée pour la cuisson des macaronis.

2. Dans un petit bol, délayez au fouet la farine dans ¼ tasse de lait froid. Réservez. Faites chauffer à feu moyen le reste du lait (1½ tasse) dans une casserole moyenne à fond épais. Quand il est fumant, jetez-y la farine délayée et faites cuire en remuant constamment au fouet jusqu'à ce que la sauce bouillonne et épaississe, soit 2-3 minutes. Hors du feu, ajoutez le cheddar et remuez pour qu'il fonde. Incorporez alors le fromage cottage, la muscade, le sel et le poivre.

3. Faites cuire les épinards selon le mode d'emploi. Passez-les, refroidissez-les à l'eau courante et essorez-les.

4. Faites cuire les macaronis 4-5 minutes dans l'eau bouillante en remuant souvent. (Ils continueront de cuire au four.) Passez-les, rincez-les à l'eau froide et passez-les de nouveau.

5. Dans un grand bol, mélangez les macaronis et la sauce au fromage. Dressez la moitié des pâtes dans le plat à four ; disposez les épinards par-dessus puis le reste des macaronis. Éparpillez le germe de blé en surface.

6. Faites cuire 35-45 minutes au four, sans couvrir. On compte 1⅓ tasse par portion.

Par portion : 357 kcal, 22 g protéines, 40 g glucides, 6 g fibres, 12 g lipides, 7 g graisses saturées, 35 mg cholestérol, 606 mg sodium.

VARIANTE Macaroni au fromage relevé de poivrons

En 1, remplacez 1 des tasses de cheddar extra fort par 1 tasse de fromage Pepper Jack râpé. Supprimez la muscade. À la sauce au fromage, ajoutez 125 ml (4½ oz) de chilis verts en boîtes, hachés, ⅓ tasse de coriandre fraîche hachée et 1 pincée de piment de cayenne. En 3, supprimez les épinards et remplacez-les par 2 tasses de poivrons à *stir-fry* surgelés, revenus 3-4 minutes dans 1 c. à thé d'huile d'olive. En 5, étalez cet appareil sur la première couche des macaronis.

Penne en sauce tomate à l'aubergine

6 portions | Préparation : 20 minutes
| Cuisson : 25 minutes

Les pâtes de blé entier ont récemment connu un regain de popularité. On en trouve maintenant de toutes les sortes dans les supermarchés. Le goût de noix du blé entier se marie bien à la saveur haute en couleur de la sauce tomate que vient renforcer l'aubergine, aliment magique qui remplace fort bien la viande.

4 c. à thé d'**huile d'olive,** en tout

1 grosse **aubergine** italienne (250 g/8 oz), détaillée en dés de 2 cm (¾ po) (3 tasses)

1 **oignon** moyen, haché (1 tasse)

4 gousses d'**ail,** hachées fin

⅛ c. à thé de piment rouge broyé

1 boîte (796 ml/28 oz) de **tomates** en dés

3 c. à soupe de persil frais haché ou de basilic, en tout

⅛ c. à thé de sel ou au goût

Poivre du moulin

340 g (12 oz) de **pâtes** de blé entier, penne ou rigatoni (4 tasses) (voir Conseil)

¾ tasse de **fromage** féta léger émietté

6 c. à soupe de **noix** de pin grillées (voir Conseil)

1. Amenez à ébullition une grande casserole d'eau bouillante légèrement salée pour la cuisson des pâtes.

2. À feu moyen-vif, réchauffez 2 c. à thé d'huile dans une grande poêle antiadhésive. Faites-y cuire l'aubergine 5-7 minutes en la tournant de temps à autre. Quand elle est dorée et tendre, réservez-la dans une assiette.

3. Réduisez le feu à moyen et jetez dans la poêle le reste de l'huile (2 c. à thé). Faites revenir l'oignon 2-3 minutes en remuant souvent. Quand il est tendre, ajoutez l'ail et le piment rouge, remuez et prolongez la cuisson de 30 secondes pour que les saveurs se dégagent. Ajoutez alors les tomates et écrasez-les avec un pilon à purée. Quand l'appareil mijote, ajoutez l'aubergine. Laissez mijoter 15-20 minutes à feu moyen-doux sans couvrir pour que la sauce réduise un peu. (Ajoutez un peu d'eau si elle épaissit trop.) Incorporez 2 c. à soupe de persil (ou de basilic). Salez et poivrez.

4. Entre-temps, faites cuire les pâtes 8-10 minutes dans l'eau bouillante ou selon le mode d'emploi : elles doivent être *al dente*. Égouttez-les et ajoutez-les à la sauce dans la poêle. Remuez bien pour les enrober. Saupoudrez chaque portion de féta, de pignons et d'un peu du persil (ou de basilic) qui reste. On compte 1⅓ tasse de pâtes en sauce, 2 c. à soupe de féta et 1 c. à soupe de pignons par portion.

Par portion : 390 kcal, 15 g protéines, 57 g glucides, 8 g fibres, 13 g lipides, 2 g graisses saturées, 8 mg cholestérol, 556 mg sodium.

Conseils

• Faites griller les noix de pin (pignons) à sec dans une petite poêle, à feu moyen-doux, en remuant constamment. Comptez 1-3 minutes de cuisson pour qu'elles soient dorées et odorantes.

• Goûtez aux pâtes à plusieurs reprises vers la fin de la cuisson : c'est la meilleure façon de savoir qu'elles sont tendres mais encore *al dente*. Trop cuites, elles perdent de leur attrait et présentent un IG plus élevé.

2 tomate
le lycopène qu'elle renferme peut exercer un certain effet contre le diabète

3 pignons
leurs «bons» gras aident à ralentir la digestion du repas

pâtes 4
le blé entier renferme trois fois plus de fibres par portion

1 fromage
le féta léger fournit du calcium qui peut augmenter votre réceptivité à l'insuline

huile d'olive 8
cet or liquide aide à prévenir les pics de sucre sanguin

aubergine 7
l'ajout d'un légume dense comme l'aubergine abaisse l'IG du plat

oignons 6
indispensables, ils peuvent abaisser les taux élevés de sucre sanguin

5 ail
il aide à faire échec aux caillots sanguins et au cholestérol

Penne en sauce tomate à l'aubergine

Pâte à pizza au blé entier, méthode rapide

1 pizza | Préparation : 10 minutes
Fermentation : 10 à 20 minutes

Donne 340 g (12 oz) de pâte à pizza ; convient à une pizza de 30 cm (12 po) de diamètre

Au robot, il ne faut que quelques minutes pour mélanger et pétrir cette pâte à pizza idéale pour le sucre sanguin. Vous pouvez aussi la préparer dans une machine à pain ; employez alors de la levure pour machine à pain et de l'eau à la température ambiante. Placez les ingrédients dans la machine en suivant l'ordre recommandé par le fabricant et choisissez un réglage manuel.

¾ tasse **farine de blé entier**

¾ tasse farine tout usage

2 c. à thé de levure à fermentation rapide
   (voir Note sur les ingrédients)

¾ c. à thé de sel

¼ c. à thé de sucre

½-⅔ tasse d'eau chaude (50-55 °C/120-130 °F)

2 c. à thé d'**huile d'olive**

1. Mettez la farine de blé entier, la farine tout usage, la levure, le sel et le sucre dans un robot culinaire et pulsez pour les mélanger. Dans une tasse à mesurer, mélangez l'eau chaude et l'huile. L'appareil étant toujours en marche, ajoutez peu à peu le liquide chaud par l'orifice d'alimentation. Travaillez la pâte jusqu'à ce qu'elle forme une boule ; pétrissez-la ensuite pendant 1 minute. La pâte doit être très souple. Si elle vous paraît sèche, ajoutez 1-2 c. à soupe d'eau tiède ; mais si elle est trop collante, ajoutez 1-2 c. à soupe de farine.

2. Mettez la pâte sur une surface légèrement farinée. Vaporisez une feuille de pellicule de plastique d'enduit antiadhésif et posez-la sur la pâte, côté vaporisé dessous. Laissez la pâte reposer 10-20 minutes avant de l'abaisser.

Note sur les ingrédients : La levure rapide est une sorte de levure qu'on peut mélanger directement aux ingrédients secs, qui réagit bien à des liquides plus chauds que la normale et ne demande qu'un délai de fermentation de 10 minutes, délai qui est normalement de 1½ heure. La levure Levée rapide de Fleischmann est la plus communément utilisée. Vous la trouvez dans le rayon des produits laitiers réfrigérés.

Pizza aux champignons et aux fines herbes

4 portions | Préparation : 30 minutes
Cuisson : 20 minutes

Mais oui, la pizza peut faire partie de vos menus à aliments magiques, surtout quand vous la préparez vous-même avec une croûte mince de blé entier et que vous la garnissez de beaucoup de légumes et de peu de fromage. En outre, grâce à notre méthode rapide, vous pouvez vous apprêter une pizza santé dans le temps qu'on met à vous la livrer quand vous la commandez par téléphone. Voici deux garnitures : une à base de champignons et l'autre, variante de la première, avec du brocoli et des olives. *Photo, p. 245.*

340 g (12 oz) de pâte de blé entier à pizza, méthode rapide, ou commerciale

Farine de maïs pour saupoudrer

1 c. à soupe d'**huile d'olive,** en tout

3 tasses (250 g/8 oz) de champignons baby bella ou cremini, pieds raccourcis, bien essuyés et tranchés

2 gousses d'**ail,** hachées fin

1 pincée de sel

Poivre du moulin

2 c. à soupe de persil frais haché

⅔ tasse de sauce marinara préparée

2 c. à soupe de marjolaine ou d'origan frais hachés

⅛ c. à thé de piment rouge broyé

1 tasse de **fromage** mozzarella léger râpé

½ tasse d'**oignon** rouge en dés

¼ tasse de **fromage** parmesan râpé

1. Préparez la pâte de blé entier à pizza, méthode rapide, s'il y a lieu.

2. Placez la pierre de cuisson ou une plaque à pâtisserie à l'envers sur la grille la plus basse du four. Préchauffez le four à 500 °F (260 °C) ou à son réglage le plus élevé. Vaporisez d'enduit antiadhésif un moule à pizza de 32 cm (12½ po) de diamètre. Poudrez-le de farine de maïs.

3. À feu moyen-vif, réchauffez 2 c. à thé d'huile dans une grande poêle antiadhésive. Jetez-y les champignons et faites-les cuire 3-4 minutes en les remuant ou en agitant la poêle de temps à autre. Quand ils sont tendres et un peu dorés, mettez l'ail et prolongez la cuisson de 30 secondes, en remuant. Hors du feu, ajoutez le persil, le sel et le poivre.

4. Dans un petit bol, mélangez la sauce marinara, la marjolaine (ou l'origan) et le piment rouge.

5. Abaissez la pâte en un cercle de 30 cm (12 po) sur une surface légèrement farinée. Dressez-la dans le moule à pizza. Rabattez le périmètre sous le bord du moule pour créer un rebord et badigeonnez le boudin ainsi formé avec l'huile qui reste (1 c. à thé). Étalez la sauce marinara dans le fond de la croûte en laissant la pâte dégagée sur 1 cm (½ po) tout autour. Éparpillez le fromage mozzarella sur la sauce et les champignons sur le fromage. Parsemez d'oignon. Terminez avec le fromage parmesan.

6. Déposez le moule à pizza sur la pierre de cuisson très chaude (ou sur la plaque à pâtisserie) et faites cuire la pizza 10-14 minutes ou jusqu'à ce que la croûte soit croustillante et dorée. On compte le quart d'une pizza de 30 cm (12 po) par portion.

Par portion : 368 kcal, 18 g protéines, 45 g glucides, 6 g fibres, 14 g lipides, 5 g graisses saturées, 22 mg cholestérol, 916 mg sodium.

VARIANTE Pizza de blé entier garnie au brocoli et aux olives

En 3, faites cuire 2-3 minutes à la vapeur 2 tasses de petits bouquets de brocoli (2 cm/¾ po) pour qu'ils restent croquants. En 4, relevez ⅔ tasse de sauce marinara préparée de 1 c. à thé d'origan et de ⅛ c. à thé de piment rouge broyé. En 5, étalez la sauce marinara sur la pâte. Saupoudrez-la de 1 tasse de fromage mozzarella léger. Éparpillez dessus le brocoli, ½ tasse d'oignon rouge en dés et ¼ tasse d'olives kalamata dénoyautées et grossièrement hachées. Aspergez la pizza d'enduit antiadhésif à l'huile d'olive et faites-la cuire comme en 6.

PLATS SANS VIANDE

Sauté de légumes du printemps au tofu

4 portions	Préparation : 25 minutes
	Marinage : 10 minutes
	Cuisson : 10 minutes

Haut en couleur et en saveur, ce sauté célèbre le retour du printemps avec des asperges et de l'oignon doux. C'est un plat végétarien riche en protéines, grâce au tofu. Et sa sauce finement relevée plaira même aux carnivores. Vous pouvez remplacer les asperges par des pois mange-tout, les carottes par du poivron rouge et le tofu par du blanc de poulet désossé en tranches, mais assurez-vous qu'il est bien cuit quand vous le faites sauter en 2.

1 paquet (400-425 g/14-16 oz) de **tofu** extra ferme dans l'eau, égoutté

½ tasse de jus d'orange

2 c. à soupe de sauce de soya hyposodique

1 c. à soupe de sauce aux huîtres (voir Note sur les ingrédients)

1 c. à soupe de xérès demi sec, de vin de riz ou de vin blanc non alcoolisé

1½ c. à thé de sauce chili-ail (voir Note sur les ingrédients)

1 c. à thé de sucre

1½ c. à thé de fécule de maïs

1 c. à soupe d'huile végétale, en tout

1 c. à soupe de gingembre frais râpé

2 c. à thé de zeste d'orange frais râpé

3 gousses d'**ail,** hachées fin

1 petit **oignon** doux comme le Vidalia ou le Walla Walla. en tranches minces (1 tasse)

450 g (1 lb) d'asperges, tiges raccourcies, pointes coupées en tronçons de 3 cm (1¼ po) de longueur (2 tasses)

1 tasse de **carottes** miniatures, coupées en quatre sur la longueur

¼ tasse d'eau

1. Épongez le tofu et découpez-le en dés de 2 cm (¾ po). Fouettez le jus d'orange avec la sauce de soya, la sauce aux huîtres, le xérès (ou le vin), la sauce chili-ail et le sucre dans un bol moyen. Mettez-y le tofu et remuez délicatement pour enrober. Laissez-le mariner 10 minutes en retournant les morceaux de temps à autre. Dans l'intervalle, préparez les légumes.

2. Quand le moment de la cuisson est arrivé, égouttez le tofu en gardant la marinade dans son bol. Mettez-y la fécule de maïs et délayez-la au fouet. Réservez pour la sauce. Faites chauffer à feu vif 2 c. à thé d'huile dans une sauteuse anti-adhésive ou un wok. Ajoutez le tofu et faites-le cuire 3-5 minutes, en le retournant de temps à autre, pour qu'il soit doré et croûté. Réservez-le.

3. Mettez l'huile qui reste (1 c. à thé) dans la sauteuse et ajoutez le gingembre, le zeste d'orange et l'ail. Faites cuire 10-20 secondes. Ajoutez l'oignon et 1 minute plus tard, les asperges et les carottes. Comptez 30 secondes. Versez alors l'eau dans la sauteuse, couvrez et faites cuire environ 2 minutes : les légumes doivent rester croquants. Repoussez les légumes en périphérie, remuez la sauce et versez-la au centre de la sauteuse. Faites-la cuire 1 minute en remuant : elle devient épaisse et satinée. Ramenez les légumes dans la sauce et ajoutez le tofu réservé. Remuez. On compte 1⅓ tasse par portion.

Par portion : 263 kcal, 19 g protéines, 23 g glucides, 6 g fibres, 12 g lipides, 2 g graisses saturées, 0 mg cholestérol, 454 mg sodium.

Note sur les ingrédients : La sauce aux huîtres (parfumée aux huîtres) et la sauce chili-ail se trouvent au rayon des produits orientaux dans les grands supermarchés.

Dahl aux épinards

6 portions | **Préparation : 20 minutes**
Cuisson : 45 à 50 minutes

Il est souvent question de dahl dans la cuisine indienne. Or, c'est un terme confus puisqu'il désigne à la fois un apprêt et un ingrédient. À titre d'ingrédient, le dahl comprend une grande variété de légumineuses sèches, réduites en poudre, comme les lentilles et les pois cassés, qui sont toutes de bonnes sources de fibres solubles et de protéines végétales. À titre d'apprêt, comme ici, il est fait de légumes secs cuisinés en un ragoût bien relevé dans lequel nous avons mis trois ingrédients magiques – du curcuma, du fenugrec et de l'ail.

DAHL

1 tasse de **pois cassés** jaunes ou chana dahl (voir Note sur les ingrédients), triés et rincés

3 tasses d'eau

½ c. à thé de **curcuma**

1 c. à soupe d'huile de canola

1 c. à thé de **graines** de cumin

1 **oignon** moyen, haché (1 tasse)

1 c. à soupe de gingembre frais râpé ou ½ c. à thé de gingembre moulu

3 gousses d'**ail,** hachées fin

1 c. à thé de **fenugrec** moulu (facultatif)

¼ c. à thé de piment de cayenne

1 boîte (398 ml/14 oz) de **tomates** en dés (non égouttées)

1 paquet (300 g/10 oz) d'**épinards** surgelés déchiquetés

½ c. à thé de sel ou au goût

RAITA

1 tasse de **yogourt** léger nature

4 c. à thé de jus de **lime**

1 c. à thé de cumin moulu

⅛ c. à thé de sel ou au goût

1. **Préparation du dahl :** Mettez les pois cassés (ou chana dahl), l'eau et le curcuma dans une grande casserole. Amenez à ébullition, couvrez partiellement, réduisez le feu à moyen-doux et comptez 40-45 minutes de cuisson, jusqu'à ce que les pois cassés soient devenus tendres.

2. Entre-temps, réchauffez l'huile à feu moyen dans un grand faitout antiadhésif. Ajoutez les graines de cumin et faites cuire 10-20 secondes. Quand leur parfum se développe, ajoutez l'oignon et faites-le cuire 2-3 minutes en remuant souvent. Quand il est tendre, ajoutez le gingembre, l'ail, le fenugrec, s'il y a lieu, et le piment de cayenne. Laissez cuire 20-30 secondes en remuant. Ajoutez les tomates et prolongez la cuisson de 5-10 minutes pour que le jus de tomate se soit presque entièrement évaporé.

3. Faites cuire les épinards selon le mode d'emploi du paquet. Égouttez-les en les essorant pour enlever l'excédent d'eau.

4. Quand les pois cassés sont à point, versez-les avec leur fond de cuisson, s'il y a lieu, dans l'appareil aux tomates et ajoutez aussi les épinards. Faites cuire 2-3 minutes pour que les saveurs s'entremêlent. Salez.

5. **Préparation du raita :** Mélangez tous les ingrédients du raita dans un petit bol. Servez-le en accompagnement du dahl. On compte ¾ tasse de dahl et 2½ c. à soupe de raita par portion. Les restes se gardent 2 jours au réfrigérateur dans un plat couvert. Réchauffez-les sur un élément ou au micro-ondes en ajoutant, au besoin, un peu d'eau.

Par portion : 199 kcal, 12 g protéines, 33 g glucides, 12 g fibres, 4 g lipides, 0 g graisses saturées, 0 mg cholestérol, 412 mg sodium.

Note sur les ingrédients : Le chana dahl désigne les pois cassés. On le trouve dans les boutiques d'aliments indiens et dans certains supermarchés.

Risotto d'orge aux asperges et au citron

4 portions
Préparation : 20 minutes

Cuisson : 20 minutes

Un risotto se prépare avec du riz arborio, ingrédient qui vient dans le premier tiers (indésirable) de la pyramide des aliments glucidiques (voir p. 43). En voici un différent, plus amical pour votre taux de sucre sanguin et dans lequel l'orge complet remplace le riz blanc. Comme il faut remuer le risotto presque sans arrêt, prenez de l'orge à cuisson rapide plutôt que de l'orge perlé.

2 boîtes (282 ml/10 oz chacune) de bouillon hyposodique de légumes ou de poulet (3½ tasses)

¾ tasse d'eau

450 g (1 lb) d'asperges, tiges raccourcies, coupées en tronçons de 2,5 cm (1 po) (2 tasses)

1 c. à soupe d'**huile d'olive**

½ tasse d'**oignon vert** haché

1 tasse d'**orge** à cuisson rapide

½ tasse de **fromage** parmesan râpé

¼ tasse de persil frais haché ou de ciboulette ciselée

2 c. à thé de zeste de citron frais râpé

1 c. à soupe de jus de **citron**

1 pincée de sel

Poivre du moulin

1. Dans une casserole moyenne, faites mijoter à feu moyen le bouillon et l'eau. Jetez-y les asperges et faites-les cuire à découvert 2-4 minutes. Quand elles sont tendres mais encore un peu croquantes, réservez-les dans une assiette avec une cuiller à trous. Réglez la chaleur à doux et laissez le bouillon à peine mijoter.

2. À feu moyen, réchauffez l'huile dans un faitout. Faites-y revenir les oignons verts 1 minute en remuant. Quand ils sont tendres, mettez-y l'orge et saisissez-le 30 secondes en remuant. Ajoutez 1 tasse du bouillon chaud et laissez cuire 1-1½ minute en remuant jusqu'à absorption presque totale. Prolongez la cuisson en remuant presque constamment ; ajoutez environ ½ tasse de bouillon à la fois et continuez ainsi dès que l'ajout précédent a été absorbé et jusqu'à ce que l'orge soit tendre et que le risotto ait acquis une texture crémeuse, soit environ 15 minutes.

3. Ajoutez les asperges réservées et réchauffez-les 1 minute. Hors du feu, ajoutez le parmesan, le persil, le zeste et le jus de citron, le sel et le poivre. On compte 1 tasse par portion.

Par portion : 221 kcal, 9 g protéines, 7 g glucides, 3 g fibres, 7 g lipides, 3 g graisses saturées, 13 mg cholestérol, 319 mg sodium.

Chili lentilles-haricots

8 portions
Préparation : 20 minutes

Cuisson : 50 minutes

Rien ne fait autant de bien par une froide soirée d'hiver qu'un bol fumant de chili bien relevé. Lentilles et haricots s'unissent pour créer un chili végétarien, riche en fibres solubles et en protéines, de sûrs alliés contre les pics de sucre sanguin. Vous pourriez compléter avec des dés d'avocat, du fromage pepper jack ou cheddar râpé, de la coriandre fraîche, de l'oignon vert haché et de la crème sure allégée.

2 c. à thé d'**huile d'olive**

1 **oignon** moyen, haché (1 tasse)

2-4 **carottes** moyennes, en dés (1 tasse)

3 gousses d'**ail,** hachées fin

5 c. à thé d'assaisonnement au chili

4 c. à thé de cumin moulu

1 c. à thé d'origan séché

4 tasses de bouillon hyposodique de légumes ou de poulet

¾ tasse de **lentilles** brunes, triées et rincées

2 boîtes (398 ml/14 oz chacune) de **tomates** en dés assaisonnées aux chilis verts

2 boîtes (398 ou 540 ml/14 ou 19 oz chacune) de **haricots** rouges, égouttés et rincés

Poivre du moulin

1. Réchauffez l'huile à feu moyen dans un faitout. Faites-y cuire l'oignon et les carottes 3-5 minutes en remuant souvent. Ajoutez l'ail, l'assaisonnement au chili, le cumin et l'origan et 30-60 secondes plus tard le bouillon et les lentilles. Quand l'appareil mijote, réduisez le feu à moyen-doux et laissez cuire 25 minutes.

2. Ajoutez les tomates, les haricots et le poivre. Couvrez et laissez cuire à feu moyen-doux 15-20 minutes. On compte 1 tasse par portion. Gardez les restes 2 jours au réfrigérateur à couvert. Réchauffez sur le feu ou au micro-ondes.

Par portion : 199 kcal, 12 g protéines, 36 g glucides, 12 g fibres, 3 g lipides, 0 g graisses saturées, 0 mg cholestérol, 691 mg sodium.

Burritos haricots noirs et patates douces

8 portions | Préparation : 25 minutes
| Cuisson : 20 minutes

Patates douces et haricots riches en fibres sont un heureux mariage dans ce plat haut en saveur. Si vous n'êtes que deux à en manger, préparez la garniture jusqu'en 2 et gardez-la au réfrigérateur jusqu'à 2 jours dans un plat couvert. Au moment opportun, réchauffez-la ainsi que les tortillas au micro-ondes (voir Conseil).

2 c. à thé d'huile de canola

1 **oignon** moyen, haché (1 tasse)

2 gousses d'**ail,** hachées fin

4 c. à thé de cumin moulu

½ c. à thé d'origan séché

¾ tasse de bouillon hyposodique de légumes ou de poulet

1 **patate douce** moyenne, pelée, en dés (3 tasses)

1 boîte (398 ml/14 oz) de **tomates** en dés assaisonnées aux chilis verts (non égouttées)

1 boîte (398 ml/14 oz) de **haricots** noirs, égouttés et rincés

¾ tasse de maïs surgelé

¼ tasse de coriandre fraîche hachée

1 c. à soupe de jus de **lime** frais

⅛ c. à thé de poivre du moulin

8 galettes ou tortillas de blé entier (20 cm/8 po)

1 tasse de **fromage** pepper Jack ou Monterey Jack râpé

½ tasse de crème sure partiellement écrémée

1. Préchauffez le four à 325 °F (160 °C).

2. Réchauffez l'huile dans une grande poêle antiadhésive à feu moyen. Faites-y revenir l'oignon 2-3 minutes en remuant souvent. Ajoutez l'ail, le cumin et l'origan. Faites cuire 10-20 secondes. Ajoutez le bouillon et la patate douce. À l'ébullition, couvrez et faites cuire 5 minutes. Ajoutez alors les tomates, les haricots et le maïs. Dès que le tout mijote à nouveau, couvrez et laissez cuire 5-10 minutes. Quand la patate douce est tendre, réduisez le quart des légumes en purée avec un pilon. Mélangez la purée à l'appareil aux légumes et incorporez le jus de lime, la coriandre et le poivre.

3. Dans l'intervalle, enveloppez les roulés (ou les tortillas) dans du papier d'aluminium et réchauffez-les au four pendant 10-15 minutes.

4. Au moment du service, déposez environ ⅔ tasse de la garniture au centre de chaque tortilla. Saupoudrez de 2 c. à soupe de fromage. Repliez les extrémités du roulé puis rabattez un côté sur la garniture et enveloppez le burrito. Servez avec une trempette de crème sure. On compte 1 roulé, ⅔ tasse de garniture, 2 c. à soupe de fromage râpé et 1 c. à soupe de crème sure par portion.

Par portion : 262 kcal, 14 g protéines, 35 g glucides, 15 g fibres, 10 g lipides, 4 g graisses saturées, 21 g cholestérol, 784 mg sodium.

Conseil : Pour réchauffer un roulé ou une tortilla au micro-ondes, glissez la pièce entre 2 papiers essuie-tout et mettez-la à puissance maximum pendant 10-12 secondes.

ACCOMPAGNEMENTS

Boulghour à l'orange et au gingembre

4 portions | **Préparation : 15 minutes** | **Cuisson : 25 minutes**

Plutôt que d'accompagner la viande de riz ou de pommes de terre (à IG élevé), servez du boulghour. Il se cuit comme le riz blanc et vous offre les atouts d'une céréale riche en fibres solubles, magique contre le sucre sanguin.

2 **oranges,** grattées

2 c. à thé d'huile de canola

2 c. à soupe de gingembre frais râpé

2 gousses d'**ail,** hachées fin

1 tasse de **boulghour,** rincé

2 c. à thé de cassonade brune bien tassée

¼ c. à thé de sel ou au goût

⅔ tasse d'**oignon vert** haché

1 c. à soupe de sauce de soya hyposodique

⅓ tasse d'**amandes** en julienne, grillées (voir Conseil)

1. Râpez l'écorce de l'orange pour avoir 1 c. à soupe de zeste. Pressez les oranges et ajoutez de l'eau au jus pour en avoir 1½ tasse.

2. À feu moyen-vif, réchauffez l'huile dans une grand casserole à fond épais. Ajoutez le gingembre et l'ail. Faites-les cuire 30 secondes en remuant. Ajoutez le boulghour et remuez pour l'enrober d'huile. Ajoutez le jus d'orange dilué, le sucre et le sel. Réduisez le feu à doux, couvrez et laissez cuire le boulghour 15-20 minutes ou jusqu'à ce qu'il soit tendre et ait absorbé le liquide.

3. Ajoutez l'oignon vert, le soya et le zeste. Égrenez à la fourchette et décorez d'amandes. On compte ¾ tasse par portion. Les restes se gardent 2 jours au réfrigérateur. Réchauffez-les au micro-ondes.

Par portion : 234 kcal, 7 g protéines, 38 g glucides, 8 g fibres, 7 g lipides, 1 g graisses saturées, 0 mg cholestérol, 295 mg sodium.

Conseil : Faites griller les amandes 2-3 minutes à sec sur un feu moyen-doux en remuant. Quand elles sont dorées, réservez-les.

VARIANTE Boulghour au jus de carotte et sésame

Remplacez le jus d'orange par du jus de carotte et les amandes par des graines de sésame.

Orge et champignons en pilaf

6 portions | **Préparation : 15 minutes** | **Cuisson : 10 à 15 minutes**

Aspergez le pilaf de vinaigre pour relever sa saveur et diminuer la teneur en glucides du repas.

4 c. à soupe d'**huile d'olive,** en tout

1 **oignon** moyen, haché (1 tasse)

1 tasse d'**orge** à cuisson rapide

1 boîte (284 ml/10 oz) de bouillon hyposodique de poulet ou de légumes (1¾ tasse)

250 g (8 oz) de champignons, pieds raccourcis, chapeaux essuyés, tranchés (3 tasse)

1 poivron rouge moyen, épépiné et détaillé en dés

1 gousse d'**ail,** hachée fin

¼ tasse d'aneth frais haché

1 c. à soupe de **vinaigre** balsamique ou de jus de **citron**

Poivre du moulin

1. Réchauffez 2 c. à thé d'huile à feu moyen dans une grande casserole. Faites-y revenir l'oignon 2-3 minutes en remuant souvent. Quand il est tendre, ajoutez l'orge et faites-le cuire 1 minute en remuant. Versez le bouillon. Quand il se met à bouillir, réduisez le feu à doux, couvrez et laissez cuire 10-15 minutes ou jusqu'à ce que l'orge soit à point et ait absorbé le bouillon.

2. Entre-temps, réchauffez l'huile qui reste (2 c. à thé) à feu moyen-vif dans une grande poêle antiadhésive. Faites-y revenir les champignons, le poivron et l'ail 3-5 minutes en remuant souvent. Quand ils sont tendres, ajoutez-les à l'orge, ainsi que l'aneth, le vinaigre et le poivre. Remuez doucement. On compte ⅔ tasse par portion. Vous pouvez garder le pilaf à couvert 2 jours au réfrigérateur et le réchauffer au micro-ondes.

Par portion : 128 kcal, 5 g protéines, 21 g glucides, 3 g fibres, 4 g lipides, 1 g graisses saturées, 1 mg cholestérol, 45 mg sodium.

Riz brun et graines de lin grillées en pilaf

6 portions | **Préparation : 10 minutes**
| **Cuisson : 45 à 55 minutes**

Les graines de lin font de ce simple riz pilaf une source de fibres solubles qui aident à réduire le sucre sanguin. Si vous n'avez pas le temps de faire cuire du riz brun, prenez du riz blanc étuvé ; utilisez ¼ tasse d'eau et faites cuire 20 minutes. Ce pilaf accompagne bien le poisson ou le poulet.

2 c. à thé d'**huile d'olive**

1 **oignon** moyen, haché (1 tasse)

1 tasse de riz brun à grain long

1 boîte (284 ml/10 oz) de bouillon hyposodique de poulet ou de légumes (1¾ tasse)

¾ tasse d'eau

¼ tasse de **graines de lin** entières

2 c. à thé de zeste de citron frais râpé

1 c. à soupe de jus de **citron**

¼ tasse de persil frais haché

Poivre du moulin

1. Réchauffez l'huile à feu moyen dans une grande casserole à fond épais. Faites-y rissoler l'oignon 2-3 minutes en remuant souvent. Ajoutez le riz et remuez pendant 30 secondes. Puis ajoutez le bouillon et l'eau. Quand l'appareil atteint l'ébullition, réduisez le feu à doux, couvrez et laissez mijoter 45-55 minutes jusqu'à ce que le riz soit tendre et ait absorbé le liquide.

2. Dans l'intervalle, à feu moyen-doux, faites griller les graines de lin à sec 2-3 minutes dans une petite poêle, en remuant sans arrêt. Dès qu'elles commencent à éclater, réservez-les dans un petit bol. Quand elles sont tièdes, placez-les dans un mélangeur et pulsez à plusieurs reprises pour les briser sans les pulvériser.

3. Le riz étant à point, ajoutez-lui les graines de lin, le zeste et le jus de citron, le persil et le poivre. Détachez-le à la fourchette et mélangez délicatement. On compte ½ tasse par portion. Vous pouvez garder le pilaf à couvert 2 jours au réfrigérateur et le réchauffer au micro-ondes.

Par portion : 166 kcal, 4 g protéines, 27 g glucides, 3 g fibres, 5 g lipides, 0 g graisses saturées, 0 mg cholestérol, 166 mg sodium.

VARIANTE Riz brun, graines de lin, lime et coriandre en pilaf

Remplacez les 2 c. à thé de zeste de citron par 1 c. à thé de zeste de lime, le jus de citron par du jus de lime et le persil par de la coriandre.

Salade de grains de blé, d'abricots séchés et de menthe

6 portions | **Préparation : 25 minutes**
| **Cuisson : 1½ à 1¾ heure**

Vous devrez peut-être vous y prendre d'avance pour trouver des grains de blé et les faire cuire, mais vous découvrirez une salade pleine de saveur et bonne pour votre sucre sanguin. On trouve les grains de blé dans les présentoirs en vrac des magasins d'aliments naturels. Prévoyez une assez longue cuisson – environ 1½ heure s'ils n'ont pas subi de trempage. Une vinaigrette épicée aux agrumes, des fruits séchés et des noix complètent cette salade qui accompagne bien l'agneau ou la volaille.

¾ tasse de **grains de blé** dur ou d'épeautre, rincés (voir Conseil)

½ tasse d'abricots secs, en dés

¼ tasse d'**huile d'olive** extra vierge

3 c. à soupe de jus d'orange

2 c. à soupe de jus de **citron**

½ c. à thé de miel

½ c. à thé de **cannelle**

1 gousse d'**ail,** hachée fin

½ c. à thé de sel ou au goût

Poivre du moulin

½ tasse d'**oignon vert** haché

⅓ tasse de menthe fraîche hachée

⅓ tasse d'**amandes** en julienne ou de pistaches décortiquées et hachées, grillées (voir Conseil)

1. Faites cuire les grains de blé dans une grande casserole, couvrez-les généreusement d'eau et réglez le feu à moyen-vif. Quand l'eau bout, réduisez le feu à moyen-doux, couvrez partiellement et comptez 1½-1¾ heure de cuisson. (Ajoutez de l'eau au besoin.) Quand ils sont à point, égouttez et rincez à l'eau courante froide.

2. Entre-temps, déposez les abricots dans un petit bol, couvrez-les d'eau bouillante et laissez-les tremper 5-10 minutes. Égouttez.

3. Dans un petit bol ou un bocal hermétique, mettez l'huile, le jus d'orange, le jus de citron, le miel, la cannelle, l'ail, le sel et le poivre. Mélangez au fouet ou agitez le bocal.

4. Mélangez les grains de blé cuits, les abricots réhydratés, l'oignon vert et la menthe dans un grand bol. Ajoutez la vinaigrette aux jus d'agrumes et remuez. Saupoudrez la salade de noix avant de servir. On compte ⅔ tasse par portion. Elle se garde 2 jours au réfrigérateur dans un plat couvert.

Par portion : 262 kcal, 6 g protéines, 32 g glucides, 5 g fibres, 13 g lipides, 2 g graisses saturées, 0 mg cholestérol, 200 mg sodium.

Conseil : Si vous faites tremper les grains de blé dans un grand bol d'eau pendant au moins 8 heures ou du soir au matin, vous pouvez réduire le temps de cuisson à 1 heure seulement (ne les faites pas cuire dans l'eau de trempage).

Quinoa aux chilis et à la coriandre

6 portions | **Préparation : 15 minutes**
| **Cuisson : 30 minutes**

Le quinoa est une céréale délicatement parfumée qui pousse sur les hauts plateaux andins de l'Amérique du Sud. De toutes les céréales, c'est la plus riche en protéines. On la trouve dans les rayons ou les boutiques d'aliments naturels. Le quinoa demande le même temps de cuisson que le riz. Il s'associe bien aux fruits de mer, à la volaille et au porc. *Photo, p. 271.*

1 tasse de **quinoa**

2 c. à thé d'huile de canola

1 **oignon** moyen, haché (1 tasse)

1 boîte (4 oz) de chilis verts, hachés

2 gousses d'**ail**, hachées fin

1¾ tasse de bouillon hyposodique de poulet ou de légumes

¾ tasse de coriandre fraîche hachée grossièrement

½ tasse d'**oignon vert** haché

¼ tasse de **pepitas** (graines de citrouille), grillées (voir Conseil)

2 c. à soupe de jus de **lime**

¼ c. à thé de sel ou à volonté

1. Faites griller le quinoa 3-5 minutes à feu moyen dans une grande poêle en remuant souvent. Quand il craquèle et dégage son arôme, réservez-le dans un tamis fin et rincez-le parfaitement.

2. Réchauffez l'huile à feu moyen dans une grande casserole. Faites-y revenir l'oignon 2-3 minutes en remuant souvent. Quand il est tendre, ajoutez les chilis et l'ail puis, 30 secondes plus tard, le bouillon et le quinoa. Dès que le bouillon mijote, réduisez le feu à doux, couvrez et laissez cuire 20-25 minutes pour que le quinoa soit tendre et ait absorbé presque tout le liquide.

3. Ajoutez la coriandre, l'oignon vert, les pépitas, le jus de lime et le sel. Mélangez délicatement à la fourchette. On compte ⅔ tasse par portion.

Par portion : 182 kcal, 7 g protéines, 27 g glucides, 4 g fibres, 6 g lipides, 1 g graisses saturées, 0 mg cholestérol, 145 mg sodium.

Conseil : À feu moyen-doux, dans une petite poêle, faites griller les pépitas ou graines de citrouille à sec pendant 3-5 minutes ou jusqu'à ce qu'elles embaument, en remuant sans arrêt.

Purée de patate douce au gingembre et à l'orange

6 portions | **Préparation : 20 minutes**
| **Cuisson : 12 à 15 minutes**

En frites ou en purée, les pommes de terre sont terribles pour le sucre sanguin – mais non les patates douces, un des grands aliments magiques. Ici, agrumes et gingembre leur donnent un accent nouveau. Le jus d'orange souligne leur douceur naturelle, tandis qu'un soupçon de beurre enrichit le plat avec un minimum de graisses saturées. Voici une superbe purée pour les jours de fête, mais aussi pour tous les jours de la semaine, idéale avec le poulet, la dinde ou le filet de porc.

700 g (1½ lb) de **patates douces** (2 moyennement grosses), pelées et détaillées en morceaux de 4-5 cm (1½-2 po)

1¼ tasse de jus d'orange frais (4 oranges)

1 c. à soupe de gingembre frais râpé

1 gousse d'**ail**, hachée fin

2 c. à thé de beurre doux

¼ c. à thé de sel ou au goût

Poivre du moulin

1. Déposez les patates douces dans une grande casserole, couvrez-les d'eau et lancez l'ébullition. Réduisez alors le feu à moyen, couvrez et laissez mijoter 10-12 minutes ou jusqu'à ce qu'elles soient tendres.

2. Par ailleurs, mélangez le jus d'orange, le gingembre et l'ail dans une petite casserole et faites bouillir. Laissez ensuite mijoter 5-8 minutes à feu moyen, sans couvrir, de façon qu'il ne reste que ¾ tasse de liquide. Hors du feu, ajoutez le beurre et remuez jusqu'à ce qu'il soit fondu.

3. Quand les patates sont à point, égouttez-les et remettez-les dans la casserole. Écrasez-les avec un pilon à purée ou au batteur électrique à main. Ajoutez peu à peu le jus d'orange réduit en

remuant avec une cuiller de bois ou au batteur électrique à faible vitesse. Salez et poivrez. On compte ½ tasse par portion. Les restes se gardent 2 jours au réfrigérateur dans un plat couvert et se réchauffent au micro-ondes.

Par portion : 116 kcal, 2 g protéines, 24 g glucides, 3 g fibres, 2 g lipides, 1 g graisses saturées, 3 mg cholestérol, 130 mg sodium.

Patates douces en frites au four

4 portions | **Préparation : 10 minutes**
Cuisson : 25 à 30 minutes

Les frites classiques font partie des 10 aliments les pires pour le sucre sanguin. Mais celles-ci, faites au four avec des patates douces, ont un IG beaucoup plus bas et elles sont très nourrissantes. Leur saveur est formidable. *Photo, p. 271.*

2 **patates douces** moyennes (340-450 g/12–16 oz), pelées

2 c. à thé d'**huile d'olive**

½ c. à thé de paprika

¼ c. à thé de sel ou au goût

⅛ c. à thé de poivre du moulin

1. Préchauffez le four à 450 °F (230 °C). Vaporisez d'enduit antiadhésif une plaque à pâtisserie munie d'un rebord ou un grand plat à four.

2. Coupez les patates douces en deux, puis en bâtonnets de 1 cm (½ po) de largeur. Déposez-les sur la plaque. Assaisonnez-les d'huile, de paprika, de sel et de poivre.

3. Faites-les cuire au four 25 à 30 minutes en les tournant à plusieurs reprises pour qu'elles soient tendres et bien dorées. On compte 1 tasse de ces frites par portion.

Par portion : 100 kcal, 2 g protéines, 19 g glucides, 3 g fibres, 2 g lipides, 0 g graisses saturées, 0 mg cholestérol, 177 mg sodium.

Crêpes aux topinambours

4 portions | **Préparation : 20 minutes**
Cuisson : 25 minutes

Imaginez ! Vous pouvez déguster de délicieuses crêpes aux « patates » sans pommes de terre. Ici, nous les remplaçons par des topinambours. Ce sont des tubercules à IG bas, riches en fécule, légèrement sucrés et impeccables en crêpes.

450 g (1 lb) de **topinambours,** pelés

1 **oignon** moyen, coupé en deux et pelé

1 gros **œuf**

3 c. à soupe de farine tout usage

½ c. à thé de sel ou au goût

Poivre du moulin

4 c. à thé d'huile végétale, en tout

½ tasse de **yogourt** nature partiellement écrémé

1. Préchauffez le four à 425 °F (220 °C). Vaporisez une grande plaque à pâtisserie d'enduit antiadhésif.

2. Râpez les topinambours et l'oignon dans un robot muni de l'accessoire approprié ou sur une râpe. (Vous devriez en avoir 2½ tasses.)

3. Fouettez l'œuf dans un grand bol. Ajoutez les légumes râpés, la farine, le sel et le poivre et mélangez bien à la fourchette.

4. Badigeonnez de 2 c. à thé d'huile une grande poêle antiadhésive ; réchauffez-la à feu moyen-vif. Comptez une cuillerée à soupe comble de pâte par crêpe : laissez-en tomber 4 dans la poêle en les espaçant convenablement. Aplatissez-les avec le dos d'une spatule. Faites-les dorer 1½-2½ minutes par côté. Déposez-les sur la plaque vaporisée. Recommencez l'opération encore 2 fois avec le reste de la pâte en ajoutant 1 c. à thé d'huile chaque fois dans la poêle.

5. Enfournez la plaque à pâtisserie et faites cuire environ 10 minutes pour que les crêpes soient croustillantes et bien chaudes. Servez-les avec du yogourt. On compte 3 crêpes et 2 c. à soupe de yogourt par portion.

Par portion : 167 kcal, 5 g protéines, 23 g glucides, 2 g fibres, 6 g lipides, 1 g graisses saturées, 55 mg cholestérol, 328 mg sodium.

Conseil : Une fois râpés, les topinambours s'oxydent rapidement et noircissent donc. Préparez la pâte et faites cuire les crêpes sans attendre.

Note sur les ingrédients : Les topinambours sont noueux ; ils ressemblent à des racines de gingembre. Choisissez des tubercules lisses et sans meurtrissures, fermes et non mous.

Purée de courge musquée à l'indienne

4 portions | **Préparation : 10 minutes**
| **Cuisson : 30 à 35 minutes**

Voici une recette qui s'écarte des préparations usuelles consacrées aux courges d'hiver. L'assaisonnement à base de fenugrec et de curcuma qu'elle propose, deux épices magiques, lui donne un relief exotique. Le fenugrec, en particulier, a un arôme qui rappelle celui du cari.

1 c. à soupe d'huile végétale

2 **oignons** moyens, hachés (2 tasses)

2 c. à thé de graines de **fenugrec** moulues (voir Note sur les ingrédients)

½ c. à thé de **curcuma**

1 pincée de piment de cayenne

575 g (20 oz) de courge musquée pelée, détaillée en dés de 4 cm/1½ po (4 tasses) (voir Note sur les ingrédients)

1 tasse d'eau

½ c. à thé de sel ou au goût

2 c. à thé de jus de **citron**

1. Réchauffez l'huile à feu moyen dans un faitout. Faites-y revenir l'oignon 2-3 minutes en remuant souvent pour qu'il soit tendre sans prendre couleur. Ajoutez le fenugrec, le curcuma et le piment de cayenne. Remuez pendant quelques secondes puis ajoutez la courge, l'eau et le sel. Remuez. Quand l'appareil mijote, couvrez et faites cuire à feu moyen-doux 25-30 minutes pour que la courge soit très tendre. (Ajoutez un peu d'eau au besoin.)

2. Écrasez la courge grossièrement au pilon à purée. Incorporez le jus de citron. On compte ⅔ tasse par portion. Les restes se gardent 2 jours au réfrigérateur dans un plat couvert et se réchauffent au micro-ondes.

Par portion : 129 kcal, 2 g protéines, 25 g glucides, 4 g fibres, 4 g lipides, 1 g graisses saturées, 0 mg cholestérol, 299 mg sodium.

Note sur les ingrédients : On trouve le fenugrec parmi les aliments vendus en vrac dans les boutiques d'aliments naturels, mais aussi dans les épiceries indiennes et sur divers sites Internet comme www.kalustyans.com ou www.ethnicgrocer.com. Si vous utilisez des graines de fenugrec entières, pulvérisez-les dans un moulin à épices (un moulin à café réservé aux épices fait aussi très bien l'affaire).

Chou-fleur et épinards au gratin

6 portions | **Préparation : 20 minutes**
_____
| **Cuisson : 50 minutes**

Ce gratin croustillant séduira même ceux qui prétendent ne pas aimer les légumes. Il convient aux grands repas comme aux petits parce qu'on peut le préparer d'avance et l'enfourner au moment de servir. (Allez jusqu'en 4 et réfrigérez jusqu'à 2 jours.) On peut aussi utiliser des légumes surgelés : prenez alors 1½ paquet (450 g/16 oz) de chou-fleur surgelé et 1 paquet (300 g/10 oz) d'épinards surgelés. _Photo, page ci-contre._

3 c. à soupe de chapelure nature

1 c. à thé d'**huile d'olive**

¼ c. à thé de paprika

1 **chou-fleur** moyen
  (environ 1,25 kg/2½ lb),
  paré et coupé en bouquets de 4 cm (1½ po)
  (environ 7 tasses)

1 paquet (300 g/10 oz) d'**épinards** frais (12 tasses),
  queues raccourcies, lavés

1¾ tasse de **lait** à 1 %, en tout

3 c. à soupe de farine tout usage

1⅓ tasse de **fromage** cheddar extra fort râpé

1½ c. à thé de moutarde en poudre

½ c. à thé de sel ou au goût

Poivre du moulin

1. Préchauffez le four à 425 °F (220 °C). Vaporisez d'enduit antiadhésif un plat à four peu profond de 30 x 20 cm (12 x 8 po) ou de 2½ litres (10 tasses).

2. Mélangez la chapelure, l'huile et le paprika dans un petit bol.

3. Faites cuire le chou-fleur à découvert dans une grande casserole d'eau bouillante légèrement salée. Au bout de 6 minutes, jetez-y les épinards et laissez-les cuire environ 1 minute. Passez le chou-fleur et les épinards et rincez-les à l'eau froide courante pour interrompre la cuisson. Égouttez-les bien et dressez-les dans le plat à four.

4. Mélangez au fouet ¼ tasse de lait froid et la farine dans un petit bol jusqu'à consistance homogène. À feu moyen, réchauffez le reste du lait (1½ tasse) dans une casserole moyenne à fond épais jusqu'à ce qu'il soit fumant. Hors du feu, incorporez la farine délayée. Remettez à feu moyen et faites cuire, en remuant constamment au fouet, jusqu'à ce que la sauce ait épaissi et fasse des bulles, soit 2-3 minutes. Hors du feu, ajoutez le fromage, la moutarde, le sel et le poivre. Versez la sauce uniformément sur les légumes et saupoudrez de chapelure réservée.

5. Faites cuire au four, à découvert, 30-35 minutes, jusqu'à ce que le plat soit doré et fasse des bulles. On compte 1 tasse par portion.

Par portion : 175 kcal, 13 g protéines, 14 g glucides, 10 g fibres, 9 g lipides, 5 g graisses saturées, 23 mg cholestérol, 519 mg sodium.

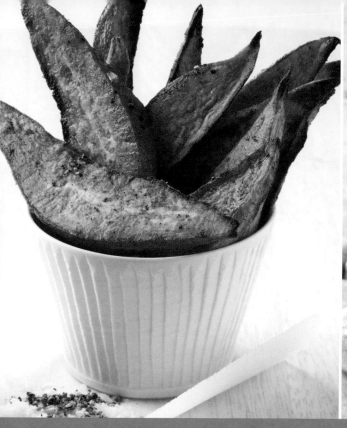

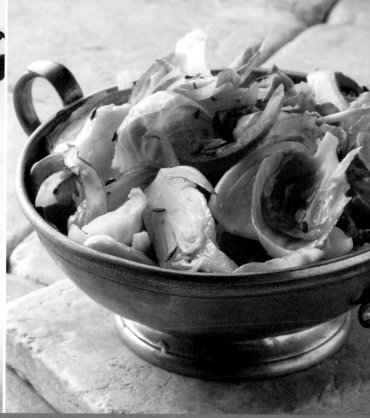

Patates en frites au four *page 268*
patates douces • huile d'olive

Choux de Bruxettes sautés, au poivron rouge
et aux graines de carvi *page 273*
Choux de Bruxelles • oignon • graines • vinaigre

Chou-fleur et épinards au gratin *page 270*
huile d'olive • chou-fleur • épinards • fromage

Quinoa aux chilis et à la coriandre *page 266*
quinoa • oignon • ail • oignon vert • graines • lime

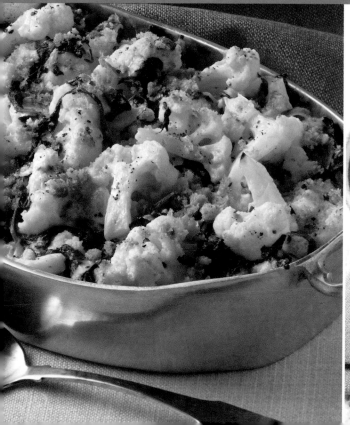

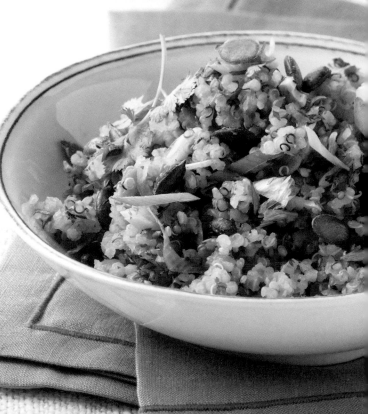

Chou-fleur et petits pois aux épices

6 portions | Préparation : 25 minutes
Cuisson : 15 minutes

Le curcuma, aussi appelé safran des Indes, appartient à la famille du gingembre et serait cultivé depuis 2 000 ans. On lui accorde des vertus anti-inflammatoires et il aurait un bon effet sur le sucre sanguin. Ce plat est un véritable feu d'artifice d'épices qui transforment totalement le chou-fleur et les petits pois. On le sert avec du poulet ou du dahl (ragoût de lentilles). Comme ses saveurs se libèrent progressivement, on peut préparer le plat d'avance.

1 c. à soupe d'huile de canola

1 c. à thé de graines de cumin

2 **oignons** moyens en tranches minces (2 tasses)

2 piments jalapenos épépinés, parés et hachés

4 gousses d'**ail,** hachées fin

1 c. à soupe de gingembre frais râpé

1 c. à soupe de coriandre moulue

1 c. à thé de cumin moulu

½ c. à thé de **curcuma**

1 tasse d'eau

1 **chou-fleur** moyen, détaillé en bouquets (7–8 tasses)

¾ c. à thé de sel ou au goût

1 **tomate** moyenne, en dés (1 tasse)

1 tasse de **petits pois** surgelés, décongelés sous le robinet d'eau froide

⅓ tasse de coriandre fraîche hachée

Quartiers de **lime**

1. À feu moyen-vif, réchauffez l'huile dans un faitout. Jetez-y les graines de cumin et saisissez-les 10-20 secondes en remuant. Ajoutez les oignons, les jalapenos, l'ail et le gingembre et faites-les cuire 2-3 minutes en remuant souvent.

Quand ils sont tendres, ajoutez la coriandre, le cumin moulu et le curcuma et faites cuire en remuant 10-20 secondes. Quand leur arôme se dégage, ajoutez l'eau, le chou-fleur et le sel et faites le mélange. Couvrez et laissez cuire environ 8 minutes.

2. Quand le chou-fleur est presque à point, ajoutez la tomate et les petits pois. Couvrez et faites cuire 2-3 minutes. Dès que le chou-fleur est tendre, parsemez de coriandre et servez avec des quartiers de lime. On compte 1 tasse par portion. Les restes se gardent 2 jours au réfrigérateur dans un plat couvert et se réchauffent au micro-ondes.

Par portion : 85 kcal, 4 g protéines, 13 g glucides, 4 g fibres, 3 g lipides, 0 g graisses saturées, 0 mg cholestérol, 349 mg sodium.

Brocoli en vinaigrette au citron

4 portions | Préparation : 10 minutes
Cuisson : 5 à 8 minutes

Le brocoli est un aliment magique dont on n'a jamais trop – à moins qu'on ne le noie dans le beurre ou la sauce au fromage. Faites comme ici ; relevez le brocoli vapeur à peine cuit d'une vinaigrette au citron à base d'huile d'olive parfumée. Vous pouvez aussi prendre un paquet de 450 g (16 oz) de bouquets de brocoli surgelés et les faire cuire selon le mode d'emploi de l'emballage.

1 c. à thé de zeste de **citron** frais râpé

2 c. à soupe de jus de **citron**

1 c. à soupe d'**huile d'olive** extra vierge

2 gousses d'**ail,** hachées fin

¼ c. à thé de sel ou au goût

⅛ c. à thé de piment rouge broyé

Poivre du moulin

1 gros pied (700 g/1½lb) de **brocoli**

1. Dans un grand bol, fouettez ensemble le zeste et le jus de citron, l'huile, l'ail, le sel, le piment rouge et le poivre noir.

2. Détaillez le brocoli en bouquets et coupez-les en morceaux de 2,5 cm (1 po). Laissez-leur environ 7,5 cm (3 po) de tige. Pelez le reste de la tige avec un couteau d'office et coupez-la en rondelles de 1 cm (½ po) d'épaisseur. Rincez le brocoli. Déposez-le dans un panier sur l'eau bouillante. Couvrez et laissez cuire 5-8 minutes. Quand le brocoli est à point, mettez-le dans la vinaigrette au citron et remuez bien. (Servez immédiatement : le citron décolore le brocoli.) On compte 1 tasse par portion.

Par portion : 85 kcal, 5 g protéines, 10 g glucides, 5 g fibres, 4 g lipides, 1 g graisses saturées, 0 mg cholestérol, 192 mg sodium.

Choux de Bruxelles sautés, au poivron rouge et aux graines de carvi

4 portions	**Préparation : 15 minutes**
	Cuisson : 12 minutes

On sert souvent des choux de Bruxelles à la période de l'Action de grâce, mais on les oublie le reste de l'année. C'est dommage car cet excellent légume regorge d'éléments magiques. Sautés avec des poivrons rouges, les choux de Bruxelles rehausseront en tout temps les plats de viande maigre ou de volaille. *Photo, p. 271.*

280 g (10 oz) de **choux de Bruxelles,** parés (3 tasses)

2 c. à thé d'huile de canola

1 **oignon** moyen, tranché (1 tasse)

1 poivron rouge moyen, vidé, épépiné et coupé en bâtonnets de 5 cm (2 po)

1½ c. à thé de **graines** de carvi

½ tasse de bouillon hyposodique de poulet ou de légumes

3 c. à soupe de **vinaigre** de cidre

¼ c. à thé de sel ou à volonté

Poivre du moulin

1. Coupez les choux de Bruxelles en quatre ou tranchez-les au robot équipé du disque éminceur.

2. À feu moyen-vif, réchauffez l'huile dans une grande poêle antiadhésive. Jetez-y l'oignon et le poivron et faites-les cuire 3-4 minutes en remuant souvent. Quand les légumes sont tendres, ajoutez les graines de carvi et prolongez la cuisson de 30 secondes. Ajoutez alors les choux de Bruxelles et faites-les cuire 2 minutes. Versez le bouillon, couvrez et prolongez la cuisson de 2-3 minutes. Quand les choux de Bruxelles sont à point, incorporez le vinaigre, le sel et le poivre. On compte ¾ tasse de ce plat par portion.

Par portion : 75 kcal, 3 g protéines, 11 g glucides, 4 g fibres, 3 g lipides, 0 g graisses saturées, 0 mg cholestérol, 233 mg sodium.

Carottes épicées à la marocaine

4 portions | **Préparation : 10 minutes**
Cuisson : 8 minutes

On imagine à peine qu'un légume aussi humble que la carotte puisse donner un plat aussi savoureux tout en étant pauvre en calories. Et pourtant, c'est à un mélange d'épices marocaines, additionnées d'un peu de cannelle magique, qu'il doit tout son relief. Bien sûr, on remplace le beurre par de l'huile d'olive.

8–10 **carottes** moyennes (700 g/1½ lb), pelées et détaillées en bâtonnets de 6 x 1 cm (2½ x ½ po) (4 tasses)

1 c. à soupe d'**huile d'olive** extra vierge

1 gousse d'**ail,** hachée fin

¾ c. à thé de paprika

½ c. à thé de cumin moulu

⅛ c. à thé de **cannelle**

1 pincée de piment de cayenne

3 c. à soupe de jus de **citron**

2 c. à soupe de persil frais haché ou de coriandre

¼ c. à thé de sel ou au goût

1. Faites cuire les carottes à la vapeur 4-6 minutes pour qu'elles restent un peu croquantes.

2. Réchauffez l'huile à feu moyen-doux dans une grande poêle antiadhésive. Jetez-y l'ail, le paprika, le cumin, la cannelle et le cayenne. Laissez cuire en remuant 1-2 minutes. Ajoutez les carottes, le jus de citron, le persil (ou la coriandre) et le sel. Remuez pour enrober les carottes d'aromates. On compte ¾ tasse par portion.

Par portion : 107 kcal, 2 g protéines, 18 g glucides, 5 g fibres, 4 g lipides, 1 g graisses saturées, 0 mg cholestérol, 265 mg sodium.

Épinards aux pignons et aux raisins de Corinthe

4 portions | **Préparation : 10 minutes**
Cuisson : 10 minutes

Même si vous n'avez pas eu le temps d'aller à l'épicerie ou de laver des salades fraîches, rien ne vous excuse de ne pas mettre d'épinards à votre menu. Les épinards surgelés donnent d'excellents résultats dans cette recette adaptée de la cuisine espagnole. Note : utilisez les épinards à feuilles détachées emballées en vrac dans un sac de polyéthylène (de préférence aux épinards surgelés en bloc et présentés en boîte). Ils sont plus faciles à préparer et leur goût se rapproche plus de celui des épinards frais.

⅓ tasse de raisins de Corinthe secs ou autres raisins secs foncés hachés grossièrement

Eau bouillante

2 c. à thé d'**huile d'olive** extra vierge

¼ tasse de **pignons**

1 **oignon** moyen, haché fin (1 tasse)

1 gousse d'**ail,** hachée fin

1 sac (450 g/1 lb) d'**épinards** surgelés en feuilles

1 c. à soupe de **vinaigre** balsamique

½ c. à thé de sel ou au goût

Poivre du moulin

1. Déposez les raisins secs dans un petit bol et couvrez-les d'eau bouillante. Laissez-les se réhydrater 5-10 minutes. Égouttez-les en gardant l'eau de trempage.

2. Réchauffez l'huile à feu moyen-doux dans une grande poêle antiadhésive. Faites-y dorer les pignons en remuant. Réservez-les dans un petit bol. (Ne lavez pas la poêle.)

3. Mettez l'oignon et l'ail dans la poêle et faites-les cuire 2-3 minutes en remuant. Ajoutez les épinards surgelés et 2 c. à soupe de l'eau de trempage réservée. Montez le feu à moyen-vif et laissez cuire 3-5 minutes, en remuant, pour que tout soit décongelé. Ajoutez les raisins secs et les pignons, puis le vinaigre, le sel et le poivre. On compte ¾ tasse par portion.

Par portion : 165 kcal, 6 g protéines, 19 g glucides, 5 g fibres, 9 g lipides, 1 g graisses saturées, 0 mg cholestérol, 434 mg sodium.

Épinards sautés au gingembre et à la sauce de soya

2 portions | **Préparation : 10 minutes**
| **Cuisson : 5 à 8 minutes**

Voici une recette qui vous aidera à servir des épinards très souvent. L'huile de sésame, pauvre en graisses saturées, leur donne une fine saveur de noix. Ici aussi, vous pouvez utiliser des épinards surgelés. En 1, remplacez les épinards frais par un paquet (300 g/10 oz) d'épinards surgelés que vous ferez cuire selon le mode d'emploi.

1 paquet (300 g/10 oz) d'**épinards** frais, tiges raccourcies, lavés

1 c. à soupe de sauce de soya hyposodique

2 c. à thé de **vinaigre** de riz

1 c. à thé d'huile de sésame

¼ c. à thé de cassonade brune bien tassée

2 c. à thé d'huile de canola

1 gousse d'**ail,** hachée fin

1½ c. à thé de gingembre frais râpé

1 pincée de piment rouge broyé

1 c. à soupe de **graines** de sésame, grillées (voir Conseil)

1. Simplement avec l'eau qui adhère aux feuilles lorsque vous lavez les épinards, faites-les cuire dans une grande casserole, à feu moyen-vif, 3-5 minutes. Égouttez-les, passez-les sous l'eau froide du robinet et essorez-les entre les mains.

2. Dans un petit bol, mélangez la sauce de soya, le vinaigre, l'huile de sésame et la cassonade. À feu moyen-vif, réchauffez l'huile dans une grande poêle antiadhésive. Faites-y sauter l'ail, le gingembre et le piment rouge pendant 10 secondes sans que l'ail prenne couleur. Ajoutez les épinards et laissez réchauffer 2-3 minutes en remuant souvent. Incorporez la sauce de soya préparée et remuez bien. Saupoudrez de graines de sésame. On compte ¾ tasse par portion.

Par portion : 119 kcal, 4 g protéines, 7 g glucides, 3 g fibres, 10 g lipides, 2 g graisses saturées, 0 mg cholestérol, 348 mg sodium.

Conseil : Pour faire griller les graines de sésame, réchauffez à feu moyen-doux une petite poêle à fond épais. Jetez-y les graines de sésame et remuez sans arrêt pendant 2-3 minutes. Quand elles sont dorées et odorantes, réservez-les dans un petit bol.

DESSERTS

Cantaloup et bleuets au thé vert et à la lime

6 portions | **Préparation : 10 minutes**
Cuisson : aucune

Le cantaloup et les bleuets sont des compagnons magiques. Ici, le goût acidulé de la lime et le charme du thé vert ajoutent un accent très raffiné à ce dessert peu calorique qu'on peut aussi servir le matin.

2 sachets de **thé** vert

⅔ tasse d'eau bouillante

2 c. à soupe de sucre

1 c. à thé de zeste de lime râpé

2 c. à soupe de jus de **lime**

½ **cantaloup,** détaillé en dés de 4 cm (1½ po) (3 tasses)

2 tasses de **bleuets,** lavés et essuyés

1. Mettez les sachets de thé dans l'eau bouillante et laissez le thé infuser 3-4 minutes. Retirez-les. Ajoutez le sucre au thé et remuez pour le faire fondre. Incorporer le jus et le zeste de lime. Laissez tiédir.

2. Mélangez les dés de cantaloup et les bleuets dans un grand bol. Versez le thé sur les fruits et remuez. On compte ⅔ tasse par portion. Cette salade de fruits se garde 2 jours au réfrigérateur dans un plat couvert.

Par portion : 72 kcal, 1 g protéines, 18 g glucides, 2 g fibres, 0 g lipides, 0 g graisses saturées, 0 mg cholestérol, 13 mg sodium.

Soupe aux baies et aux fruits à noyau

8 portions | **Préparation : 20 minutes**
Cuisson : aucune

Ne vous fiez pas au nom de cette recette. Cette « soupe » est en réalité un dessert très frais. Préparée avec des baies et des fruits à noyau aux propriétés magiques, elle regorge de saveur, mais ne renferme que peu de calories et aucune matière grasse. Vous la servirez fièrement.

¼ tasse de jus d'orange

1 c. à soupe de jus de **citron**

3 c. à soupe de sucre

2 **nectarines** moyennes, dénoyautées et détaillées en morceaux de 2,5 x 1 cm (1 x ½ po) (1½ tasse)

3 **prunes** moyennes, dénoyautées et détaillées en morceaux de 2,5 x 1 cm (1 x ½ po) (1½ tasse)

1 tasse de **bleuets** frais, lavés

1 tasse de **mûres** fraîches, lavées

2 c. à soupe de jus d'orange concentré, surgelé

2 cubes de glace, broyés (voir Conseil)

½ tasse de **yogourt** écrémé à la vanille

Brins de menthe pour décorer

1. Dans un grand bol, mélangez le jus d'orange, le jus de citron et le sucre. Remuez pour faire fondre le sucre. Incorporez les nectarines, les prunes, les bleuets et les mûres. Mettez ¾ tasse de fruits et de jus dans le gobelet du mélangeur. Ajoutez le jus d'orange concentré surgelé et les cubes de glace. Pulsez jusqu'à consistance homogène. Videz la purée dans le bol contenant le reste des fruits. Remuez délicatement.

2. Servez cette « soupe » avec une louche dans des bols à dessert et décorez d'un tourbillon de yogourt et d'un brin de menthe. On compte ½ tasse par portion.

Par portion : 88 kcal, 2 g protéines, 21 g glucides, 2 g fibres, 0 g lipides, 0 g graisses saturées, 0 mg cholestérol, 10 mg sodium.

Conseils

• Cette « soupe » se sert bien froide. Le jus d'orange surgelé et les cubes de glace refroidissent la purée rapidement, de sorte que vous pouvez servir immédiatement. Mais si vous le pouvez, couvrez et réfrigérez la « soupe » 1 heure au moins avant de la servir.

• Pour broyer des cubes de glace, mettez-les dans un sac de plastique refermable et écrasez-les avec le rouleau à pâtisserie ou une casserole.

Pamplemousse rose caramélisé

2 portions | Préparation : 5 minutes
| Cuisson : 5 à 7 minutes

Un pamplemousse bien froid est toujours un régal au petit déjeuner, mais lorsqu'on le fait caraméliser avec un peu de cannelle et de miel, on le transforme en un dessert remarquable.

1 **pamplemousse** rose

2 c. à thé de miel

1 pincée de **cannelle**

1. Allumez le gril. Foncez une petite plaque à pâtisserie de papier d'aluminium (les gouttes de jus caramélisé sont difficiles à nettoyer). Coupez le pamplemousse en deux transversalement. Avec un couteau d'office ou à pamplemousse, dégagez la chair de l'écorce et des membranes. Étendez uniformément 1 c. à thé de miel sur chaque demi-pamplemousse et saupoudrez de cannelle. Déposez les demi-pamplemousses sur la plaque et faites griller 5-7 minutes, pour que l'écorce du fruit soit dorée par endroit et le fruit, bien réchauffé. On compte ½ pamplemousse par portion.

Par portion : 59 kcal, 1 g protéines, 15 g glucides, 1 g fibres, 0 g lipides, 0 g graisses saturées, 0 mg cholestérol, 0 mg sodium.

Yogourt glacé instantané aux fraises

6 portions | Préparation : 5 minutes
| Cuisson : aucune

Aucune dessert maison n'est aussi simple ni aussi rapide à préparer. Même si vous n'avez pas de sorbetière, vous pouvez déguster du yogourt glacé qui a meilleur goût – et qui est meilleur pour vous – que tout ce qui se vend. Prenez des fruits surgelés non sucrés et intégrez-les au yogourt dans le mélangeur : en quelques minutes, vous aurez un admirable dessert glacé, pauvre en calories.

450 g (16 oz) de **fraises** surgelées non sucrées (3½ tasses)

½ tasse de sucre

½ tasse de **yogourt** nature, écrémé

1 c. à soupe de jus de **citron** ou d'orange

1. Placez les fraises et le sucre dans le robot culinaire. Réduisez-les grossièrement en purée. Mélangez le yogourt et le jus de citron dans une tasse à mesurer. L'appareil étant en marche, ajoutez peu à peu le yogourt par l'orifice d'alimentation. De temps à autre, raclez les parois du bol. Quand le dessert est crémeux et homogène, servez-le directement du robot ou mettez-le 30 minutes au congélateur pour qu'il durcisse avant de le servir. On compte ½ tasse par portion.

Par portion : 100 kcal, 1 g protéines, 25 g glucides, 2 g fibres, 0 g lipides, 0 g graisses saturées, 0 mg cholestérol, 13 mg sodium.

VARIANTE Yogourt glacé instantané aux pêches

Remplacez les fraises par des pêches surgelées non sucrées.

Salade d'orange et de grenade

4 portions | Préparation : 15 minutes
Cuisson : aucune

Les meilleurs desserts magiques sont ceux qui utilisent les fruits de saison. En voici un bon exemple : une salade simple, mais élégante et originale, qui associe des fruits savoureux, orange et grenade, relevés d'un soupçon de liqueur à l'orange. Les pépins de la grenade sont riches en anti-oxydants et en fibres et renommés pour leur saveur aigrelette et leur croquant.

2 c. à soupe de liqueur à l'orange, comme le Grand Marnier ou le Cointreau, ou de jus d'orange

1 c. à soupe de sucre

3 **oranges** navel, moyennement grosses

½ grenade

1. Mélangez la liqueur à l'orange (ou le jus d'orange) et le sucre dans un bol moyen. Pelez les oranges et ôtez la pellicule blanche avec un couteau d'office. Divisez les oranges en quatre et détaillez-les en tranches. Jetez-les dans le bol et remuez bien.

2. Avec une cuiller, prélevez les pépins de la demi-grenade entourés de leur pulpe rouge et mettez-les dans un petit bol en retirant les membranes. Étalez-les sur les oranges. On compte ¾ tasse par portion. La salade se garde 2 jours au réfrigérateur dans un plat couvert.

Par portion : 94 kcal, 2 g protéines, 23 g glucides, 3 g fibres, 0 g lipides, 0 g graisses saturées, 0 mg cholestérol, 1 mg sodium.

Flan à la citrouille

6 portions | Préparation : 20 minutes
Cuisson au four : 50 à 55 minutes

Voici un dessert moins chargé de calories et plus facile à préparer que la fameuse tarte à la citrouille. La pulpe de la citrouille prend bien les aromates comme la cannelle, excellente pour le sucre sanguin, et le lait de soya vanillé, riche au goût mais pauvre en matières grasses. Vous pouvez le remplacer par du lait à 1 % et 1 c. à thé d'extrait de vanille. *Photo, page 281.*

2 gros **œufs**

2 gros blancs d'**œufs**

⅔ tasse de sucre

¾ tasse de purée de citrouille nature en boîte

1½ c. à thé de **cannelle**

½ c. à thé de muscade moulue

¼ c. à thé de sel

½ c. à thé d'extrait de vanille

1½ tasse de **lait de soya** à la vanille

3 c. à soupe de crème fouettée ou de garniture fouettée hypocalorique

1. Préchauffez le four à 325 °F (160 °C). Dans le fond d'un plat à four, étendez un linge à vaisselle (pour empêcher les ramequins de glisser). Faites bouillir de l'eau à mettre dans le plat.

2. Fouettez les œufs, les blancs d'œufs et le sucre dans un grand bol. Ajoutez au fouet la purée de citrouille, la cannelle, la muscade, le sel et la vanille et incorporez le lait de soya.

3. Répartissez cet appareil dans six ramequins de 180 ml/6 oz (¾ tasse). Ôtez la mousse qui monte à la surface et déposez les ramequins sur la serviette, dans le plat à four. Versez de l'eau bouillante dans le plat jusqu'à mi-hauteur des ramequins. Enfournez sans couvrir et faites cuire 50-55 minutes. Quand la crème est ferme, déposez les ramequins sur une grille et laissez-les tiédir. Puis, couvrez-les et mettez-les au moins 1 heure au réfrigérateur. Avant de servir, décorez d'un tourbillon de crème fouettée (ou de garniture fouettée). On compte 1 ramequin et ½ c. à soupe de crème fouettée par portion.

Par portion : 166 kcal, 5 g protéines, 28 g glucides, 1 g fibres, 4 g lipides, 1 g graisses saturées, 75 mg cholestérol, 165 mg sodium.

Friands de gâteau au fromage parfumé au citron et aux bleuets

24 friands | Préparation : 25 minutes
Cuisson : 55 à 60 minutes

Si vous aimez le gâteau au fromage – et qui ne l'aime pas ? –, vous raffolerez de ces friandises. À la garniture crémeuse, nous avons ajouté des bleuets naturellement sucrés. Nous avons aussi remplacé la croûte en pâte à sablé (faite avec de la farine blanche et une grande quantité de beurre) par une croûte de farine de blé entier, riche en fibres, mais pauvre en graisses saturées. *Photo, page 281.*

CROÛTE

1½ tasse de **farine de blé entier** à pâtisserie (voir Note sur les ingrédients, page 280)

¼ c. à thé de levure chimique

¼ c. à thé de bicarbonate de sodium

¼ c. à thé de sel

2 c. à soupe de beurre doux, en pommade

2 c. à soupe d'huile de canola

½ tasse de sucre

1 gros **œuf,** légèrement battu

1 c. à thé d'extrait de vanille

GARNITURE AU FROMAGE À LA CRÈME

340 g (12 oz) de **fromage** à la crème léger (Neufchâtel)

½ tasse de sucre

1 c. à soupe de fécule de maïs

2 gros **œufs,** légèrement battus

4 c. à thé de zeste de citron frais râpé

1½ c. à thé d'extrait de vanille

3 tasses de **bleuets** frais ou surgelés et partiellement décongelés

1. Préchauffez le four à 350 °F (180 °C). Vaporisez d'enduit antiadhésif un moule de 23 x 33 cm (9 x 13 po).

2. Croûte : Dans un bol moyen, mélangez au fouet la farine, la levure chimique, le bicarbonate de sodium et le sel. Dans un autre bol, mélangez le beurre, l'huile et le sucre au batteur électrique. Quand le mélange est homogène, ajoutez l'œuf et la vanille et battez. Ajoutez alors les ingrédients secs et mélangez avec une spatule de caoutchouc simplement pour les humidifier. Mettez la pâte dans le moule en l'aplatissant avec un morceau de pellicule de plastique.

3. Faites cuire la croûte à découvert environ 20 minutes ou jusqu'à ce qu'elle gonfle et commence à dorer en périphérie.

4. Garniture au fromage : Mélangez le fromage à la crème, le sucre et la fécule de maïs au batteur électrique ou au robot culinaire. Quand la préparation est lisse et crémeuse, ajoutez les œufs, le zeste de citron et la vanille. Travaillez jusqu'à consistance homogène. Répartissez les bleuets sur la croûte et recouvrez également de garniture au fromage.

5. Faites cuire au four jusqu'à ce que la garniture soit ferme, soit 35-40 minutes. Hors du four, posez le moule sur une grille et laissez-le refroidir. Avec un couteau tranchant vaporisé d'enduit antiadhésif, découpez l'appareil en 24 friands. On compte 1 friand par portion. Ils se gardent dans un plat couvert 4 jours au réfrigérateur ou 1 mois au congélateur.

Par portion : 140 kcal, 3 g protéines, 17 g glucides, 1 g fibres, 6 g lipides, 3 g graisses saturées, 40 mg cholestérol, 105 mg sodium.

Carrés au fudge

24 carrés

Préparation : 20 minutes

Cuisson au four : 20 à 25 minutes

On a tous parfois envie d'une friandise dans laquelle mordre. Voici la solution grâce à un carré au fudge de blé entier qui renferme beaucoup moins de graisses saturées que les recettes traditionnelles. Nous avons abaissé leur IG en remplaçant une partie de la farine par du son d'avoine et en assaisonnant la pâte de cannelle, un délicieux allié du chocolat. *Photo page ci-contre.*

3 carrés (85 g/3 oz) de chocolat non sucré

⅔ tasse de **farine de blé entier** à pâtisserie (voir Note sur les ingrédients)

⅓ tasse de son d'**avoine**

½ c. à thé de **cannelle**

¼ c. à thé de sel

⅓ tasse de cacao non sucré

4 gros blancs d'**œufs** (voir Conseil)

3 gros **œufs**

1⅓ tasse de cassonade blonde bien tassée

¾ tasse de compote de pomme non sucrée ou de Lighter Bake (voir Note sur les ingrédients)

¼ tasse d'huile de canola

1 c. à thé d'extrait de vanille

½ tasse de grains de chocolat semi-sucré

⅓ tasse de **pacanes** ou de **noix** de Grenoble hachées

1. Préchauffez le four à 350 °F (180 °C). Vaporisez d'enduit antiadhésif un plat à four de 23 x 33 cm (9 x 13 po).

2. Faites fondre le chocolat au bain-marie sur de l'eau simplement frissonnante ou au micro-ondes.

3. Dans un bol moyen, mettez la farine, le son d'avoine, la cannelle et le sel. Tamisez le cacao dedans. Mélangez au fouet.

4. Dans un grand bol, mélangez les blancs d'œufs, les œufs et le sucre au batteur électrique ou au fouet. Ajoutez la compote de pomme (ou le Lighter Bake), l'huile et la vanille et battez jusqu'à consistance homogène. Ajoutez le chocolat fondu et continuez à battre. Ajoutez les ingrédients secs et mélangez-les à petite vitesse simplement pour les humidifier. Versez la préparation dans le moule et étalez-la bien. Parsemez de noix.

5. Faites cuire 20-25 minutes ou jusqu'à ce que le dessus soit élastique sous le doigt. Hors du four, laissez le moule refroidir sur une grille. Découpez en 24 carrés. On compte un carré de 5 x 5 cm (2 x 2 po) par portion.

Par portion : 156 kcal, 3 g protéines, 22 g glucides, 2 g fibres, 8 g lipides, 3 g graisses saturées, 26 mg cholestérol, 48 mg sodium.

Conseil : Pour ne pas perdre les jaunes des œufs dont vous n'utilisez que le blanc, prenez des blancs d'œufs déshydratés et reconstitués, comme Just Whites, qu'on trouve au rayon des produits à pâtisserie dans la plupart des supermarchés.

Note sur les ingrédients

• La farine de blé entier à pâtisserie renferme moins de protéines que la farine de blé entier ordinaire. Mais comme elle donne moins de gluten, elle convient très bien à la pâtisserie tendre. Vous la trouvez dans les grands supermarchés et dans les boutiques d'aliments naturels.

• Lighter Bake est un produit des Sunsweet Growers. Il est fait de pruneaux et de pommes et a été conçu pour remplacer les graisses en pâtisserie. Vous le trouvez dans les grands supermarchés, au rayon des produits à pâtisserie ou des fruits secs.

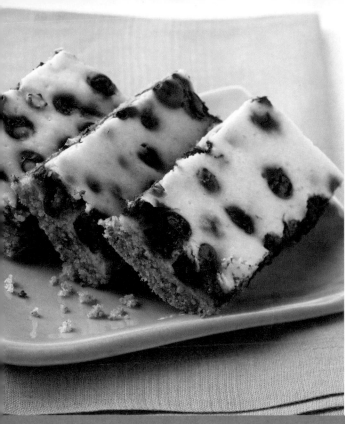

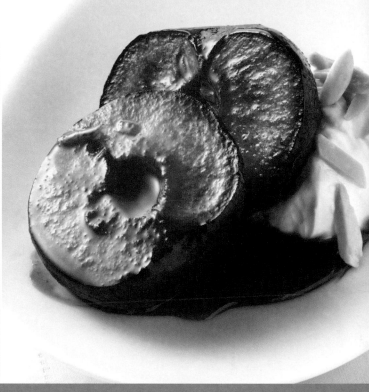

Friands de gâteau au fromage parfumé au citron et aux bleuets *page 279*
farine de blé entier • œuf • fromage • bleuets

Flan à la citrouille *page 278*
œuf • cannelle • lait de soya

Prunes rôties laquées à l'orange *page 282*
prunes • amandes • yogourt

Carrés au fudge *page 280*
farine de blé entier • avoine • cannelle • œuf
• pacanes

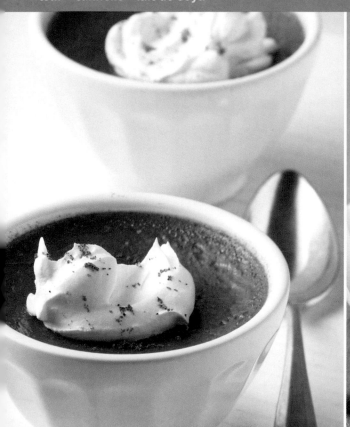

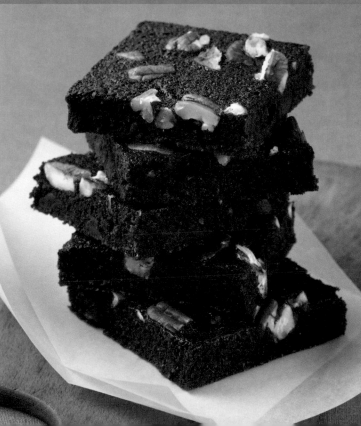

Pommes au four avec sirop d'érable et noix

4 portions | Préparation : 15 minutes
| Cuisson au four : 30 à 40 minutes

Crues, les pommes font merveille au goûter. Cuites, elles donnent lieu à une grande variété de desserts faciles à faire et pauvres en calories. Celui-ci met en vedette des noix, source de protéines et de « bons » gras, et du sirop d'érable plutôt que de la cassonade. Choisissez des pommes Red Rome ou Cortland, réputées les meilleures pour la cuisson au four parce qu'elles conservent leur forme et leur goût légèrement acidulé.

⅓ tasse de sirop d'érable

3 c. à soupe de cidre ou de jus de pomme

2 c. à thé de beurre doux

2 grosses **pommes,** lavées, séchées, évidées
  et coupées en deux

2 c. à soupe de **noix** hachées

1 tasse de crème glacée légère ou de yogourt glacé
  à la vanille partiellement écrémé.

1. Préchauffez le four à 400 °F (200 °C). Vaporisez d'enduit antiadhésif un moule à four carré de 20 cm (8 po) de côté.

2. Mélangez le sirop d'érable, le cidre et le beurre dans une petite casserole et réchauffez tout en remuant. Quand le mélange bouillonne, retirez du feu.

3. Mettez les demi-pommes non pelées dans le plat à four, côté coupé dessus. Arrosez-les avec la sauce au sirop d'érable. Couvrez de papier d'aluminium et faites cuire 20 minutes au four.

4. Hors du four, arrosez les pommes et parsemez-les de noix hachées. Enfournez, à découvert cette fois, et comptez 10-20 minutes de cuisson en arrosant une fois ou deux. Quand elles sont tendres et bien laquées, laissez-les refroidir. Déposez une demi-pomme dans chaque assiette et aspergez-la de sirop. Servez

avec une boule de crème glacée (ou de yogourt glacé). On compte 1 demi-pomme, 2 c. à soupe de sirop d'érable et ¼ tasse de crème glacée par portion.

Par portion : 207 kcal, 2 g protéines, 38 g glucides, 2 g fibres, 6 g lipides, 2 g graisses saturées, 10 mg cholestérol, 29 mg sodium.

Prunes rôties, laquées à l'orange

4 portions | Préparation : 15 minutes
| Cuisson au four : 30 à 40 minutes

La cuisson au four convient bien aux fruits à noyaux. Ici, un sirop à l'orange vient nuancer l'acidité des prunes. Les plumots, hybrides de prunes et abricots, font bien dans cette recette. *Photo, p. 281.*

1 c. à thé de zeste d'orange râpé ou de gingembre
  frais râpé

¼ tasse de jus d'orange frais (1 orange)

3 c. à soupe de cassonade brune bien tassée

2 c. à thé de beurre doux

4 **prunes** moyennes (ou 4 plumots) (450 g-
  600 g/1–1¼ lb), coupées en deux et dénoyautées

2 c. à soupe d'**amandes** en julienne

½ tasse de **yogourt** écrémé à la vanille

1. Préchauffez le four à 400 °F (200 °C). Vaporisez d'enduit antiadhésif un moule à four carré de 20 cm (8 po) de côté.

2. Mélangez le zeste d'orange (ou le gingembre), le jus d'orange et la cassonade dans une petite casserole et réchauffez. Quand la sauce mijote, retirez-la du feu et ajoutez le beurre ; remuez jusqu'à ce qu'il soit fondu.

3. Déposez les prunes, côté coupé dessus, dans le plat à four. Arrosez-les de sauce à l'orange. Couvrez de papier d'aluminium et faites cuire 20-25 minutes au four.

4. Hors du four, arrosez-les de nouveau et garnissez-les de noix hachées. Enfournez à découvert et comptez 10-15 minutes de cuisson en arrosant une fois ou deux. Quand elles sont tendres et bien laquées, servez-les chaudes ou froides en les aspergeant de sirop et en les accompagnant d'un tourbillon de yogourt. On compte 2 demi-prunes, environ 2 c. à soupe de sirop et 2 c. à soupe de yogourt par portion.

Par portion : 151 kcal, 3 g protéines, 28 g glucides, 1 g fibres, 4 g lipides, 1 g graisses saturées, 6 mg cholestérol, 25 mg sodium.

Clafoutis aux cerises

8 portions | **Préparation : 25 minutes**
Cuisson au four : 35 à 40 minutes

Les cerises sont un des aliments à IG bas parmi les plus populaires. Ce dessert classique de la cuisine française ressemble beaucoup au gâteau renversé. Il est facile à préparer et infiniment réconfortant. Si vous prenez des cerises fraîches, munissez-vous d'un dénoyauteur : le travail sera plus rapide. Ou prenez des cerises surgelées, déjà dénoyautées.

2 c. à soupe et ½ tasse de sucre, en tout

½ tasse de farine tout usage

2 gros **œufs**

2 gros blancs d'**œufs** (voir Conseil, p. 280)

1 tasse de **lait** à 1 %

1 c. à soupe de beurre doux fondu

1 c. à thé d'extrait de vanille

450 g (1 lb) de **cerises** fraîches dénoyautées (des Bing) ou partiellement décongelées (3 tasses)

Sucre glace

1. Préchauffez le four à 400 °F (200 °C). Vaporisez d'enduit antiadhésif une assiette à tarte de 23-24 cm (9-9½ po) et saupoudrez-la de 1 c. à soupe de sucre.

2. Pour confectionner la pâte, mettez ½ tasse de sucre, la farine, les œufs, les blancs d'œufs, le lait, le beurre et la vanille dans le robot ou le mélangeur et pulsez.

3. Disposez les cerises dans l'assiette à tarte. Versez la pâte par-dessus et saupoudrez-la avec le reste du sucre (1 c. à soupe). Faites cuire 35-40 minutes ou jusqu'à ce que le clafoutis soit doré et gonflé. Laissez tiédir. (Il s'écrase en refroidissant.) Poudrez de sucre glace et servez tiède. (Les restes se servent froids.)

Par portion : 176 kcal, 5 g protéines, 33 g glucides, 1 g fibres, 3 g lipides, 2 g graisses saturées, 59 mg cholestérol, 48 mg sodium.

VARIANTE Clafoutis aux poires et aux framboises

En 2, ajoutez 2 c. à thé de zeste de citron râpé dans la crème. En 3, remplacez les cerises par 2 poires d'Anjou tranchées et 1 tasse de framboises fraîches ou surgelées sans sucre.

Gâteau au fromage, chocolat et framboises

12 portions | Préparation : 40 minutes
Cuisson au four : 60 à 70 minutes

L'originalité de ce gâteau chocolaté au fromage repose sur le contraste qu'il propose entre l'acidité des framboises et la riche saveur du chocolat noir. Personne ne soupçonnera, en le dégustant, qu'il est relativement pauvre en calories et en graisses saturées. Son secret ? Du tofu soyeux qui donne un gâteau moelleux dont les protéines contrebalancent les glucides.

CROÛTE

1¼ tasse de gaufrettes au chocolat (voir Note sur les ingrédients)

⅓ tasse de **noix**

4 c. à thé de cassonade blonde

⅛ c. à thé de **cannelle**

3 c. à soupe d'huile de canola

APPAREIL

1 paquet (350 g/12 oz) de **tofu** soyeux ferme, peu gras

1 paquet (250 g/8 oz) de **fromage** à la crème léger (Neufchâtel)

¾ tasse de cassonade blonde bien tassée

½ tasse de sucre granulé

⅔ tasse de cacao non sucré

125 g (4 oz) de chocolat mi-amer, fondu

2 c. à soupe de fécule de maïs

2 c. à thé d'extrait de vanille

3 gros **œufs**, légèrement battus

1½ tasse de **framboises** fraîches

GARNITURE

1¼ tasse de compote de framboises *(recette, page suivante)*

2 tasses de **framboises** fraîches

¼ tasse de copeaux de chocolat (voir Conseil)

Sucre glace

1. Préchauffez le four à 325 °F (160 °C). Vaporisez d'enduit antiadhésif un moule à charnière de 23 cm (9 po). Recouvrez l'extérieur du moule d'une double épaisseur de papier d'aluminium pour que l'humidité n'y pénètre pas durant la cuisson du gâteau.

2. Croûte : Mettez les gaufrettes, les noix, 4 c. à thé de cassonade et la cannelle dans le robot. Réduisez-les en miettes. Ajoutez l'huile et pulsez pour les humidifier. Dressez cette pâte dans le moule et avec le fond d'un verre, écrasez-le contre le fond du plat et sur 1 cm (½ po) le long de la paroi. Enfournez et faites cuire 10-15 minutes : la croûte sera ferme au toucher. Laissez tiédir. (Lavez et asséchez le bol du robot.)

3. Appareil : Mettez le tofu dans le robot culinaire et pulsez pour le rendre souple ; raclez deux ou trois fois les parois du bol. Ajoutez le fromage à la crème, ¾ tasse de cassonade, le sucre granulé, le cacao, le chocolat, la fécule de maïs et la vanille. Travaillez la préparation jusqu'à ce qu'elle soit lisse. Ajoutez les œufs et pulsez seulement pour opérer le mélange.

4. Mettez de l'eau à chauffer dans la bouilloire. Rincez les framboises et asséchez-les bien. Éparpillez-les sur la croûte. Étendez uniformément l'appareil au chocolat par-dessus. Déposez le moule du gâteau dans un autre moule peu profond dans lequel vous verserez 1 cm (½ po) d'eau bouillante. Enfournez et faites cuire 50-55 minutes : le centre de la garniture ondule un peu quand on frappe le moule. Éteignez le four et gardez la porte ouverte avec une cuiller de bois. Laissez refroidir le gâteau au four pendant 1 heure.

5. Retirez le papier d'aluminium, posez le moule à charnière sur une grille et laissez-le refroidir complètement. Puis, couvrez-le de pellicule de plastique et mettez-le au réfrigérateur au moins 4 heures et jusqu'à 4 jours.

6. Garniture : Lavez 2 tasses de framboises fraîches et asséchez-les. Insérez un petit couteau entre la paroi du moule et le gâteau pour le dégager à la charnière. Retirez la paroi. Posez le gâteau dans une assiette de service, disposez les framboises et les copeaux de chocolat dessus et saupoudrez de sucre glace. Servez avec la compote de framboises ci-contre. On compte ¹⁄₁₂ du gâteau au fromage et 1½ c. à soupe de compote de framboises par portion.

Par portion : 352 kcal, 8 g protéines, 52 g glucides, 6 g fibres, 16 g lipides, 6 g graisses saturées, 11 mg cholestérol, 138 mg sodium.

Conseil : Pour obtenir des copeaux de chocolat, réchauffez un morceau de chocolat mi-amer pendant quelques secondes au micro-ondes réglé à faible puissance : il doit se plier facilement mais ne pas fondre. Avec un couteau éplucheur, prélevez des copeaux.

Note sur les ingrédients

• Vous avez intérêt à acheter les gaufrettes au chocolat dans un rayon ou une boutique d'aliments naturels pour qu'elles ne renferment pas d'huiles hydrogénées.

• Prenez le chocolat noir le meilleur, de préférence un produit renfermant 70 % de cacao. Non seulement a-t-il la saveur la plus franche, mais il constitue en outre une meilleure source d'anti-oxydants.

Compote de framboises

12 portions | **Préparation : 5 minutes**
| **Donne 1¼ tasse**

Cette élégante compote se fait en réduisant des framboises en purée (les framboises surgelées donnent d'excellents résultats). On peut s'en servir pour relever une compote de fraises ou de petits fruits mélangés, une glace ou un yogourt allégés à la vanille. Mais comme elle renferme du sucre, il faut en manger avec modération.

1 paquet (300 g/12 oz) de **framboises** non sucrées surgelées, décongelées

⅓ tasse de sucre glace

1 c. à soupe de jus d'orange

1. Mettez les framboises, le sucre et le jus d'orange dans le robot culinaire et défaites-les en purée. Passez la purée au chinois et jetez les pépins. On compte 1½ c. à soupe par portion.

Par portion : 25 kcal, 0 g protéines, 6 g glucides, 0 fibres, 0 g lipides, 0 g graisses saturées, 0 mg cholestérol, 0 mg sodium.

Croustillant aux pommes et aux canneberges

8 portions | Préparation : 20 minutes
Cuisson au four : 40 à 55 minutes

Avec ses céréales entières et ses fruits, ce plat pourrait être le dessert magique idéal. La farine blanche a été remplacée par de la farine de blé entier et la plus grande partie du beurre, par de l'huile de canola et du concentré de jus de fruit. À droite, à la page suivante, les variantes de cette recette offrent un dessert pour chaque saison. On peut couronner le croustillant d'un tourbillon de yogourt écrémé à la vanille.

4-5 **pommes** moyennnes, pelées et tranchées (5 tasses)

1 tasse de **canneberges** fraîches ou surgelées

⅓ tasse de sucre granulé

⅔ tasse de **farine de blé entier**

½ tasse de flocons d'**avoine** à l'ancienne

½ tasse de cassonade blonde bien tassée

2 c. à thé de **cannelle**

1 pincée de sel

1 c. à soupe de beurre doux, en petits morceaux

1 c. à soupe d'huile de canola

3 c. à soupe de jus de pomme concentré surgelé

1 c. à soupe de **noix** de Grenoble hachées

1. Préchauffez le four à 375 °F (190 °C). Vaporisez d'enduit antiadhésif un moule carré de 20 cm (8 po) ou de 2 litres (8 tasses).

2. Mélangez les pommes, les canneberges et le sucre granulé dans le moule. Couvrez de papier d'aluminium et faites cuire 20 minutes au four (25 minutes si les fruits sont surgelés.)

3. Entre-temps, mélangez à la fourchette dans un bol moyen la farine, les flocons d'avoine, la cassonade, la cannelle et le sel. Ajoutez le beurre et émiettez avec un mélangeur ou les doigts. Ajoutez l'huile et remuez pour bien enrober les particules. Ajoutez le jus de pomme concentré, dégelé, et remuez pour humidifier les ingrédients secs.

4. Faites cuire au four 20 minutes. Après quoi, égrenez les ingrédients secs sur les fruits, puis les noix de Grenoble. Enfournez de nouveau et faites cuire à découvert 20-30 minutes : les fruits seront tendres et la garniture, dorée. Laissez refroidir au moins 10 minutes avant de servir le croustillant chaud ou tiède. On compte ½ tasse par portion.

Par portion : 241 kcal, 3 g protéines, 46 g glucides, 4 g fibres, 6 g lipides, 1 g graisses saturées, 4 mg cholestérol, 26 mg sodium.

Croustillant aux mûres et à la rhubarbe

8 portions | Préparation : 20 minutes
Cuisson au four : 40 à 55 minutes

Si vous aimez le goût de la rhubarbe, vous raffolerez de ce dessert très printanier.

5 tasses de rhubarbe en dés de 1 cm (½ po) (700 g/1½ lb avant parage)

1 tasse de **mûres**

½ tasse de sucre granulé

1 c. à soupe de fécule de maïs

⅔ tasse de **farine de blé entier**

½ tasse de flocons d'**avoine** à l'ancienne

½ tasse de cassonade blonde bien tassée

1 c. à thé de **cannelle**

1 pincée de sel

1 c. à soupe de beurre doux, en petits morceaux

1 c. à soupe d'huile de canola

3 c. à soupe de jus d'orange concentré surgelé

1 c. à soupe d'**amandes** en julienne hachées

1. Préchauffez le four à 375 °F (190 °C). Vaporisez d'enduit antiadhésif un moule carré de 20 cm (8 po) ou de 2 litres (8 tasses).

2. Mélangez la rhubarbe, les mûres, le sucre granulé et la fécule de maïs dans le moule. Couvrez de papier d'aluminium, enfournez et faites cuire 20 minutes.

3. Entre-temps, mélangez à la fourchette dans un bol moyen la farine, les flocons d'avoine, la cassonade, la cannelle et le sel. Ajoutez le beurre et émiettez-le avec un mélangeur ou du bout des doigts. Quand le mélange est fait, ajoutez l'huile et remuez pour bien enrober les particules. Ajoutez le jus d'orange concentré, dégelé, et remuez pour humidifier les ingrédients secs.

4. Après cuisson au four de 20 minutes, égrenez d'abord les ingrédients secs sur les fruits, puis les noix. Faites cuire à découvert 20-30 minutes : les fruits seront tendres et la garniture, dorée. Laissez refroidir au moins 10 minutes avant de servir le croustillant chaud ou tiède. On compte ½ tasse par portion.

Par portion : 227 kcal, 4 g protéines, 45 g glucides, 4 g fibres, 4 g lipides, 1 g graisses saturées, 4 mg cholestérol, 28 mg sodium.

VARIANTES

Croustillant aux pêches et aux framboises

En 2, mélangez 1 kg (2 lb) de pêches pelées et tranchées (5 tasses), 1 tasse de framboises, 2 c. à soupe de sucre et 1 c à soupe de jus de citron dans le moule.

En 3, réduisez la cannelle à 1 c. à thé et remplacez le jus de pomme concentré surgelé par du jus d'orange concentré surgelé.

En 4, remplacez les noix par des amandes hachées.

Croustillant aux cerises et aux framboises

En 2, mélangez dans le moule 700 g (1½ lb) de cerises sucrées, comme les Bing, dénoyautées (5 tasses), 1 tasse de framboises, ⅓ tasse de sucre, 1 c. à soupe de fécule de maïs et 1 c. à soupe de jus de citron.

En 3, réduisez la cannelle à 1 c. à thé et remplacez le jus de pomme concentré par du jus d'orange concentré surgelé. En 4, remplacez les noix par des amandes hachées.

Croustillant aux prunes et aux noix

En 2, mélangez dans le moule 1 kg (2 lb) de prunes dénoyautées et tranchées (6 tasses), ⅓ tasse de sucre, 2 c. à thé de zeste d'orange frais râpé et 1 c. à soupe de jus d'orange.

En 3, réduisez la cannelle à 1 c. à thé.

Flan aux cerises et aux amandes

6 portions
Préparation : 30 minutes

Cuisson au four : 30 à 40 minutes

Des fruits cuits au four dans un beau flan aux amandes :
voilà un dessert familial remarquable. Le tofu constitue
une alternative agréable et très saine au beurre.

⅓ tasse d'**amandes** en julienne

⅓ tasse de sucre

1 c. à soupe de farine tout usage

1 pincée de sel

1 gros **œuf**

1 gros blanc d'**œuf**

½ tasse de **tofu** soyeux ferme, peu gras

1 c. à soupe de beurre doux, ramolli

¼ c. à thé d'extrait d'amande

3 tasses de **cerises** fraîches, comme les Bing,
dénoyautées, ou surgelées et partiellement
décongelées

Sucre glace

1. Préchauffez le four à 375 °F (190 °C).
Vaporisez d'enduit antiadhésif une assiette à
tarte de 24 cm (9½ po) de diamètre.

2. Étalez les amandes dans un petit plat à four.
Faites-les dorer au four 4-6 minutes pour qu'elles
soient parfumées. Laissez-les tiédir.

3. Mettez les amandes, le sucre, la farine et le
sel dans le robot culinaire et réduisez les
amandes en poudre. Ajoutez l'œuf, le blanc
d'œuf, le tofu, le beurre et l'extrait d'amande et
travaillez jusqu'à obtention d'une crème lisse.

4. Mettez les cerises dans l'assiette à tarte.
Recouvrez-les de la préparation au tofu. Faites
cuire 30-40 minutes : la crème doit être dorée
et ferme au toucher. Laissez un peu refroidir et
saupoudrez de sucre glace. Servez chaud ou
tiède.

Par portion : 168 kcal, 5 g protéines, 26 g glucides, 2 g fibres,
6 g lipides, 2 g graisses saturées, 40 mg cholestérol, 28 g sodium.

VARIANTES
Flan aux baies et aux amandes

En 4, remplacez les cerises par 3 tasses de
baies mélangées, comme framboises,
mûres et bleuets (frais ou partiellement
décongelés).

Flan aux poires et aux canneberges séchées

En 4, remplacez les cerises par 3 poires
fermes, Anjou ou Bosc, pelées et
tranchées, et ½ tasse de canneberges
séchées (passées 1 minute au micro-ondes,
puissance maximum, avec 2 c. à soupe
d'eau).

7 jours
DE MENUS

Introduire quelques aliments magiques dans votre régime n'a rien de bien sorcier. Mais que diriez-vous de menus entièrement magiques ? Comment savoir si vous mangez trop de glucides – ou pas assez ? Comment savoir si vous *mangez* trop ?

Pour vous aider à faire le pont entre la théorie et la pratique, nous avons élaboré une semaine entière de menus, à raison de trois par jour, à partir de trois objectifs caloriques distincts. Chaque repas, chaque goûter et chaque dessert obéit aux 7 secrets de l'alimentation magique et chaque jour met en vedette au moins 12 aliments magiques différents.

Vous verrez combien d'aliments vous devez absorber, mais aussi quelle combinaison de glucides, de protéines et de lipides vous convient et à quoi ressemblent trois portions quotidiennes de céréales entières et cinq portions ou plus de fruits et de légumes.

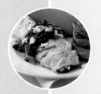

Comment déterminer quel est le meilleur objectif calorique pour vous ? (N'oubliez pas qu'en surveillant portions et calories, vous surveillez aussi votre taux sanguin de sucre.) Vous voulez perdre du poids ? Multipliez votre poids actuel en livres par 10 et vous aurez le nombre de calories que vous devez viser. Par exemple, si vous pesez 180 livres et voulez maigrir, 1 800 calories seraient l'objectif à viser. (Pour passer des kilogrammes aux livres, multipliez par 2,2. Pour passer des livres aux kilogrammes, multipliez par 0,453.)

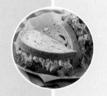

Un objectif de 1 400 calories convient aux femmes minces ou voulant maigrir ; un objectif de 1 800 calories, aux femmes de forte taille, aux hommes de taille normale et à ceux plus lourds voulant maigrir ; un objectif de 2 200 calories, aux hommes très lourds ou très actifs.

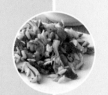

Il ne s'agit pas de suivre à la lettre les menus suggérés pour chaque jour de la semaine (le cas échéant, ce serait formidable), mais de les mettre en pratique un jour ou deux pour découvrir en quoi consistent vraiment les *Aliments magiques* – et quels bienfaits ils vous réservent.

1400 calories

	lundi	mardi	mercredi
déjeuner	⅔ tasse de Gruau aux pommes et aux graines de lin, *p. 193* Café ou thé	1 orange 1 tasse de yogourt aux fruits partiellement écrémé Café ou thé	¾ tasse de céréales Raisin Bran avec ½ tasse de fraises tranchées et ½ tasse de lait écrémé Café ou thé
dîner	1 tasse de Chili de dinde et haricots, salsa à l'avocat, *p. 243* 1 poire tranchée avec 15 g (½ oz) de fromage suisse léger Thé glacé non sucré ou eau minérale	Sandwich à la dinde sur pain de blé entier avec 3 tranches de dinde, 1 tranche d'avocat, laitue, tomate et moutarde 2 bâtonnets de céleri (13 cm/5 po) et 1 c. à soupe de beurre d'arachide ½ pomme Eau	2 tasses de Salade au poulet rôti et à l'orange, *p. 210* 5 cm (2 po) de pain pumpernickel rond Eau ou eau minérale
goûter	6 anneaux de poivron rouge 2 c. à soupe de Trempette à l'orientale au beurre d'arachide, *p. 204* Eau	2 c. à soupe de Tartinade de haricots blancs à l'italienne, *p. 205* 4 Croustilles de galettes pita au blé entier, *p. 207*	2 c. à soupe de Tartinade méditerranéenne aux pois cassés, *p. 205* 3 petites biscottes Melba
souper	¾ tasse de Sauté de poulet aux pommes, *p. 235* ½ tasse d'Orge et champignons en pilaf, *p. 264* 1 tasse de haricots verts vapeur Eau citronnée	1⅔ tasse de Lasagne à la grecque, *p. 230* 1 tasse de Brocoli en vinaigrette au citron, *p. 272* Thé glacé non sucré ou eau minérale	1 portion de Saumon à la moutarde et aux lentilles, *p. 247* ½ tasse de Riz brun et graines de lin grillées en pilaf, *p. 265* 6 pointes d'asperges vapeur Eau ou eau minérale
dessert			1 portion de Flan à la citrouille, *p. 278*
FICHE NUTRITIONNELLE	kcal : 1 402; protéines : 82 g ; glucides : 185 g ; lipides : 42 g ; fibres : 33 g % des kcal en glucides : 53, en protéines : 23, en lipides : 27	kcal : 1 445 ;protéines : 88 g ; glucides : 197 g ; lipides : 43 g ; fibres : 27 g % des kcal en glucides : 54, en protéines : 24, en lipides : 28	kcal : 1 429; protéines : 90 g ; glucides : 180 g ; lipides : 44 g ; fibres : 30 g % des kcal en glucides : 50, en protéines : 25 , en lipides : 28

jeudi	vendredi	samedi	dimanche
¾ tasse de céréales GoLean de Kashi avec ½ tasse de lait écrémé	¾ tasse de céréales chaudes de son d'avoine avec ½ tasse de bleuets et ½ tasse de lait écrémé	2 Crêpes ou gauffres multi-céréales avec sirop et fraises, p. 192	Omelette aux épinards et au chèvre, p. 194
1 nectarine	Café ou thé	½ tasse de lait écrémé	2 tranches de cantaloup
½ tasse de jus d'orange			Café ou thé
1 Sandwich thon-carotte sur pain de seigle, p. 222	Roulé de blé entier avec 3 tranches de jambon maigre, 1 tranche de fromage munster léger, laitue et tomate	1½ tasse Soupe aux lentilles rouges et au cari, p. 224	1¼ tasse de Pâtes de blé entier au poulet, sauce au beurre d'arachide, p. 214
8 Amandes épicées, p. 203	¾ tasse de raisins	1 c. à soupe de hoummous	2 tranches d'ananas frais
1 pêche	1 pot (125 ml/4 oz) de yogourt aux fruits partiellement écrémé	8 petites carottes	Eau citronnée
Thé glacé non sucré	Eau citronnée	Eau	
1 Carré aux flocons d'avoine et arachide, p. 207	1½ tasse de maïs soufflé avec 7 arachides et ½ c. à soupe de tartinade Becel	45 g (1½ oz) de fromage de chèvre demi-mou aspergé de jus de citron	4 bretzels de blé entier en bâtonnets
		1 craquelin de seigle Wasa	1 bâtonnet de fromage filant léger
140 g (5 oz) de Bifteck de bavette à la sauce balsamique, p. 228	1½ tasse de Crevettes et orzo au four, p. 251	1½ tasse d'Estouffade de bœuf aux légumes, p. 228	
¾ tasse de riz brun	1 tasse de haricots verts	½ tranche de Pain de blé entier aux graines de lin, p. 196	1¾ tasse de Sauté de légumes du printemps au tofu, p. 260
2 tasses de romaine avec tomates cerise, concombre, ¼ tasse de pois chiches, 1 c. à soupe d'huile d'olive et autant de vinaigre balsamique	2 tasses de jeunes épinards avec tomate, concombre, 1 c. à soupe d'huile d'olive et autant de vinaigre balsamique	1¼ tasse de romaine avec tomates cerise, concombre, ½ c. à soupe d'huile d'olive et autant de vinaigre	½ tasse de riz brun
Eau	Thé glacé non sucré ou eau minérale	Eau citronnée	Thé vert
		¾ tasse de Salade d'orange et de grenade, p. 278	½ tasse de Yogourt glacé instantané aux fraises, p. 277
kcal : 1 417; protéines : 83 g; glucides : 175 g; lipides : 50 g; fibres : 28 g	kcal : 1 399; protéines : 84 g; glucides : 172 g; lipides : 42 g; fibres : 26 g	kcal : 1 444; protéines : 81 g; glucides : 186 g; lipides : 41 g; fibres : 35 g	kcal : 1 401; protéines : 82 g; glucides : 169 g; lipides : 49 g; fibres : 25 g
% des kcal en glucides : 49, en protéines : 24, en lipides : 31	% des kcal en glucides : 49, en protéines : 24, en lipides : 27	% des kcal en glucides : 52, en protéines : 22, en lipides : 26	% des kcal en glucides : 48, en protéines : 23, en lipides : 32

1800 calories

	lundi	mardi	mercredi
déjeuner	¾ tasse de Gruau aux pommes et aux graines de lin, *p. 193*, avec 4 amandes effilées ½ tasse de jus de pamplemousse non sucré	1 Muffin aux flocons d'avoine et aux bleuets, *p. 198* 1 orange ½ tasse de yogourt aux fruits partiellement écrémé Café ou thé	¾ tasse de céréales Raisin Bran avec ½ tasse de fraises tranchées, 5 noix (hachées) et ½ tasse de lait écrémé Café ou thé
dîner	1¼ tasse de Chili de dinde et haricots, salsa à l'avocat, *p. 243* 1 poire tranchée avec 15 g (½ oz) de fromage suisse léger Thé glacé non sucré	Sandwich à la dinde sur pain de blé entier avec 3 tranches de dinde, 1 tranche d'avocat, laitue, tomate et moutarde 2 bâtonnets de céleri (13 cm/5 po) et 2 c. à soupe de beurre d'arachide 1 pomme Eau	2½ tasses de Salade au poulet rôti et à l'orange, *p. 210* 5 cm (2 po) de pain pumpernickel rond Eau
goûter	6 anneaux de poivron rouge 3 c. à soupe de Trempette à l'orientale au beurre d'arachide, *p. 204* Eau	3 c. à soupe de Tartinade de haricots blancs à l'italienne, *p. 205* 8 Croustilles de galettes pita au blé entier, *p. 207*	2 c. à soupe de Tartinade méditerranéenne aux pois cassés, *p. 205* 5 petites biscottes Melba
souper	1¼ tasse de Sauté de poulet aux pommes, *p. 235* ½ tasse d'Orge et champignons en pilaf, *p. 264* 1 tasse de haricots verts vapeur Eau citronnée	2 tasses de Lasagne à la grecque, *p. 230* 1 tasse de Brocoli en vinaigrette au citron, *p. 272* Thé glacé non sucré ou eau minérale	1½ portion de Saumon à la moutarde et aux lentilles, *p. 247* ½ tasse de Riz brun et graines de lin grillées en pilaf, *p. 265* 6 pointes d'asperges vapeur Eau ou eau minérale
dessert			1 portion de Flan à la citrouille, *p. 278*
FICHE NUTRITIONNELLE	kcal : 1 814 ; protéines : 102 g ; glucides : 233 g ; lipides : 59 g ; fibres : 39 g % des kcal en glucides : 51, en protéines : 23, en lipides : 29	kcal : 1 781 ; protéines : 103 g ; glucides : 229 g ; lipides : 60 g ; fibres : 34 g % des kcal en glucides : 51, en protéines : 23, en lipides : 30	kcal : 1 804 ; protéines : 118 g ; glucides : 209 g ; lipides : 63 g ; fibres : 38 g % des kcal en glucides : 46, en protéines : 26, en lipides : 31

jeudi	vendredi	samedi	dimanche
1 tasse de céréales GoLean de Kashi avec ½ tasse de lait écrémé 1 nectarine ½ tasse de jus d'orange	¾ tasse de céréales chaudes de son d'avoine avec ½ tasse de bleuets, 4 pacanes (hachées) et ½ tasse de lait écrémé Café ou thé	2 Crêpes ou gauffres multi-céréales avec sirop et fraises, *p. 192* ½ c. à soupe de tartinade Becel ½ tasse de lait écrémé	1 Omelette aux épinards et au chèvre, *p. 194* ½ muffin anglais de blé entier ½ c. à soupe de tartinade Becel 2 tranches de cantaloup Café ou thé
Sandwich thon-carotte sur pain de seigle, *p. 222* 15 Amandes épicées, *p. 203* 1 pêche Thé glacé non sucré	Roulé de blé entier avec 3 tranches de jambon maigre, 1 tranche de fromage munster léger, laitue, tomate et moutarde 1 tasse de raisins ½ tasse de yogourt aux fruits partiellement écrémé et 2 c. à soupe de graines de lin moulues Eau citronnée	2 tasses de Soupe aux lentilles rouges et au cari, *p. 224* 2 c. à soupe de hoummous 8 petites carottes Eau	1⅔ tasse de Pâtes de blé entier et poulet, sauce au beurre d'arachide, *p. 214* 2 tranches d'ananas frais Eau citronnée
1 Carré aux flocons d'avoine et beurre d'arachide, *p. 207*	2 tasses de maïs soufflé avec 7 arachides et 1 c. à soupe de tartinade Becel	45 g (1½ oz) de fromage de chèvre demi-mou aspergé de jus de citron 2 craquelins de seigle Wasa	6 bretzels de blé entier en bâtonnets 60 g (2 oz) de fromage colby léger (2 carrés de 2,5 cm/1 po)
170 g (6 oz) de Bifteck de bavette à la sauce balsamique, *p. 228* 1 tasse de riz brun 2 tasses de romaine avec tomates cerise, concombre, ¾ tasse de pois chiches, 1 c. à soupe d'huile d'olive et autant de vinaigre balsamique Eau	2 tasses de Crevettes et orzo au four, *p. 251* 1 tasse de haricots verts vapeur 2 tasses de bébés épinards crus, avec tomate, concombre, 1 c. à soupe d'huile d'olive et autant de vinaigre balsamique Thé glacé non sucré	2 tasses d'Estouffade de bœuf aux légumes, *p. 228* 1 tranche de Pain de blé entier aux graines de lin, *p. 196* 1¼ tasse de romaine avec tomates cerise, concombre, ½ c. à soupe d'huile d'olive et autant de vinaigre Eau citronnée	2¼ tasses de Sauté de légumes du printemps au tofu, *p. 260* ¾ tasse de riz brun Thé vert
		¾ tasse de Salade d'orange et de grenade, *p. 278*	½ tasse de Yogourt glacé instantané aux fraises, *p. 277*
kcal : 1 813 ; protéines : 101 g ; glucides : 1 237 g ; lipides : 59 g ; fibres : 37 g % des kcal en glucides : 52, en protéines : 22, en lipides : 29	kcal : 1 797 ; protéines : 103 g ; glucides : 204 g ; lipides : 65 g ; fibres : 36 g % des kcal en glucides : 45, en protéines : 23, en lipides : 32	kcal : 1 828 ; protéines : 108 g ; glucides : 222 g ; lipides : 64 g ; fibres : 35 g % des kcal en glucides : 48, en protéines : 24, en lipides : 31	kcal : 1 836 ; protéines : 103 g ; glucides : 231 g ; lipides : 55 g ; fibres : 47 g % des kcal en glucides : 50, en protéines : 23, en lipides : 27

2200
calories

	lundi	mardi	mercredi
déjeuner	¾ tasse de Gruau aux pommes et aux graines de lin, *p. 193*, avec 4 amandes effilées ½ tasse de jus de pamplemousse non sucré Café ou thé	1 Muffin aux flocons d'avoine et aux bleuets, *p. 198* 1 orange 1 tasse de yogourt aux fruits partiellement écrémé Café ou thé	1 tasse de céréales Raisin Bran avec ¾ tasse de fraises tranchées, 7 noix (hachées) et ¾ tasse de lait écrémé Café ou thé
dîner	2 tasses de Chili de dinde et haricots, salsa à l'avocat, *p. 243* 1 poire tranchée avec 4 tranches (15 g /½ oz chacune) de fromage suisse léger Thé glacé non sucré	Sandwich à la dinde sur pain de blé entier avec 3 tranches de dinde, 1 tranche de fromage provolone,1 tranche d'avocat, laitue, tomate et moutarde 4 bâtonnets de céleri (13 cm/5 po) et 2 c. à soupe de beurre d'arachide 1 pomme Eau	3 tasses de Salade au poulet rôti et à l'orange, *p. 210* 5 cm (2 po) de pain pumpernickel rond Eau
goûter	6 anneaux de poivron rouge 3 c. à soupe de Trempette à l'orientale au beurre d'arachide, *p. 204* Eau	4 c. à soupe de Tartinade de haricots blancs à l'italienne, *p. 205* 8 Croustilles de galettes pita au blé entier, *p. 207* ¼ concombre, tranché	3 c. à soupe de Tartinade méditerranéenne aux pois cassés, *p. 205* 5 petites biscottes Melba
souper	2 tasses de Sauté de poulet aux pommes, *p. 235* ½ tasse d'Orge et champignons en pilaf, *p. 264* 1 tasse de haricots verts vapeur Eau citronnée	2½ tasses de Lasagne à la grecque, *p. 230* 1 tasse de Brocoli en vinaigrette au citron, *p. 272* Thé glacé non sucré	250 g (8 oz) de Saumon à la moutarde et aux lentilles, *p. 247* ¾ tasse de Riz brun et graines de lin grillées en pilaf, *p. 265* 8 pointes d'asperges vapeur Eau
dessert			1 portion de Flan à la citrouille, *p. 278*
FICHE NUTRITIONNELLE	kcal : 2 202 ; protéines : 123 g ; glucides : 278 g ; lipides : 74 g ; fibres : 47 g % des kcal en glucides : 50, en protéines : 22, en lipides : 30	kcal : 2 196 ; protéines : 131 g ; glucides : 272 g ; lipides : 74 g ; fibres : 37 g % des kcal en glucides : 49, en protéines : 24, en lipides : 30	kcal : 2 196 ; protéines : 149 g ; glucides : 259 g ; lipides : 72 g ; fibres : 47 g % des kcal en glucides : 47, en protéines : 27, en lipides : 29

jeudi	vendredi	samedi	dimanche
1¼ tasse de céréales GoLean de Kashi avec ½ tasse de lait écrémé 1 nectarine ½ tasse de jus d'orange	1¼ tasse de céréales chaudes de son d'avoine avec ⅔ tasse de bleuets et 6 pacanes (hachées) ¾ tasse de lait écrémé Café ou thé	2 Crêpes ou gauffres multi-céréales avec sirop et fraises, *p. 192* 1 c à soupe de tartinade Becel ¾ tasse de lait écrémé	1 Omelette aux épinards et au chèvre, *p. 194* ½ muffin anglais de blé entier ½ c. à soupe de tartinade Becel 2 tranches de cantaloup Café ou thé
2 Sandwichs thon-carotte sur pain de seigle, *p. 222* 15 Amandes épicées, *p. 203* 1 pêche Thé glacé non sucré	Roulé de blé entier avec 3 tranches de jambon maigre, 2 tranches de fromage munster léger, laitue et tomate 1½ tasse de raisins ½ tasse de yogourt aux fruits partiellement écrémé Eau citronnée	2½ tasses de Soupe aux lentilles rouges et au cari, *p. 224* 2 c. à soupe de hoummous 8 petites carottes Eau	1⅔ tasse de Pâtes de blé entier au poulet, sauce au beurre d'arachide, *p. 214* ¼ tasse d'édamames 2 tranches d'ananas frais Eau citronnée
1 Carré aux flocons d'avoine et beurre d'arachide, *p. 207*	2 tasse de maïs soufflé avec 7 arachides et 1 c. à soupe de tartinade Becel	60 g (2 oz) de fromage de chèvre demi-mou aspergé de jus de citron 2 craquelins de seigle Wasa	4 bretzels de blé entier en bâtonnets 1 bâtonnet de fromage filant léger
170 g (6 oz) de Bifteck de bavette à la sauce balsamique, *p. 228* 1 tasse de riz brun 2 tasses de romaine avec tomates cerise, concombre, ½ tasse de pois chiches, 1 c. à soupe d'huile d'olive et autant de vinaigre balsamique Eau	2¼ tasses de Crevettes et orzo au four, *p. 251* 1 tasse de haricots verts vapeur 2 tasses de bébés épinards avec tomate, concombre, 1 c. à soupe d'huile d'olive et autant de vinaigre balsamique Thé glacé non sucré	2½ tasses d'Estouffade de bœuf aux légumes, *p. 228* 1 tranche de Pain de blé entier aux graines de lin, *p. 196* 2½ tasses de romaine avec tomates cerise, concombre, 1 c. à soupe d'huile d'olive et autant de vinaigre Eau citronnée	2¾ tasses de Sauté de légumes du printemps au tofu, *p. 260* 1 tasse de riz brun Thé vert
		¾ tasse de Salade d'orange et de grenade, *p. 278*	¾ tasse de Yogourt glacé instantané aux fraises, *p. 277*
kcal : 2 232; protéines : 121 g; glucides : 272 g; lipides : 73 g; fibres : 44 g % des kcal en glucides : 49, en protéines : 22, en lipides : 29	kcal : 2 177; protéines : 124 g; glucides : 248 g; lipides : 77 g; fibres : 42 g % des kcal en glucides : 46, en protéines : 23, en lipides : 32	kcal : 2 221; protéines : 126 g; glucides : 256 g; lipides : 75 g; fibres : 55 g % des kcal en glucides : 46, en protéines : 23, en lipides : 30	kcal : 2 201; protéines : 126 g; glucides : 275 g; lipides : 76 g; fibres : 43 g % des kcal en glucides : 50, en protéines : 23, en lipides : 31

index

Les chiffres en *italique* indiquent les numéros de page des recettes, les chiffres en ***italique gras*** les numéros de page des illustrations.